페건 다이어트

THE PEGAN DIET

채식에 육식의 장점만을 담은 완벽한 영양 식단

페건 다이어트

팔레오 **Paleo** + 비건 **Vegan** = 페건 **Pegan**

마크 하이먼 지음 | 황선영 옮김

정말중요한

이 책에 쏟아진 찬사들

기능의학을 공부하며 건강한 식사를 실천하는 데 있어서 마크 하이먼 박사는 내게 정말 많은 도움을 주었다. 이 책은 여러 복잡한 건강 정보가 난무하는 세계에서, 건강을 찾는 사람들이 어떤 기본기를 갖춰야 하는지 자세하게 알려준다. 전문가가 아니더라도 쉽게 이해할 수 있는 과학적 원리, 실천 원칙, 그리고 다양한 레시피들을 이 책을 통해 얻을 수 있다. 음식의 힘을 통해 건강을 찾으려는 모든 사람들에게 '음식을 약으로 쓰라'고 조언하는 마크 하이먼 박사의 이 책을 강력히 추천한다.

– 홀썸모먼트 @_wholesome_moment, 《홀썸의 집밥 예찬》 저자

식단 논쟁의 끝판왕!
"이거 드세요!", "아니에요, 드시면 안 돼요!" 21세기의 우리는 같은 음식을 가지고도 찬반 논란이 일어나는 가히 영양 정보의 홍수 속에 살고 있다. 실제로는 개인이 타고난 유전자, 그 유전형질의 발현 여부 및 장내 미생물 구성 등에 따라 100명이면 100가지의 다른 맞춤형 식단이 되어야 하기에, 내게 맞는 식단을 찾아가는 길은 굉장히 혼란스럽다. 기능의학의 대부 마크 하이먼 박사는 이 책《페건 다이어트》에 영양 연구의 정수를 담아 우리의 식단 고민에 간명한 해답을 제시한다. 단순히 비건, 팔레오 등의 식단 결합 문제를 넘어서서, 개인의 장수는 물론이고 환경의 지속 가능성까지 고려하면서 말이다. 포화지방, 유제품에 대한 오래된 궁금증부터, 기능의학적 검사에 대한 실제적 팁까지 아우르는 이 책을 통해, 모두가 건강장수의 지혜를 발견하길 기대한다.

– 닥터푸린 @dr.foorin, 신경과 전문의

그 어느 때보다도 정크푸드가 넘쳐나는 지금, 몸과 마음이 아픈 현대인들에게 꼭 필요한 정보를 담고 있는 책이다. 그저 일시적인 다이어트의 개념을 말하는 것이 아니라 영구적인 식습관 개선을 통한 삶의 웰빙을 설명한다. 누구나 이해할 수 있을 정도로 쉽게 풀이되어 있으며, 30가지가 넘는 레시피 또한 새롭고 간편하고 맛있다!

– 레미레미 @remyremy_official, 《하루 1.5끼 간헐적 단식 다이어트 식사법》 저자

무얼 먹느냐보다 어떻게 만들어진 음식을 먹느냐가 중요하다. 특히 공장에서 만든 가공식품은 멀리하고 자연이 만든 좋은 영양이 담긴 진짜 음식을 먹자. 어떻게? 페건식으로!

– 민재원 @dreampharm.jennymin, 약사, 《다이어트가 잘못됐습니다》 저자

하이먼 박사의 훌륭한 자질 중 하나는 새로운 증거와 연구가 나타날 때 자신의 조언과 권고를 수정한다는 것이다. 그의 이런 겸허한 태도와 칭찬할 만한 능력은 이 책에서도 잘 드러난다. 이 책에는 융통성 없는 엄격한 규칙 대신 단기간, 그리고 장기간에 걸쳐서 최적의 건강을 유지하는 데 필요한 가이드라인이 담겨 있다. 이런 가이드라인은 실행에 옮길 수 있는 현명한 조언으로 이루어져 있다. '내 방식만이 옳다.'라고 고집을 부리지 않는 전문가의 식이 조언이 필요하다면, 이 책을 구매하길 바란다!

– 스티븐 R. 건드리 @drstevengundry, 《플랜트 패러독스》 저자

음식을 약으로 쓰는 법을 배우려면 이 책을 당장 읽어라. 마크 하이먼 박사는 건강해지려면 어떻게 먹어야 하는지 보여주며 우리의 식품 시스템을 근본적으로 뜯어고치는 놀라운 재능을 발휘한다!

– 데이브 아스프리 @dave.asprey, 《최강의 식사》 저자

트렌디한 식단끼리 자꾸 대결시키는 식단 전쟁에 지쳤다면 《페건 다이어트》를 읽어보자. 이 책은 마크 하이먼이 음식과 건강에 관해 집필한 최신 명저다. 이 책을 읽고 나면 질병을 예방하고 몸을 치료하고 영혼을 치유하기 위해 팔레오 식단과 비건 식단의 장점을 결합하는 방법을 알게 된다. 이 책은 건강해지려고 음식을 약으로 쓰고 싶은 모든 사람에게 진정한 로드맵의 역할을 할 것이다.

– 윌리엄 W. 리 @drwilliamli, 《먹어서 병을 이기는 법》 저자

그 어느 때보다도 지금 음식의 힘을 이용해서 우리 사회가 만성질환을 극복하도록 도와야 한다. 《페건 다이어트》는 누구나 건강을 향한 여정에서 실행하기 쉬운 해결책을 제공한다. 이제부터 음식을 약으로 쓸 때 필요한 기본 원칙 21가지를 배워보자.

– 아리아나 허핑턴 @ariannahuff, '스라이브 글로벌Thrive Global'의 창립자이자 CEO

일러두기

- 인명은 국립국어원의 외래어 표기법에 따라 표기했으나, 이미 널리 통용되는 표기가 있는 경우 그에 따랐습니다.
- 국내에 출간되지 않은 책은 원서의 제목을 병기했습니다.
- 단행본은 《》, 잡지, 신문, 논문 등은 〈〉를 사용해 구분했습니다.
- 본문에 표시된 숫자는 추가 정보를 확인할 수 있도록 참고문헌의 번호를 매겨둔 것입니다.
- 옮긴이 주는 괄호 안에 따로 표기했습니다. (-역주)
- 이 책은 미국에서 출간된 Mark Hyman의 《The Pegan Diet》를 우리말로 옮긴 것입니다. 따라서 한국에서는 구하기 힘들거나 생소한 식품, 보충제 등이 있을 수 있으나 수정하지 않고 원문 그대로 정리해 두었습니다. 한국 상황에 맞는 정보들은 정말중요한 출판사 블로그에 지속적으로 업데이트해 두겠습니다.

블로그 주소 blog.naver.com/veryimportantbooks

인간의 건강뿐만 아니라

지구의 건강도 더 나아지기를 바라는

혼란스러운 독자들에게 이 책을 바칩니다.

차례

THE PEGAN DIET

서문 12

제 1 부 페건 식단을 위한 21가지 원칙

원칙 1: 음식을 약으로 써라 30
원칙 2: 무지개색으로 먹어라 47
원칙 3: 75퍼센트의 법칙을 따라라 55
원칙 4: 알맞은 콩, 통밀, 견과류, 씨앗류를 먹어라 61
원칙 5: 고기를 약으로 먹어라 74
원칙 6: 닭고기, 달걀, 생선을 까다롭게 골라라 88
원칙 7: 끼니마다 지방을 먹어라 97
원칙 8: (대부분의) 유제품은 피해라 106

원칙 9: 리제너테리언처럼 먹어라 113
원칙 10: 설탕을 기분 전환용 마약처럼 취급해라 122
원칙 11: 커피와 술에 의지하지 마라 130
원칙 12: 개인 맞춤형 영양 관리에 투자해라 137
원칙 13: 현명하게 비우고, 디톡스하고, 리셋하라 147
원칙 14: 비건 식단의 위험성과 장점을 따져 봐라 159
원칙 15: 장 건강을 생각해서 먹어라 167
원칙 16: 장수를 목표로 먹어라 179
원칙 17: 기분이 나아지는 것을 목표로 먹어라 188
원칙 18: 건강하게 먹으면서 돈도 아껴라 197
원칙 19: 당신이 먹는 것을 아이들에게도 먹여라 206
원칙 20: 건강한 습관을 정착시켜라 215
원칙 21: 페건 식단을 오늘 당장 시작해라 223

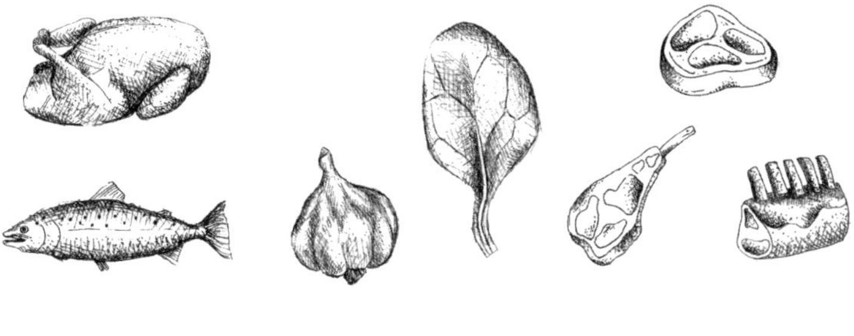

제 2 부

페건 식단 레시피

페건식으로 요리하기 236

아침 식사 247

수프와 샐러드 264

메인 요리 280

사이드 요리 307

간식 322

디저트 330

감사의 글 339

추가 정보 342

참고 문헌 344

팔레오 **Paleo**

\+

비건 **Vegan**

=

페건 **Pegan**

서문

식단을 다룬 책이 과연 또 필요할까? 아니다. '식단diet'이란 말이 들어가기는 하지만, 페건Pegan 식단은 엄밀히 말해서 식단은 아니다. 페건 식단은 여러 가지 간단한 원칙의 모음이다. 과학과 상식을 결합해서 건강 증진, 체중 감량, 장수를 위한 가이드라인을 만든 것뿐이다. 페건 식단은 개인의 철학적 또는 문화적 성향과 관계없이 누구나 쉽게 따를 수 있다.

우리는 음식에 관해서 무엇을 알고 있을까? 그 지식은 어떻게 얻었을까? 데이터를 바탕으로 어떤 결론을 도출할 수 있을까? 음식에 관한 지식을 어떻게 개인의 영양적, 철학적, 사회적, 문화적 성향과 결합할 수 있을까? 나는 의사로서 최전방에서 만성질환과 비만에 맞서 싸운다(나는 30년 동안 환자들의 질병을 치료하고 건강을 최적화하기 위해 음식을 일차적인 약으로 사용했다). 그러다 보니 식단을 둘러싼 소모적인 전쟁과 반짝 유행하다가 사라지는 식단들을 보면 마음이 좋지 않다. 정치, 종교, 영양에 관한 한 사람들의 의견이 전부 극과 극으로 나뉘는 것 같다.

페건 식단은 사실 농담 한마디에서 시작됐다. 나는 수년 전에 한 학회에 영양학 패널로 참석해서 두 친구 사이에 앉게 되었다. 한 명은 팔레오Paleo 식단을 선호하는 의사였고, 다른 한 명은 비건vegan인 심장병 전문의였다. 두 사람은 자신의 관점으로 치열하게 논쟁을 벌였다. 그때 내가 긴장된 분위기를 풀기 위해서 이런 농담을 던졌다.

"한 분은 팔레오 식단을 좋아하시고, 다른 분은 비건 식단을 좋아하시니까 저는 페건(paleo의 p와 vegan의 egan을 조합해서 pegan이라고 부름 -역주) 식단을 좋아하면 되겠네요."

일은 그렇게 시작됐다. 나는 나중에 그 농담에 대해서 더 깊이 생각해봤다. 그랬더니 팔레오 식단과 비건 식단을 포함한 거의 모든 식단이 사람들이 생각하는 것보다 공통점이 훨씬 많다는 사실을 깨달았다. 특히 SAD라고 알려진 미국 표준 식단Standard American Diet과 비교해보면 팔레오 식단과 비건 식단은 공통점이 정말 많다.

사실 팔레오 식단과 비건 식단(각각의 카테고리 안에서 최고의 식단으로 비교했을 때)은 한 가지 특징을 제외하고는 똑같은 식단이다. 단백질 공급원만 다를 뿐이다. 단백질을 동물성 식품에서 얻느냐, 콩과 곡물에서 얻느냐, 그 차이이다. 물론 비건 식단을 한다면서 고기는 안 먹어도 감자튀김과 탄산음료는 자주 먹는 사람도 있고, 팔레오 식단을 한다면서 채소는 안 먹고 베이컨은 먹는 사람도 있을지 모른다.

하지만 양쪽 진영에서 선호하는 최고의 식단을 비교해보면 매우 비슷하다. 둘 다 식물성 식품이 풍부한 자연식품 식단을 추구한다. 녹말과 설탕, 가공식품, 첨가물, 호르몬, 항생제, 유전자 변형 식품GMO은 적게 섭취하려고 한다는 공통점도 있다. 극단적으로 저지방 채식을 하는 소수의 인원을 제외하고는 양쪽 다 몸에 좋은 지방을 풍부하게 섭취하고 유제품을 피하기도 한다. 다른 유형의 식이요법(채식, 키토 식단, 시간제한 식사법, 렉틴 프리 식단, 지중해 식단, 저탄수화물 식단, 저지방 식단, 글루텐 프리 식단 등)도 대부분 자연식품을 고수한다. 몸에 해로운 초가공식품을 빼버리고 몸을 보호해주는 식품을 추가하기도 한다.

어쩌면 우리가 초점을 맞춰야 할 부분은 어떤 식단이 최고인지를 따지는 것이 아니라, 사람들이 실제로 더 건강하게 먹도록 돕는 것일지도 모른다. 우리는 영양이 부족하고 비만과 질병을 유발하는 식단에서 사람들이 벗어날 수 있도록 도와야 한다. 그들이 나쁜 식품 대신 자연식품과 몸을 보호해주는 식품으로 구성된 식단을 따르도록 이끌어야 한다. 페건 식단은 체중 감량, 건강 증진, 웰빙으로 이어진다. 그것이 바로 페건 식단의 목표이기 때문이다.

그렇다면 이 목표가 왜 그 어느 때보다도 중요할까? 지금 우리가 일상적으로 먹는 식단이 현재 지구상에서 사람을 가장 많이 죽이는 요인이기 때문이다. 어찌나 치명적인지 흡연과 다른 모든 원인을 능가할 정도다. 우리의 현대적인 식단은 밀(흰 밀가루), 옥수수(액상과당과 여러 산업적인 식품 첨가물), 대두(콩기름)로 만들어진 가공식품 천지다. 몸을 보호하고 치료해주는 자연식품(과일, 채소, 견과류, 씨앗류, 통밀, 콩류, 해산물 등)은 별로 없다. 현대적인 식단은 적게 추정하더라도 사람을 매년 1,100만 명이나 죽이고 있다. 나는 이 수치가 그나마도 매우 낮게 추산한 것이라고 생각한다. 전 세계적으로 매년 약 5,700만 명이 사망한다. 그중 4분의 3(4,200만 명)이 심장 질환, 당뇨병, 암, 치매와 같은 만성질환으로 목숨을 잃는다.

이런 만성질환은 주로 건강에 안 좋은 식단 때문에 발생한다. 과체중이거나 만성질환을 앓는 사람은 코로나바이러스-19와 같은 감염병에 걸렸을 때도 보통 사람보다 상태가 나빠지고 사망할 위험이 더 크다. 만성질환에 투입되는 비용은 어마어마하다. 미국의 경우 만성질환에 드는 직간접적인 비용이 향후 35년 동안 95조 달러에 이를 것으로 추정된다. 이는 미국 경제의 5분의 1에 해당하는 규모다. 전 세계적으로 따져보면 비용은 훨씬 더 커진다. 게다가, 미국식 식단이 세계 각지로 수출되면서 상황은 더 나빠지고 있다.

만성질환에 대한 인류의 부담을 줄이고 싶은가? 또 다른 팬데믹을 이겨내고 지구와 지역사회를 살리고 싶은가? 더 행복하고 덜 분열된 사회를 꿈꾸는가? 그렇다면 우리가 전 세계적으로 식량을 재배하고, 생산하고, 유통하고, 소비하는 방법을 점검해야 한다. 우리 모두 힘을 합쳐서 식단 전쟁을 멈추고 적절한 영양이 지닌 치유 능력을 받아들여야 한다. 그것이 바로 내가 이 책을 쓴 이유다. 나는 음식의 힘을 보여주고 포괄적이고 지속 가능한 음식 철학을 제시하려고 한다.

페건 식단에는 네 가지 특징이 있다. 이제부터 페건 식단의 토대가 되는 사항들을 하나씩 살펴보자.

페건 식단은 음식을 약으로 생각한다

첫 번째 토대가 바로 이것이다. 음식은 약이다. 음식은 우리를 치료할 힘도 있고 해칠 힘도 있다. 건강하게 오래 살기 위한 최고의 전략은 약을 먹는 것이 아니라 약처럼 작용하는 음식을 먹는 것이다.

음식은 단순히 우리 몸의 연료로 쓰이는 칼로리나 에너지의 공급원이 아니다. 음식은 곧 정보이며 우리 몸의 모든 기능을 실시간으로 제어하는 지시 사항이다. 지난 수십 년간의 놀라운 발견 덕택에 우리는 이제 음식을 그저 즐거움, 기쁨, 다른 사람과의 친밀감, 영양을 위해서만 이용하지 않는다. 음식을 잘 활용하면 젊어지고, 번성하고, 질병의 작용을 되돌릴 수도 있다. 번영하는 지역사회를 조성하기 위해서는 음식의 질과 영양 밀도가 매우 중요하다. 어떤 사람들은 우리 모두 음식의 영양 밀도를 최우선으로 삼아야 한다고 주장한다. 이와 비슷하게, 우리가 개인의 음식 철학과 상관없이 식품의 질에 초점을 맞춰야 한다고 제안하는 사람들도 있다.

페건 식단에 담긴 발견 한 가지는 우리 모두 고유한 존재라는 것이다. 선호하는 음식뿐만 아니라 생물학적으로도 사람들은 저마다 다르다. 따라서 개개인의 유전적이고 생화학적인 고유함을 이해하면 '개인 맞춤형 영양'에 신경 쓸 수 있다. 음식에 관한 생각이 어떻든 비건 식단을 해서 건강해지는 사람도 있고 오히려 건강이 나빠지는 사람도 있다. 마찬가지로, 팔레오 식단으로 초인이 된 것처럼 느끼는 사람도 있고 그런 느낌이 별로 들지 않는 사람도 있다. 중요한 것은 특정한 이데올로기에 갇혀 있지 말고 자신의 생물학적인 특성을 탐구하는 것이다.

우리는 음식이 우리의 세포, 조직, 장기, 기분, 생각, 감정, 신체 구조에 영향을 미치는 방법을 이제 막 이해하기 시작했다. 과학자들이 최근 수십 년 동안 발견한 사항들은 대단히 놀랍다. 음식은 단순히 에너지, 기쁨, 다른 사람과의 친밀감, 즐거움의 원천만이 아니다. 우리는 음식에 관해 생각할 때 단백질, 탄수화물, 지방, 섬유질, 비타민, 미네랄을 떠올린다. 하지만 어쩌면 음식의 가장 중요한 부분은 식물성 및 동물성 식품에 들어 있는 수많은 약용 화합물일지도 모른다. 이런 화합물이 우리 몸에서 매초 일어나는 무수히 많은 화학 작용의 대부분을 제어하고, 조절하며, 거기에 영향을 미친다. 나는 이 과정을 '공생적응symbiotic-phytoadaptation'이라고 부른다. 우리 몸이 음식에 있는 화학 물질을 이용해서 체내의 여러 생물학적인 시스템을 이롭게 한다는 뜻이다.

인간은 진화를 거듭하면서 음식에 담긴 마법과 같은 물질을 활용해서 몸을 최적화하고 강력하게 충전하게 되었다. 예를 들면, 우리는 비타민C나 오메가3 지방산을 체내에서 합성하지 못한다. 그래서 자연에서 이런 성분을 구해야 한다. 우리가 음식물 섭취를 통해 얻는 값진 성분은 지방산, 아미노산, 비타민, 미네랄뿐만이 아니다. 파이토케미컬phytochemical이라고 불리는 중요한 영양소도 얻을 수 있다.

식물의 세계에는 인간이 지금까지 밝혀낸 파이토케미컬만 해도 2만 5,000가지가 넘는다. 파이토케미컬은 최근에야 건강에 꼭 필요한 성분으로 판명되었다. 놀랍게도 동물에서도 파이토케미컬을 찾을 수 있다. 풀을 먹고 자란 소는 영양 밀도가 높은 식물을 다양하게 섭취해서 몸속에 파이토케미컬이 있다. 우리가 체내에 파이토케미컬이 부족하다고 해서 괴혈병이나 구루병과 같은 급성질환에 걸리거나 단백질 부족으로 고생하지는 않을 것이다. 하지만 심장 질환, 당뇨병, 고혈압, 비만, 치매, 우울증 등 잠복기가 긴 결핍증에 걸릴 우려가 있다.

질병에 맞서 싸우는 이런 화합물을 이용할 유일한 방법은 음식의 질에 초점을 맞추는 것이다. 색이 진한 식물성 식품, 유기농 고기, 풀을 먹고 자란 동물의 고기, 지방이 많은 자연산 생선에는 우리의 세포를 보호하고 침입자들에 맞서 싸우는 화합물이 풍부하다. 산업적으로 생산한 식품을 먹으면 그것이 설령 채소라고 해도 식단이 부실해진다. 채소도 유기농 채소가 영양 밀도가 더 높다. 공장에서 사육된 소는 옥수수, 소똥, 사탕, 동물의 여러 부위를 간 것으로 구성된 단순한 식단을 따른다. 이런 소는 염증과 질병을 유발하는 나쁜 고기를 생산한다. 반면에, 약용 식물 수십 종을 먹고 자란 야생 엘크나 재생 농업으로 키운 소는 정반대의 작용을 하는 좋은 고기를 생산한다.

기억하라. 당신이 음식을 한입 먹을 때마다, 몸이 건강해지거나 나빠지는 쪽으로 프로그래밍되고 있다는 것을. 따라서 건강한 음식을 먹으면 약을 먹는 것이나 마찬가지다.

페건 식단은 기능의학에 바탕을 둔다

지난 50년 동안 이루어진 가장 위대한 발견은 음식이 약이라는 것이다. 음식에는 질병을 예방하고 치료할 힘뿐만 아니라 거의 모든 만성질환의 작용을 (신속하게) 되돌릴 힘도 있다. 하지만 주류 의학에서는 이런 발견을 대체로 무시한다. 그렇다면 이런 새로운 이해를 바탕으로 하는 의학, 치료법, 건강 증진법이 있을까? 그렇다. 바로 기능의학functional medicine이다.

나는 거의 30년 동안 기능의학으로 환자들을 치료했고 놀라운 결과를 얻었다. 나를 찾아온 환자들의 인생이 달라졌을 정도다. 기능의학 의사들은 우리가 입에 넣는 음식이 약국에서 찾을 수 있는 그 어떤 약보다 강력하다는 사실을 알고 있다. 음식은 약보다 더 저렴하고, 더 빨리 작용하며, 효과도 더 좋다. 건강한 음식을 먹었을 때 나타나는 뜻밖의 결과도 전부 좋은 것들이다.

우리 몸은 하나의 생물학적인 생태계다. 서로 연결되고 다이내믹하게 상호작용하는 네트워크다. 주류 의학에서는 의사가 환자의 상태를 보고 심장, 간, 뇌, 결장 같은 곳에 문제가 있다고 진단할지 모른다. 각각의 장기를 개별적으로 보고 서로 연결되어 있지 않다고 여기는 것이다. 하지만 기능의학에서는 인체를 서로 동떨어진 장기들의 집합으로 보지 않는다. 그 대신 여러 시스템으로 이루어진 하나의 네트워크로 생각한다. 따라서 기능의학에서 질병을 치료한다는 것은 이런 시스템을 치료하거나 불균형의 근본 원인을 치료한다는 뜻이다. 기능의학은 단순히 증상을 치료하는 데서 그치지 않고 환자가 더 건강해지도록 만드는 의학이다.

그렇다면 어떻게 해야 병의 근본 원인을 치료하고 더 건강해질 수 있을까? 간단하다. 몸에서 나쁜 것들을 제거하면 된다. 그러고 나서 좋은 것들을 투입하자. 그러면 우리 몸이 탑재한 자연 지능과 치유 메커니즘이 알아서 작동할 것이다. 일단 증상의 원인을 제거하고 그 자리에 우리가 건강해지는 데 필요한 것을 넣어주면 된다. (다운 증후군과 같은 우성 유전병을 제외하면) 거의 모든 질병의 원인을 다음의 몇 가지로 압축할 수 있다.

- 독소(체내, 체외): 살충제, 제초제, 플라스틱, 중금속 등
- 알레르기 유발 항원: 환경, 음식
- 미생물: (특히 마이크로바이옴의) 세균 불균형, 바이러스, 기생충, 진드기
- 부실한 식단
- 스트레스: 신체적, 심리적

질병을 유발하는 이런 요인들은 우리의 유전자, 그리고 인체의 기본적인 생물학적 네트워크와 상호작용한다. 이때 말하는 생물학적 네트워크에는 장, 면역계, 호르몬, 뇌의 화학 작용, 해독 시스템, 에너지 생산 시스템, 순환계뿐만 아니라 우리 몸의 구조(세포, 막, 근육, 뼈)도 포함된다. 질병을 유발하는 요인도 많지만, 건강에 필요한 요소도 많다. 자연식품, 영양소, 호르몬, 빛, 물, 공기, 휴식, 수면, 운동, 사랑, 친밀감, 의미, 목적의식 같은 것들이다. 이런 요소들이 사람을 건강하게 만드는 데 필요한 원재료다. 개개인에 따라 필요한 요소의 비율이 다르다. 건강해진다는 것은 질병을 일으키는 요인들을 파악하고 제거한 다음 그 자리에 몸에 꼭 필요한 것들을 집어넣는 간단한 일이다.

음식은 우리의 생물학적 네트워크의 불균형을 가장 많이 초래하는 요인이다. 하지만 몸에 긍정적인 변화가 빨리 나타나고, 질병을 되돌리고, 건강을 개선하는 데 가장 큰 요인으로 작용하기도 하다. 안타

깝게도 대부분의 의사가 음식의 힘을 실제로 본 적이 없다. 음식을 약으로 쓰는 방법을 배우지 못했기 때문이다. 하지만 나는 수십 년 동안 기적을 목격했다. 나처럼 기능의학을 행하는 다른 수천 명의 의사도 마찬가지다.

사실 나는 그것을 기적이라 부르고 싶지는 않다. 환자가 건강해진 것은 우리 몸이 어떻게 작동하는지에 관한 최신 연구 결과를 치료에 적용했기 때문이다. 의과대학에서 배운 내용만으로는 그렇게 하기 어렵다. 기능의학에서는 자가면역 질환, 우울증, 편두통, 건선, 습진이 없어지고, 알츠하이머 환자의 기억력이 향상되고, 제2형 당뇨병이 몇 주 만에 사라진다. 이것은 이례적이거나 일시적인 현상이 아니다. 기능의학 모델을 적용해서 음식을 약으로 쓰면 얼마든지 반복적으로 얻을 수 있는 결과다.

음식은 내가 환자들을 치료할 때 쓰는 가장 중요한 도구다. 음식은 일반적인 약보다 효과가 더 빠르고 더 좋으며 가격도 더 저렴하다. 음식을 약으로 쓰는 것이 기능의학의 기본이다. 하지만 기능의학 의사를 찾아가지 않아도 음식을 약으로 쓰는 방법을 실천할 수 있다. 페건 식단은 환자가 누구든 어디에 있든 돕기 위해 만들어졌다. 누구나 영양의 힘을 이해하고 더 건강해지기 위해 오늘 당장 시작할 수 있다.

당신은 매일 다량의 이물질을 섭취한다. 만일 음식의 칼로리만 따져도 괜찮다면 당신이 무엇을 먹든 상관없을 것이다. 하지만 현실은 그렇지가 않다. 음식은 정보 물질, 지시 사항, 우리 몸의 생리를 프로그램하는 코드를 운반한다. 따라서 음식을 한입 먹을 때마다 건강이 좋아지거나 나빠진다. 산업적으로 생산한 식품은 염증을 일으키고, 산화 스트레스를 유발하며, 호르몬과 뇌의 화학 작용에 불균형을 불러온다. 이런 식품을 먹으면 해독 시스템에 과부하가 걸리고, 에너지가 고갈되며, 마이크로바이옴이 망가진다. 유전자의 발현이 달라져서 질병을 일으키는 유전자가 켜지기도 한다. 하지만 진짜 음식, 그러니까 자연 영양소와 식물 영양소가 풍부한 식품은 정반대의 작용을 한다. 염증을 완화하고, 항산화 시스템을 개선하며, 호르몬과 뇌 화학 작용의 균형을 맞춘다. 이런 식품을 먹으면 해독 능력이 향상되고, 에너지가 늘어나며, 마이크로바이옴이 최적화되기도 한다. 질병을 예방하고 건강을 증진하는 유전자가 켜지는 효과도 있다.

음식은 체내의 이 모든 핵심적인 시스템이나 네트워크에 영향을 미친다. 페건 식단은 음식을 약으로 쓰는 것에 관한 최신 과학과 체내 시스템을 최적화하는 전략을 결합한 결과물이다. 그래서 누구나 평생 실천할 수 있는 실용적인 식이요법이다.

페건 식단은 사람도 살리고 지구도 살린다

음식을 먹는 것은 개인적인 활동을 넘어서서 농업, 환경, 정치와도 관련되어 있다. 우리가 무엇을 먹는지가 식량의 재배 방식, 재배되는 식량의 종류, 재배에 쓰이는 농사법에 영향을 미친다. 그렇다면 우리가 식량을 재배하는 방식을 한번 따져보자. 현재의 방식이 영양 밀도가 가장 높은 식품을 생산하는가? 물을 충분히 아끼는가? 토양이 튼튼해지게 하는가? 기후 변화의 작용을 되돌리는가? 식물, 곤충, 동물의 생물 다양성을 증진하는가? 아니면 질병을 유발하고 환경을 파괴하는 식품을 생산하는가?

간단히 말하면, 페건 식단은 재생 식단 중 하나다. 인간의 건강과 지구의 건강을 둘 다 재생하기 때문이다. 우리는 어떤 식단을 선택하든 반드시 재생 식단 중에서 골라야 한다. 이 점에는 모두가 동의하리라 믿는다. 우리를 치료해주고, 지구를 치유하고, 기후 변화의 작용을 되돌리는 식단이 필요하다. 재생 식단을 선택하면 인류와 세상을 구할 수 있을지도 모른다.

식량 시스템은 다음의 문제를 일으키는 주범으로 꼽힌다.

- 기후 변화
- 토양 고갈: 유엔UN에 따르면 우리가 농작물을 60번 수확할 수 있을 만큼의 토양만 남아 있다고 한다.
- 신선한 물의 고갈
- 식물, 동물, 수분 매개자, 곤충의 생물 다양성 손실
- 토양 내 미생물 군집의 파괴

온실가스 방출량의 약 50퍼센트는 우리의 식량 시스템에서 비롯된다. 삼림 벌채, 토양 침식, 가축의 공장식 사육, 농약으로 인한 토양의 훼손, 운송, 냉장, 음식물 쓰레기 때문이다. 지구상에서 탄소를 가장 많이 보유한 곳은 바로 토양이다. 열대우림보다도 보유량이 훨씬 많다. 토양은 현재 대기 중에 있는 탄소량의 3배나 보유할 수 있다. 무려 1조 톤이나 되는 양이다. 기후 변화를 주도하는 탄소 1조 톤 중에서 3분의 1은 토양의 탄소 소실에서 비롯된다. 토양 침식과 토양 내 생태

계의 파괴가 그 원인이다.

기후 변화를 유발하는 또 다른 주요 요인은 18만 킬로톤에 이르는 질소 비료다. 질소 비료를 생산하려면 전 세계적으로 생산되는 화석 연료의 약 2퍼센트가 있어야 한다. 대부분 수압 파쇄법fracking을 이용해서 천연가스의 형태로 생산된다. 질소 비료를 사용하면 땅속 미생물이 죽고 아산화질소가 배출된다. 아산화질소는 이산화탄소보다 300배나 더 강한 온실가스다.

이런 문제는 우리의 식량 시스템에서 비롯되며 해결책도 식량 시스템에서 찾을 수 있다. 나는《음식 치료: 한입씩 먹으면서 우리의 건강, 경제, 지역사회, 행성을 치료하는 방법Food Fix: How to Save Our Health, Our Economy, Our Communities, and Our Planet -One Bite at a Time》(국내 미출간)라는 책에서 문제점과 해결책을 동시에 다뤘다.

나는 비영리 조직 '푸드 픽스 캠페인Food Fix Campaign: foodfix.org'을 통해서 우리의 식량 시스템을 주도하는 정책들을 바꾸려고 노력하기도 한다. 가장 중요한 첫걸음은 리제너테리언regenetarian(유기농 채소 위주로 먹으면서 윤리적으로 생산된 고기, 달걀, 유제품을 섭취하는 사람들 -역주. 〈원칙 9〉 참고)이 되는 것이다. 사람들이 변화를 더 많이 요구할수록 식량 시스템도 더 많이 바뀔 것이다.

대기업이 정부를 대신해서 농부들이 재생 농업으로 전환할 수 있도록 금전적인 지원을 하고 있다. 재생 농업이야말로 현재의 치명적인 농업 시스템의 해결책이다. 우리는 지금의 농사법으로 인간과 지구를 병들게 하는 상품 작물을 대량으로 생산한다. 하지만 재생 농업을 이용하면 토양을 되살리고, 물을 보존하고, 생물 다양성을 증진하고, 기후 변화를 되돌리고, 영양 밀도가 더 높고 식물 영양소가 더 풍부한 식품을 생산할 수 있다. 농부들이 돈도 훨씬 많이 벌고, 농경지가 가뭄, 홍수, 기후의 영향도 더 잘 견딜 수 있다. 한마디로, 파괴적인 사이클을 멈출 수 있을 것이다.

거대한 영농 기업들은 자기들이 없으면 점점 늘어나는 세계 인구가 굶주리게 될 것이라고 주장하면서 우리에게 으름장을 놓는다. 하지만 과학적으로 따져보면 그들의 주장을 뒷받침할 만한 근거는 없다. 오히려 국지적으로 재생 농업을 적용해서 만들어진 생태계가 미래의 식량 생산 문제에 대한 유일한 해답이다. 이런 생태계는 세계적인 규모로 키울 수도 있다. 재생 농업은 식량의 미래이며, 우리 모두 그 미래를 위해 할 수 있는 역할이 있다.

페건 식단은 포괄적이고 유연하다

마지막으로, 페건 식단은 평생 실천할 수 있는 식단이다. 다른 식단들은 거의 다 제한적인 요소가 많고 사람을 헷갈리게 만든다. 식단을 중간에 포기하면 죄책감이 들기도 한다. 하지만 페건 식단은 꾸준히 오래 할 수 있다. 식단을 완벽하게 따르지 않아도 되기 때문이다. 페건 식단에서 중요한 것은 식단의 90퍼센트를 영양 밀도가 높은 식품으로 구성하고 남은 10퍼센트는 우리가 좋아하는 식품과 간식(가공식품은 안 됨)으로 채우는 것이다.

페건 식단을 만든 나도 완벽하지 않으며, 다른 사람들도 완벽하리라고 기대하지 않는다. 우리 모두 가족이 있고 참석해야 할 사교적인 행사와 파티도 있다. 그런 곳에 가면 마가리타 한 잔과 케이크 한 조각 정도는 먹어도 된다. 평소에 잘 먹고 건강을 돌보면서도 인생의 즐거움을 만끽할 수 있는 것이다. 페건 식단을 성공적으로 따르려면 올바른 습관을 들이고, 가족을 건강으로 향하는 여정에 인도하고, 더불어 요리하는 방법을 배우는 것이 좋다. 요리는 누구나 좋은 취미 활동으로 즐길 수 있다.

나는 세상에 존재하는 거의 모든 식단에 도전해봤다. 환자들에게도 다양한 식단을 권해봤다. 비건식, 팔레오, 고지방, 저지방, 생식 등 안 해본 것이 없다. 그러면서 내가 깨달은 점은 식단에 몸을 맞출 필요가 없다는 것이다. 대신 느낌이 좋은 것을 골라라. 우리 몸이 들려주는 이야기에 귀를 기울여라.

페건 식단은 가이드로 쓸 수 있는 간단하고 합리적인 원칙 몇 가지로 이루어져 있다. 하지만 나는 언젠가 굳이 페건 식단이라는 이름을 붙이지 않고도 우리 모두 이렇게 먹는 날이 오길 바란다. 나는 페건 식단이 누구나 어디서든 오랫동안 꾸준히 따를 수 있는 식단이 되길 원한다. 고기를 먹는 독자라면 이 식단을 그대로 따르면 되고, 고기를 먹지 않는다면 페건 식단의 원칙들만 참고하자. 이제 막 건강을 향한 여정을 시작했다면 페건 식단이 훌륭한 출발점이 될 것이다! 만약 여러 종류의 식단을 시도해봤는데도 만족스럽지 않거나 원칙이 헷갈리거나 몸이 좋지 않다면 페건 식단이 잘 맞을 것이다.

먹는 것은 우리가 매일 하는 활동 중에서 가장 중요한 것이다. 먹는 행위는 자연, 생태 사이클, 생물학적인 기능뿐만 아니라 우리를 다른 사람들과도 연결해준다. 우리는 자연이라는 커다란 그물망의 일부다. 자연은 우리가 활기차고 건강한 삶을 사는 데 필요한 원재료를 제공한다.

이제부터 영양학적으로 혼란스러운 세상에서 건강을 되찾을 때 필요한 실용적인 원칙 21가지를 소개하려고 한다. 이 원칙들을 활용하면 자기 자신, 가족, 지역사회, 지구에 도움이 되도록 음식을 섭취하는 자신만의 방법을 찾을 수 있을 것이다. 무엇보다도 맛있고 영양이 풍부하고 즐거운 식사가 가능할 것이다.

제1부

THE PEGAN DIET

페건 식단을 위한 21가지 원칙

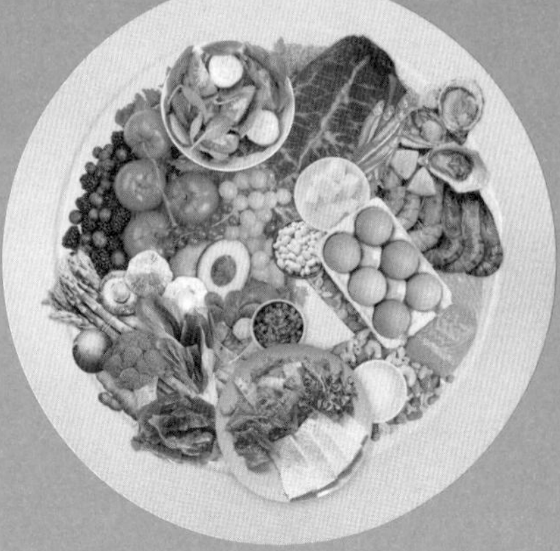

원칙 1:

음식을 약으로 써라

1

THE PEGAN DIET

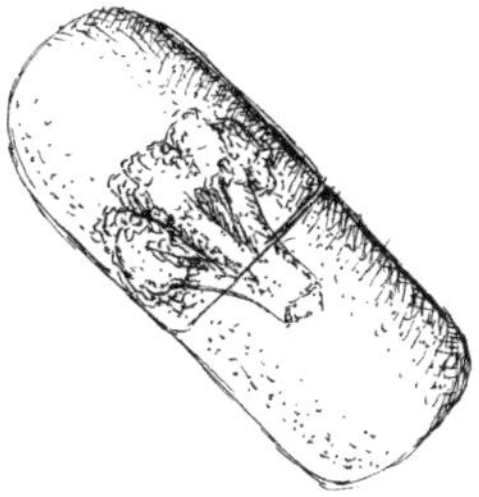

식물성 식품과 동물성 식품에는 인체의 모든 측면에 영향을 미치는 다양한 물질이 들어 있다. 이런 식품에는 단백질, 지방, 탄수화물, 비타민, 미네랄, 수용성 · 불용성 · 미생물성 식이섬유, 프리바이오틱스, 프로바이오틱스, 산화 방지제, 파이토케미컬뿐만 아니라 식물의 유전 물질인 마이크로 RNA도 들어 있다. 인체는 마이크로 RNA를 흡수하며, 체내에 들어온 마이크로 RNA는 우리의 DNA와 정보를 주고받는다.

식품은 복잡한 화합물로 이루어져 있다. 이런 화합물은 전부 우리 몸의 생리에 강력한 영향을 미친다. 우리가 섭취하는 음식 하나하나의 영향력에 관해 생각해보자. 음식을 먹을 때마다 몸의 생물학적인 소프트웨어를 좋은 쪽으로든 나쁜 쪽으로든 프로그래밍하는 셈이다.

그런데도 음식과 몸 상태의 관계 또는 음식과 인간이 쉽게 걸리는 수많은 질병의 관계를 이해하지 못하는 사람이 대부분이다. 그러다 보니 몸에 해로운 음식을 먹어서 생긴 피해로부터 구제받기 위해 의사, 처방전, 그리고 결국에는 병원에 대한 사람들의 의존도가 점점 높아진다. 만일 음식을 우리 몸의 모든 측면에 영향을 미치는 지시 사항으로 생각하고, 그런 지식을 요리하는 기쁨과 결합한다면 즐거움과 치유만이 존재할 것이다.

기능의학은 질병의 근본 원인에 초점을 맞추면서 건강을 증진하는 의학이다. 음식은 거의 모든 경우에 질병의 원인이자 치료법으로 작용한다. 환자가 절망감, 슬픔, 불면증, 성욕 저하, 식욕 저하를 겪고 있다면 보통 의사는 우울증이라고 진단할 것이다. 하지만 '우울증'이라는 말은 이런 증상들을 공유하는 사람들에게 붙여지는 이름일 뿐이다. 이런 증상을 유발하는 여러 원인에 관해서는 아무것도 알려주지 않는다.

의사는 우울증 환자에게 항우울제를 처방한다. 하지만 우울증은 항우울제에 들어 있는 성분이 체내에 부족해서 생기는 병이 아니다. 주류 의학은 진단에서 끝나지만, 기능의학은 진단에서 출발한다. 예를 들면, 우울증은 갑상샘 기능 저하, 셀리악병, 비타민B_{12} 결핍, 비타민D 결핍, 마이크로바이옴에 변화를 주는 항생제, 중금속 독성, 오메가3 지방산 결핍, (녹말과 설탕 과다 섭취로 인한) 인슐린 저항성 등이 원인일 수 있다. 원인에 따라서 치료법이 매우 달라진다.

기능의학에서는 몸을 개별적인 장기로 구분하지 않는다. 그 대신 일곱 가지 생물학적 시스템의 기능에 초점을 맞춘다. ICD-10이라고 불리는 질병 분류 시스템에는 질병이 15만 5,000개나 등록되어 있다. 그중 대부분이 서로 연결된 일곱 가지 시스템의 불균형 때문에 발생한다. 따라서 시스템을 복구하면 문제가 해결될 때가 많다. 그런 일은 어떻게 할 수 있을까? 음식에서 출발하면 된다. 건강하게 먹어서 결핍을 되돌리면 된다. 좋은 음식을 섭취하면 장을 치료하고, 염증을 줄이고, 면역 기능을 강화하고, 호르몬의 균형을 맞추고, 해독 작용을 개선할 수 있다. 뼈와 근육도 더 튼튼하게 만들 수 있다.

〈원칙 1〉에서는 기능의학에서 말하는 일곱 개의 시스템을 소개하고 음식을 약으로 쓰는 방법을 살펴본다.

장의 마이크로바이옴

장의 마이크로바이옴gut microbiome은 체내에 서식하는 미생물의 군집을 말한다. 어쩌면 마이크로바이옴이 우리 몸의 가장 중요한 부분일지도 모른다. 건강하지 않은 마이크로바이옴은 심장 질환, 암, 당뇨병, 비만, 자폐증, 자가면역 질환, 치매, 알레르기, 천식, 섬유근육통, 파킨슨병, 피부 질환(여드름, 습진, 건선), 소화계 질환(과민성 대장 증후군, 역류성 식도염, 대장염) 등을 일으킬 수 있다.[1]

장에서 유해균이 자라는 이유는 두 가지다. 우리가 유익균의 먹이가 되는 음식을 충분히 먹지 않았거나 장에 해가 되는 음식을 너무 많이 먹었기 때문이다. 장에 해를 가장 많이 끼치는 성분은 바로 글루텐이다. 현대의 밀에는 '글리아딘'이라고 불리는 강력한 염증성 단백질이 지나치게 많이 들어 있다. 글리아딘은 장 누수 증후군을 유발해서 염증과 장내 세균 불균형을 일으킨다. 장 누수 증후군은 장관 투과성 증가 상태increased intestinal permeability라고도 불린다.

장 내벽의 표면적은 테니스 코트에 버금가는 면적이며 두께는 고작 세포 하나 정도 된다. 우리와 체내의 하수관 사이에 세포 하나만 있는 것이다! 장 누수 증후군이 발생하면 장내 세포들을 묶어주는 연결 물질이 제 기능을 하지 못한다. 그러면 장에 작은 구멍이 생겨서 음식으로 섭취한 단백질과 세균의 생산물이 혈류로 '새어나가고' 면역계와 상호작용한다(면역계의 60퍼센트가 장 내벽 바로 아래에 자리 잡고 있다). 그래서 장 누수 증후군은 체내의 모든 시스템에 염증을 일으킨다.

설탕, 과도한 녹말, 가공식품, 정제된 식물성 기름은 유해균의 먹이가 되며 장 누수 증후군과 체내 곳곳의 염증으로 이어진다. 그러면 결과적으로 여러 가지 만성질환에 걸릴 우려가 있다. 문제는 설탕, 녹말, 나쁜 지방을 미국뿐만 아니라 거의 모든 국가에서 먹는다는 것이다. 우리가 음식으로 섭취하는 칼로리의 약 60퍼센트나 차지한다.

그렇다면 장을 치료하는 데 도움이 되는 식단이 있을까? 물론이다. 우선, 유익균은 섬유질이 골고루 있어야 번성할 수 있다. 우리 건강에 가장 필수적인 섬유질은 프리바이오틱스라고 부른다. 아티초크, 아스파라거스, 플랜틴 바나나, 해초 등의 음식에 프리바이오틱스가 풍부하다. 채소, 과일, 견과류, 씨앗류, 통곡물, 콩처럼 섬유질이 많이 들어 있는 식품은 체내의 정원을 건강하게 가꿔준다.

프로바이오틱스도 건강한 장 기능에 필수적이다. 프로바이오틱스 영양제를 먹어도 되지만 사우어크라우트, 피클, 템페, 된장, 낫토, 김치와 같은 발효 식품을 먹는 방법도 있다.

장이 제대로 기능하려면 다음의 영양소도 있어야 한다. 호박씨와 굴에 들어 있는 아연은 소화 효소의 정상적인 기능에 꼭 필요하다. 정어리와 청어 같은 생선에 함유된 오메가3 지방산은 염증을 잡아주고 장 누수 증후군을 치료할 때 필요하다. 비타민A는 소의 간, 대구의 간, 연어, 염소 치즈와 같은 음식에서 찾을 수 있으며 장의 치료와 장의 면역계를 조절할 때 필요하다. 사골국처럼 콜라겐이 함유된 식품에는 글리코사미노글리칸이 들어 있어서 장을 치료하는 데 도움이 된다. 칡도 장을 달래주는 강력한 식품이다.

뒤에 이어질 〈원칙 15〉에서는 폴리페놀이 장 건강에서 맡은 역할에 관한 새로운 연구 결과와 장의 치료 계획을 세우는 방법을 소개하려고 한다. 음식은 마이크로바이옴을 통제하는 데 필요한 가장 강력한 장치다. 장에 좋은 음식을 많이 먹으면 자연스럽게 건강해질 것이다.

면역 시스템과 염증 시스템

면역력은 2020년에 코로나바이러스-19의 끔찍한 증상들이 나타난 후로 우리의 머릿속에서 가장 중요한 문제가 되어버렸다. 비만이나 만성질환(둘 다 염증이 있는 상태)으로 고생하는 사람들이 심각한 질병과 사망에 이를 위험이 가장 크다. 그렇다면 어떤 음식이 이런 사람들을 염증이 생기기 쉬운 상태로 몰아가고 만성질환을 유발할까?

앞에서 살펴본 것과 똑같은 식품들이 체내의 모든 시스템을 망가뜨린다. 나쁜 지방, 정제된 설탕, 과도한 녹말, 가공식품, 유제품, 질이 떨어지는 식품은 전부 염증을 부른다. 설탕과 녹말은 모든 가공식품

안에 숨어 있다. 이 두 가지 성분은 연쇄 작용을 일으켜서 혈당이 치솟게 한다. 그러면 인슐린 분비량이 늘어나고 결국에는 인슐린 저항성이 생긴다. 따라서 설탕과 녹말을 많이 먹을수록 인슐린 수치가 높아질 수밖에 없다. 인슐린이 많이 분비되면 체내에 지방이 더 많이 쌓이고, 염증이 더 많이 생기고, 배고픔을 더 많이 느끼며, 면역 억제 반응이 더 강하게 나타난다. 장에 건강한 세균이 줄어드는 상태에서 장에 해로운 음식을 지나치게 많이 먹고, 약에 많이 의지하면 장 누수 증후군에 걸릴 위험이 커진다. 그러면 식품 민감도가 높아지고 음식 알레르기가 심해질 수 있다. 이런 요인은 전부 염증으로 이어진다. 가장 흔한 식품 민감증은 글루텐과 유제품에 대한 민감증이다.

그렇다면 해결책은 무엇일까? 녹말과 설탕의 섭취량을 줄이고, 제거 식단(3주 동안 글루텐과 유제품을 먹지 말 것)을 시도해보자. 이때 항염 식품 위주로 먹는 것이 좋다. 음식에 들어 있는 2만 5,000가지가 넘는 파이토케미컬 중 다수가 강력한 항염 효과가 있다. 이런 화합물을 가장 쉽게 찾을 수 있는 곳은 어딜까? 바로 과일과 채소다. 향신료와 몇 종류의 기름도 강력한 항염 작용을 한다. 예를 들면, 엑스트라 버진 올리브 오일에는 올레오칸탈이라는 물질이 들어 있다. 올레오칸탈은 이부프로펜과 똑같이 항염 수용체를 활성화하면서도 부작용은 하나도 없다. 고기를 먹을 때 강황, 생강, 로즈메리를 곁들이면 잠재적인 염증을 중화할 수 있다.[2]

생선, 해산물, 일부 견과류와 씨앗류 등의 자연식품에 들어 있는 오메가3 지방산은 면역계가 제대로 기능하는 데 필수적이다. 버섯(표고버섯, 영지버섯, 차가버섯, 구름버섯, 동충하초)에는 면역력을 조절하고 항암 작용을 하는 다당류라는 화합물이 들어 있다. 비타민과 미네랄(비타민C, 아연, 셀레늄, 비타민D 등)이 풍부한 식품은 면역력을 높이고 염증을 줄여준다. 비타민D만으로도 염증과 면역력에 영향을 미치는 유전자 수백 개를 조절할 수 있다. 따라서 구아바와 파슬리(비타민C), 호박씨와 굴(아연), 브라질너트와 정어리(셀레늄), 포시니 버섯과 청어(비타민D)를 먹으면 면역력을 끌어올리고 항염 작용을 하는 강력한 식단이 완성된다! 이처럼 면역력을 키워주는 음식을 매일 식단에 조금씩 더 넣어보자.

에너지 시스템

음식에 저장된 에너지는 지방, 단백질, 탄수화물의 형태로 체내의 산소와 결합한다. 이런 현상은 미토콘드리아라고 불리는 세포 속의 작은 공장에서 일어난다. 음식과 산소는 우리 몸이 사용하는 에너지의 형태인 ATP를 생산한다. ATP는 체내의 모든 곳에 쓰인다. 사람은 에너지 생산을 멈추면 죽는다.

음식은 크게 두 종류로 나눌 수 있다. 깨끗하게 연소하는 음식이 있고, 우리의 조직과 세포를 망가뜨리는 배기가스를 많이 발생시키는 음식이 있다. 깨끗하게 연소하지 않는 음식은 산화 작용(녹이 스는 것과 비슷함)과 염증을 유발하는 유리기free radical를 만들어낸다. 우리 몸은 이런 피해로부터 우리를 보호하기 위해서 자체적으로 항산화 물질을 생산한다. 하지만 가공식품을 너무 많이 먹으면 체내의 항산화 시스템이 따라잡지 못한다.

음식과 산소를 이용해서 에너지를 만들려면 미토콘드리아의 생산 라인에 특정한 종류의 비타민과 미네랄을 비롯한 여러 영양소를 투입해야 한다. 비타민B군, 코엔자임Q10, 카르니틴, 아연, 마그네슘, 셀레늄, 오메가3 지방산, 리포산, N-아세틸시스테인, 비타민E, 비타민K, 황 등이 있어야 한다. 하지만 영양이 고갈된 우리의 현대적인 식단에는 미토콘드리아에 힘이 되는 영양소가 별로 포함되지 않는다. 그렇다면 에너지가 부족한 식단에서 에너지를 생산하는 식단으로 어떻게 전환할 수 있을까?

블루베리, 석류씨, 풀을 먹고 자란 소의 고기와 버터, 브로콜리, 정어리, 엑스트라 버진 올리브 오일, 아보카도, 아몬드 같은 음식을 먹으면 된다. 미토콘드리아에 투입하기 가장 좋은 연료 중 하나는 바로 MCT(중간사슬 중성지방) 오일이다. 이 기름은 정제되지 않은 코코넛 오일에 들어 있다. MCT 오일은 우리가 미토콘드리아를 위해 선택할 수 있는 연료 중에서 가장 깨끗하게 연소된다. 운동하기 전에 운동 수행 능력을 끌어올리는 효과도 있다. 나는 가끔 아침에 마시는 커피에 MCT 오일을 1테이블스푼 첨가하기도 한다. 에너지를 유지하고 뇌 기능을 향상하기 위해서다.

해독 시스템

우리는 '디톡스detox'라는 말을 들으면 대부분 마약이나 알코올 중독자의 재활 또는 일시적으로 유행하는 '클렌징cleansing' 식단을 떠올린다. 하지만 우리 몸은 체내의 노폐물과 환경 독소를 처리하는 고도로 정교한 해독 시스템을 갖추고 있다. 변기가 일주일 동안 막히거나 싱크대가 며칠 동안 뚫리지 않는다고 생각해보자. 체내의 해독 시스템이 망가지면 우리 몸에서도 똑같은 일이 일어난다. 간이 망가지면 노폐물을 처리하지 못하기 때문에 간 이식을 받아야 한다. 신장이 더 이상 기능하지 않으면 크게 아프게 되고 투석 없이는 1~2주 만에 사망하고 만다. 만일 결장이 막히면… 어떤 일이 일어날지 짐작할 수 있을 것이다. 안타깝게도 현대를 사는 우리는 그 어느 때보다도 독소에 많이 노출된다. 음식, 물, 공기, 생활용품, 화장품 등에 몸에 해로운 독소가 많다. 다행히도 우리 몸은 노폐물과 독소를 처리하도록 설계되어 있다. 따라서 하루하루 우리에게 주어진 해독 시스템을 신경 써서 지원해주면 된다.

체내의 해독 기능을 강화하려면 우선 깨끗하고 여과된 물을 마셔야 한다. 물은 노폐물이 신장과 장을 통과하도록 돕는 역할을 한다. 섬유질은 노폐물이 결장을 빨리 통과하도록 돕는 데 꼭 필요하다. 하지만 간은 추가적인 도움이 있어야 한다. 간이 체내의 독소를 제거하는 경로는 여러 가지다. 이름도 어려운 메틸화methylation, 글루크론산화glucuronidation, 아세틸화acetylation, 글루타싸이온 포합glutathione conjugation 같은 것들이다. 이런 경로는 전부 지원이 따로 필요하다. 해독 경로에 가장 큰 도움이 되는 식품군은 바로 십자화과 채소다. 브로콜리, 콜라드, 케일, 양배추, 방울양배추 등이 여기에 속한다. 십자화과 채소에는 뛰어난 항산화 물질인 글루타싸이온의 생산성을 증가시키는 황화합물이 들어 있다. 마늘과 양파도 해독에 필요한 황을 제공한다.

체내의 해독 경로를 활성화하려면 단백질로부터 얻은 적합한 아미노산이 꼭 있어야 한다. 녹차는 훌륭한 해독제다. 어쩌면 일본인들이 초밥을 그렇게 많이 먹으면서도 다량의 수은을 해독하는 비결이 녹차일지도 모른다. 녹차가 중금속과 결합하기 때문이다. 간은 비타민 B_1, B_2, B_3, B_6, B_{12}, 엽산, 망간, 마그네슘, 아연, 셀레늄이 있어야 해독에 필요한 모든 화학 작용을 원활하게 수행할 수 있다. 이런 영양소는 동물성 단백질, 해산물, 견과류, 씨앗류, 녹색 채소에 들어 있다.

간은 다양한 파이토케미컬(플라보노이드 등)과 약초와 향신료에 들어 있는 화합물도 필요로 한다. 커큐민은 인도 향신료인 강황에 들어 있으며 슈퍼푸드로 알려져 있다. 커큐민은 염증과 산화 스트레스를 줄여주고 해독 작용을 돕는다.[3] 로즈메리, 생강, 고수잎, 민들레잎, 파슬리, 레몬 껍질, 물냉이, 우엉, 아티초크는 전부 강력한 해독 작용을 하는 식품이다. 따라서 이런 음식을 정기적으로 섭취하는 것이 좋다.

순환 시스템

오늘날 전 세계적으로 사람을 가장 많이 죽이는 질병은 심혈관 질환이다. 주로 인슐린 저항성, 당뇨병 전 단계, 제2형 당뇨병이 원인이 된다. 동맥이 막히면 심장마비, 뇌졸중, 당뇨발의 절단, 치매로 이어질 수 있다. 일반적인 생각과 달리 이 문제는 심장 혈관 우회술, 혈관 성형술, 스텐트 시술로 해결하지 못한다. 콜레스테롤만이 문제인 게 아니다. 문제는 몸에 염증이 생겨서 콜레스테롤이 동맥을 얇은 막처럼 덮는다는 것이다. 안타깝게도 미국 표준 식단은 나쁜 지방, 나쁜 고기,

설탕, 녹말처럼 염증을 일으키는 음식으로 가득하다. 예를 들면, 여러 연구에 따르면 패스트푸드를 한 끼만 먹어도 혈관에 해롭다고 한다.[4] 다행인 것은 식물 영양소[5]와 항산화 물질[6]이 초가공식품의 영향을 줄이는 데 도움이 된다고 밝혀졌다는 것이다. 물론 좋은 음식을 같이 먹기만 하면 패스트푸드를 계속 먹어도 된다는 뜻은 아니다. 식물 영양소와 항산화 물질이 풍부한 식품 위주로 먹고, 질병을 유발하는 식품은 아예 먹지 않거나 최대한 자제하라는 뜻이다.

혈관 건강에 중요한 또 다른 식품은 일산화질소의 양을 늘려주는 식품이다. 일산화질소는 혈류량 증가에 도움이 된다. 아미노산 중에서 아르기닌이 일산화질소의 전구체이며 호박씨, 참깨, 호두, 아몬드, 칠면조 가슴살, 콩, 해초가 최고의 아르기닌 공급원이다. 자연산 생선에 들어 있는 오메가3 지방산도 혈관 건강이 좋아지도록 돕고 혈전이 생기는 것을 방지한다.[7] 아마도 올리브 오일이 심장 건강에 가장 좋은 식품 중 하나라는 말을 들어봤을 것이다. 올리브 오일이 좋은 것은 폴리페놀이 혈관 내피의 기능을 향상하고 혈관의 염증을 완화하기 때문이다.[8] 이것은 음식이 세상에서 가장 치명적인 질병 중 하나로부터 우리를 보호해주는 몇 가지 예일 뿐이다.

전달 시스템: 호르몬과 신경 전달 물질

우리 몸에는 신호를 체내 곳곳으로 끊임없이 전달하는 아름답도록 정교한 전달 시스템이 있다. 이 전달 시스템에는 호르몬과 신경 전달 물질이 포함된다. 오케스트라의 여러 악기가 불협화음을 내면 공연을 망치는 것처럼 호르몬과 신경 전달 물질이 제 기능을 하지 못하면 질병이 찾아온다. 우울증, 불안증, 인슐린 저항성, 만성 피로 등이 생긴다. 월경 전 증후군, 다낭성 난소 증후군, 성 기능 장애도 나타나고 유방암, 자궁경부암, 자궁암에 걸릴 수도 있다. 성욕 감퇴와 발기부전을 겪을 우려도 있다. 이쯤 설명하면 대충 그림이 그려질 것이다. 여러 문제가 발생한다는 뜻이다.

나는 호르몬과 음식에 관해 책을 여러 권 썼다. 우리가 직면하는 가장 심각한 호르몬 문제는 바로 인슐린 저항성이다. 미국인 두 명 중 한 명꼴로 당뇨병 전 단계 또는 제2형 당뇨병을 앓고 있으며, 미국인의 75퍼센트가 과체중이다. 이것이 바로 어마어마한 양의 설탕과 밀가루를 먹은 결과다. 설탕과 밀가루의 과다 섭취는 글루코스와 인슐린의 증가로 이어지며 도미노 현상을 일으킨다. 과도한 칼로리가 지방 세포로 바뀌고, 지방 세포가 우리 몸에 해로운 전달 분자를 생성한다. 그러면 허기가 더 많이 느껴지고 신진대사가 느려진다. 지방을 태우기가 어려워지고, 염증이 치솟기도 한다.

여성의 경우 인슐린 분비량이 너무 많아지면 에스트로겐이 테스토스테론으로 바뀐다. 그러면 다낭성 난소 증후군이라고 불리는 병에 걸릴 수 있다. 사실 다낭성 난소 증후군은 난소에 문제가 있어서 생기는 게 아니라 잘못된 음식을 먹어서 생기는 병이다. 테스토스테론 수치가 너무 높은 여성은 탈모가 생기고, 얼굴에 털이 나고, 여드름이 생기고, 불임으로 고생할 수 있다. 남자의 경우 테스토스테론이 에스트로겐으로 바뀐다. 그것이 바로 배가 산만한 남성이 가슴이 나오고 몸에 난 털이 빠질 때가 많은 이유다. 설탕과 녹말이 많이 들어 있는 식단은 코르티솔과 아드레날린 수치를 끌어올리기도 한다. 설탕과 녹말을 많이 먹으면 몸이 스트레스를 받는다. 호랑이가 쫓아오기라도 하는 것처럼 압박감을 느낀다. 그러면 아드레날린과 코르티솔 분비량이 늘어나서 인슐린 저항성이 커지고 설탕과 녹말이 더 먹고 싶어진다.

나는 환자들의 인슐린 저항성을 공략해서 그들이 호르몬의 균형을 되찾도록 돕는다. 일단 환자들에게 페건 식단을 권한다. 자연식품, 좋은 지방, 식물성 식품, 섬유질, 혈당 지수가 낮은 식품을 많이 먹으라고 조언한다. 에스트로겐 우세증(월경 전 증후군과 암으로 이어짐)이 있는 여성에게는 아마씨와 같은 섬유질의 섭취량을 늘리도록 권한다. 장의 마이크로바이옴을 건강하게 유지하는 것이 중요하기 때문이다. 섬유질은 과도한 에스트로겐을 해독하고 제거하는 효과가 있다. 테스토스테론 수치가 낮은 남성은 설탕을 적게 먹고 건강한 지방을 더 많이 먹으면 된다. 나는 녹말 섭취량을 줄이고 견과류, 씨앗류, 아보카도, 올리브 오일, 풀을 먹고 자란 소의 고기를 먹어서 건강한 지방을 많이 얻었다. 그랬더니 테스토스테론 수치가 눈에 띄게 높아졌다.

갑상샘 기능도 우리가 먹는 음식의 영향을 받는다. 갑상샘은 신진대사, 에너지, 호르몬과 관련된 체내의 거의 모든 기능을 조절한다. 남성은 10명 중 1명, 여성은 5명 중 1명꼴로 갑상샘의 기능이 떨어진다. 원인은 글루텐, 익히지 않은 케일로 만든 스무디를 너무 많이 먹는 것(십자화과 채소를 날것으로 먹으면 갑상샘의 기능이 저하될 수 있음), 아연, 셀레늄, 비타민D, 요오드가 부족한 식단 등이다. 음식에서 흔히 볼 수 있는 살충제와 수은 같은 환경 독소도 갑상샘에 해를 끼친다. 아연(호박씨와 굴), 셀레늄(정어리와 브라질너트), 비타민D(청어와 포시니 버섯),

요오드(해초와 생선)가 풍부한 식품을 식단에 포함하면 갑상샘의 기능을 최적화하는 데 도움이 될 것이다.

이것은 음식이 우리의 호르몬에 영향을 미치는 몇 가지 예일 뿐이다. 페건 식단은 체내의 모든 세포와 모든 시스템 간의 원활한 신호 전달과 균형에 필수적이다.

세포막과 근골격계

우리 몸에 있는 모든 세포는 7년마다 새로운 세포로 바뀐다. 매일 바뀌는 세포도 있고, 매주 바뀌는 세포도 있고, 더 오랜 시간에 걸쳐서 바뀌는 세포도 있다. 우리가 새로운 세포, 장기, 조직, 피부, 근육, 뼈, 뇌세포를 어떻게 만드는지 궁금했던 적이 있는가? 무에서 유를 창조하는 것은 아니다. 원재료는 우리가 먹는 음식에서 온다.

여러분은 과자로 만든 몸을 원하는가? 아니면 풀을 먹고 자란 소의 고기로 만든 몸을 원하는가? 코카콜라로 만든 몸을 원하는가? 아니면 자연산 블루베리로 만든 몸을 원하는가? 우리 몸의 구조가 체내의 기능을 결정한다. 인체를 구성하는 단백질, 지방, 미네랄과 같은 요소들은 음식을 통해서 얻어야 한다. 놀랍게도 우리는 탄수화물로 만들어지지 않았다. 그래서 탄수화물은 필수 영양소로 간주하지 않는다. 건강하고 날씬한 여성의 몸은 물 55퍼센트, 단백질 16퍼센트, 지방 23퍼센트, 미네랄 6퍼센트, 탄수화물 1퍼센트 미만, 미량의 비타민으로 구성되어 있다. 문제는 가공식품으로 가득한 우리의 식단에서 탄수화물이 차지하는 비율이 50~60퍼센트나 된다는 것이다. 가공식품의 원재료는 대부분 질이 떨어지는 정제된 녹말과 설탕이다.

우리 몸의 세포, 장기, 근육, 뼈에 힘을 실어주려면 질 좋은 식품을 먹어야 한다. 우선, 건강한 지방을 섭취하는 것이 중요하다. 뇌의 60퍼센트는 지방이며, 신경 외피도 전부 지방으로 만들어진다. 인체에 있는 10조 개의 세포는 일일이 지방으로 만들어진 세포막으로 둘러싸여 있다. 질 좋은 단백질도 꼭 필요하다. 우리 몸은 근육, 세포, 면역 물질을 비롯한 중요한 물질 대부분을 단백질로 만든다. 근육을 만들기에 가장 좋은 단백질은 동물성 단백질이다. 식물성 식품을 통해서도 단백질을 얻을 수는 있다. 하지만 단백질의 질이 떨어진다. 식물성 식품에는 새로운 근육을 합성하는 데 필요한 필수 아미노산(류신과 같은 가지사슬 아미노산)의 함량이 더 적기도 하다. 이 이야기는 〈원칙 14〉에서 더 자세히 살펴보기로 하자.

우리 몸은 조직, 근육, 뼈를 만드는 데 필요한 여러 비타민과 미네랄도 필요로 한다. 따라서 비타민D, 비타민K, 칼슘, 마그네슘 등을 꼭 섭취해야 한다.

<원칙 1>에서 기억해야 할 점

★ 우리가 먹는 음식은 건강의 모든 단계에 영향을 미친다.

건강하게 먹으면 근육을 만들고, 튼튼한 뼈를 만들고, 에너지를 얻고, 호르몬의 균형을 맞추고, 장을 치료하고, 면역력을 높이고, 심장 건강을 증진하는 등 몸의 다양한 변화를 이끌 수 있다.

따라서 이제는 무엇인가를 먹을 때 그 음식이 장기적으로 우리 몸의 일부가 되어도 괜찮은지 생각해보자. 괜찮지 않다면 그 음식은 먹으면 안 된다. 대신 최고의 대안을 찾아라(참고로, 식품의 맛은 품질에 비례한다).

우리의 건강, 지역사회, 지구는 우리가 먹는 것, 그리고 먹지 않는 것과 연결되어 있다. 기능의학이 접목된 나머지 원칙들을 함께 살펴보면 음식을 약으로 쓰는 실용적인 방법을 배우게 될 것이다.

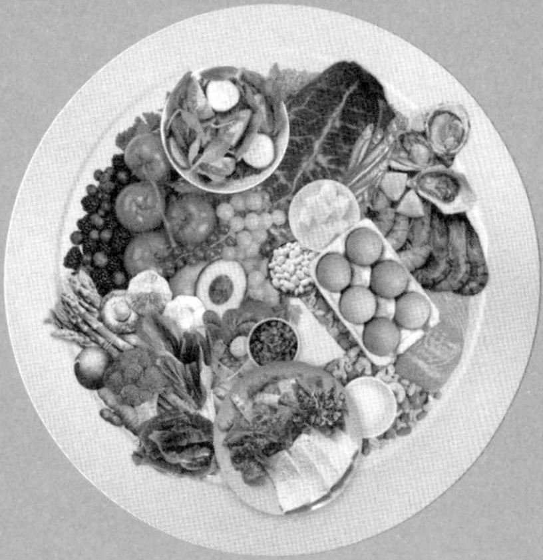

원칙 2:
무지개색으로 먹어라

2

THE PEGAN DIET

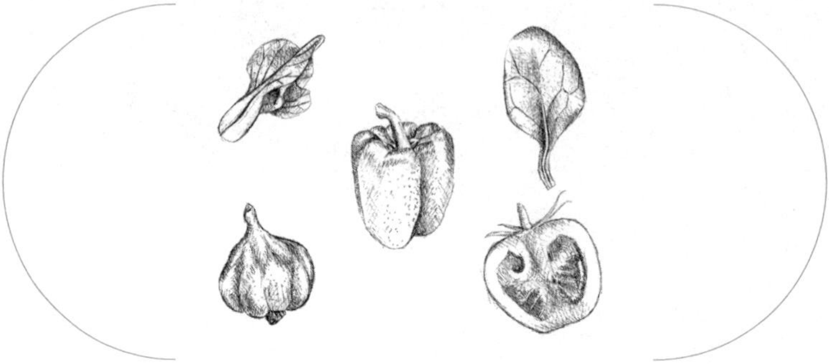

내 친구 마이클 폴란Michael Pollan은 이런 말을 했다.

"음식을 먹어라. 너무 많이는 말고. 식물 위주로."

페건 식단을 포함한 모든 건강식은 기본적으로 식물이 풍부하다. 그렇다고 해서 식물만 먹으라는 건 아니고, 식물을 많이 먹자는 뜻이다. 식물이 풍부한 식단은 식물성 식품 위주이지만 적합한 고품질 단백질과 건강한 지방도 들어 있다. 식물성 식품은 영양 밀도가 높다. 영양소는 많고 칼로리는 적다. 이런 식품의 고유한 성분은 바로 섬유질과 식물 영양소다. 식물에서만 구할 수 있는 섬유질과 식물 영양소는 장의 마이크로바이옴을 최적화하고 체내의 모든 시스템이 건강하게 기능하는 데 꼭 필요하다. 이 두 영양소가 부족하다고 해서 괴혈병이나 구루병과 같은 결핍증에 걸리지는 않을 것이다. 하지만 만성질환에 걸릴 확률이 높아진다.

파이토케미컬의 힘

음식을 약으로 여긴다면 식물성 식품은 우리가 구할 수 있는 가장 강력한 약이다. 식물의 세계에는 우리 몸에 이로운 화학 물질 2만 5,000개 이상이 다양한 색으로 존재한다. 어쩌면 파이토케미컬이나 식물 영양소라는 말을 이미 들어봤을지도 모른다. 폴리페놀, 레스베라트롤, 플라보노이드, 이소플라보노이드, 테르페노이드, 카로티노이드 같은 성분들을 뜻하는 말이다. 파이토케미컬이나 식물 영양소는 건강을 최적화하고 질병을 예방하는 데 큰 역할을 한다. 이런 화합물은 인체에 수백 가지 방법으로 도움이 된다. 면역력을 키우고, 염증을 줄여주며, 항암과 항노화 작용도 한다.[9]

예를 들면, 브로콜리는 건강에 좋다는 명성에 걸맞게 파이토케미컬이 풍부하다. 브로콜리에 들어 있는 설포라판, 글루코시놀레이트, 클로로필, 카로티노이드는 전부 질병과 암에 맞서서 인체를 보호해주며 항산화 작용과 해독 작용을 한다.[10] 연구에 따르면 매주 브로콜리를 두 컵씩 먹으면 암에 걸릴 확률을 낮출 수 있다고 한다. 브로콜리에 함유된 화합물들은 나쁜 콜레스테롤 수치를 떨어뜨리고, 소화 기능을 향상하고, 눈 건강을 개선하고, 체내의 전반적인 염증을 줄이는 데도 도움이 된다. 놀라운 점은 동물성 식품에 들어 있는 파이토케미컬의 양이 동물이 여러 목초지에서 잔디와 야생 식물을 자유롭게 먹을 때 더 많아진다는 것이다(〈원칙 5〉 참고).

그렇다면 왜 식물에 파이토케미컬이 그렇게 많을까? 우리가 건강을 최적화하기 위해서 식물을 먹긴 하지만, 식물이 인간을 위해서 파이토케미컬을 생산하는 것은 아니다. 식용 식물에 들어 있는 파이토케미컬은 식물의 전달 시스템이다. 식물이 스스로 보호하고, 방어하고, 생존하는 데 필요한 수단이다. 이런 화합물은 해충을 저지하고, 식물이 먹히지 않게 보호하며, 식물의 내한성을 증가시키기도 한다. 파이토케미컬 덕택에 식물은 땅속에서 다른 식물, 동물, 1조 개나 되는 미생물 및 곰팡이와 신호를 주고받기도 한다. 항산화, 항염, 해독, 항암 작용을 하고 질병을 물리칠 수 있는 식물은 색이 밝다. 따라서 정기적으로 빨간색, 초록색, 노란색, 주황색, 보라색이 나는 식물을 먹는 것이 좋다. 우리가 한 번도 먹어본 적 없는 독특한 식물에도 도전해보자. 최대한 무지개색으로 챙겨 먹어라.

마트에서 볼 수 있는 형형색색의 식물과 인간이 먹을 수 있는 수백 가지 식물을 떠올려보자. 사냥과 채집을 하던 우리 선조는 800종이 넘는 식물을 먹었다. 하지만 오늘날에는 우리가 섭취하는 음식의 90퍼센트가 농작물 15가지로 이루어져 있으며, 전 세계적으로는 농작물 세 가지(밀, 옥수수, 쌀)가 우리가 먹는 칼로리의 3분의 2를 차지한다.

미국에서 발표한 식이 가이드라인에서는 매일 채소를 3컵 이상 먹기를 권한다(아니면 과일과 채소를 5~9인분 먹기를 권한다. 이때 말하는 1인분은 0.5컵이다). 이상적인 양은 6~8컵 또는 12~18인분일 것이다. 하지만 미국 청소년의 0.9퍼센트, 남성의 2.2퍼센트, 여성의 3.5퍼센트만이 권장량을 섭취한다. 안타깝게도 미국인이 가장 좋아하는 채소

과일과 채소의 색과 특징[11]

색	식품	파이토케미컬	효과
빨간색	사과, 토마토, 블러드 오렌지, 체리, 크랜베리, 핑크 자몽, 석류, 라즈베리, 레드커런트, 빨간 배, 빨간 자두, 딸기, 수박, 적색 치커리, 무, 레드 비트, 빨간 피망, 적색 양배추, 적근대, 적양파	안토시아닌, 카로티노이드, 엘라그산, 엘라기타닌, 플라본, 리코펜, 플로레틴, 쿼세틴	항암 작용, 전반적인 항산화 작용, 면역력 조절
주황색	살구, 오렌지, 캔털루프, 금귤, 중국종귤, 망고, 천도복숭아, 파파야, 패션프루트, 복숭아, 감, 탠저린, 당근, 주황색 피망, 호박, 고구마, 강황, 참마	알파카로틴, 베타카로틴, 베타크립토잔틴, 바이오플라보노이드, 카로티노이드, 커큐미노이드	지용성 조직을 위한 항산화 작용, 내분비계 조절, 생식 능력 지원
노란색	아시아 배, 레몬, 파인애플, 바나나, 스타프루트, 감자, 호박(도토리, 미나리아재비, 버터넛 스쿼시, 애호박, 겨울호박), 노란 피망, 양파	진저롤, 루테인, 노빌레틴, 프리바이오틱스 섬유질, 루틴, 제아잔틴	위의 운동과 조절, 혈당에 영향, 장의 마이크로바이옴 지원
초록색	아보카도, 방울양배추, 녹색 사과, 라임, 올리브, 배, 아티초크, 아스파라거스, 피망, 청경채, 브로콜리, 양배추, 셀러리, 오이, 에다마메, 그린빈, 녹색 채소(비트, 근대, 콜라드, 민들레, 케일, 양상추, 겨자, 시금치, 순무), 오크라, 로즈메리와 다른 허브, 깍지완두, 물냉이	올레유로핀, 피토스테롤, 실리마린, 설포라판, 타닌, 테아플라빈, 티로솔, 비텍신	항산화 작용, 혈관 지원, 건강한 순환과 메틸화 지원
보라색	블랙베리, 블루베리, 보이즌베리, 무화과, 월귤나무 열매, 말린 자두, 적포도, 건포도, 가지, 자두, 보라색 피망, 자색 당근, 보라색 꽃양배추, 자색 케일, 자색 감자	안토시아니딘, 플라보노이드, 페놀산, 프로안토시아니딘, 프테로스틸벤, 레스베라트롤, 스틸벤	항산화 작용, 인지 능력 지원, 기분 건강하게 유지, 신경 세포의 건강에 도움

유기농 식품을 사야 할까?

건강을 생각한다면 유기농 과일과 채소를 사는 것이 좋다. 하지만 비용이 부담스러울 수도 있다. 다행히 모든 식품을 유기농으로 살 필요는 없다. 단, 유기농으로 사지 않으면 농약이 너무 많이 묻어 있는 식품도 있으니까 사기 전에 꼼꼼하게 따져보자.

미국의 비영리 환경 단체인 환경 워킹 그룹Environmental Working Group은 '더티 더즌Dirty Dozen(오염이 가장 많이 된 과일과 채소)'과 '클린 피프틴Clean Fifteen(오염이 가장 덜 된 과일과 채소)' 목록을 매년 제공한다. 이 가이드를 참고해서 어떤 채소와 과일을 유기농으로 사야 하고 어떤 것을 유기농으로 사지 않아도 되는지 알아보자. 편의상 아래에 간단하게 소개한다.

유기농으로 사면 좋은 식품: 딸기, 시금치, 케일, 천도복숭아, 사과, 포도, 복숭아, 체리, 배, 토마토, 셀러리, 감자, 고추

유기농으로 사지 않아도 되는 식품: 아보카도, 사탕옥수수, 파인애플, 양파, 파파야, 스위트피(냉동), 가지, 아스파라거스, 콜리플라워, 캔털루프 멜론, 브로콜리, 버섯, 양배추, 감로 멜론, 키위

는 약용 식물이라고 하기는 어렵다. 미국에서 사랑받는 채소 베스트 5는 감자(감자튀김), 토마토(케첩), 양파, 아이스버그 양상추(잎이 공처럼 말려 있는 양상추 -역주), 옥수수다. 양파를 제외하고는 가장 건강한 재료들이라고 할 수 없다!

우리는 과일과 채소가 몸에 좋다는 것을 알고 있다. 하지만 그중에서 어떤 것을 먹어야 하고 왜 그래야 하는지는 잘 알지 못한다. 〈원칙 2〉는 우리 몸을 치료하는 데 도움을 주는 약용 화합물이 어떻게 무지개색으로 나타나는지 배우는 속성 과정이다.

앞 페이지의 도표에는 70개 이상의 서로 다른 식품이 소개되어 있다. 이처럼 음식을 약으로 쓸 방법은 거의 무한하다. 그런데도 사람들은 대체로 똑같은 과일과 채소 서너 가지를 매주 먹는다. 바나나, 오렌지, 아이스버그 양상추나 로메인 양상추만 먹는 식이다. 이왕이면 영양이 풍부한 과일과 채소를 색깔별로 다양하게 먹기를 추천한다.

만일 당뇨병, 복부 지방, 체중 감소의 어려움, 장내 세균 불균형 때문에 고생하고 있다면 혈당 지수가 낮은 과일과 채소 위주로 먹는 것이 좋다. 베리류처럼 당 함량이 적고 식물 영양소가 많은 식품을 골라라. 과일은 매일 반 컵이나 한 개만 먹어라. 식품을 평가할 때는 영양 밀도와 혈당 부하 지수glycemic load를 따져보자. 포도, 바나나, 말린 과일은 혈당 부하 지수가 높은 과일이다. 장의 기능 장애, 복부 지방, 당뇨병과 먼 생활을 하고 있다면 이런 과일을 가끔 즐겨도 좋다. 베리류, 사과, 키위, 석류와 같은 과일은 매일 먹어도 된다. 매일 한두 번, 반 컵씩 먹어보자.

당 함량이 매우 적으면서 우리 몸에 좋은 지방이 있는 과일도 있다. 바로 코코넛, 아보카도, 올리브 같은 것들이다. 나는 이런 과일을 고지방 과일이라고 부른다. 아보카도와 올리브는 심장에 좋고, 코코넛은 중간사슬 중성지방MCT을 함유하고 있다. MCT는 뇌의 기능과 신진대사 향상에 도움이 된다. 나는 이런 과일과 지방을 좋아하지만, 고지방 과일을 잘 안 먹는 사람이 많다.

채소의 경우 과일처럼 양을 따지지 말고 많이 먹자. 나는 끼니마다 채소 그릇만 세 개씩 놓고 먹는다. 한 끼에 아티초크, 샐러드, 브로콜리니 볶음을 전부 먹는 식이다. 채소에 관해서는 다음의 원칙에서 더 자세히 살펴볼 것이다. 채소가 우리의 식단에서 가장 중요한 부분을 차지하기 때문이다. 일단 지금은 채소를 추가하면 거의 모든 식사의 영양가가 더 높아진다는 사실을 알아두자.

〈원칙 2〉에서 기억해야 할 점

★ 거의 매일 과일이나 채소를 색깔별로 최소 하나씩은 먹자.

예를 들면, 아침으로 보라색 베리와 빨간색 베리를 스무디에 넣어서 먹고, 점심으로 잎줄기채소를 먹고, 저녁으로 자색 당근, 오렌지, 노란 피망을 먹으면 된다. 무지개색으로 챙겨 먹는 것이 음식을 약으로 쓰는 방법이다.

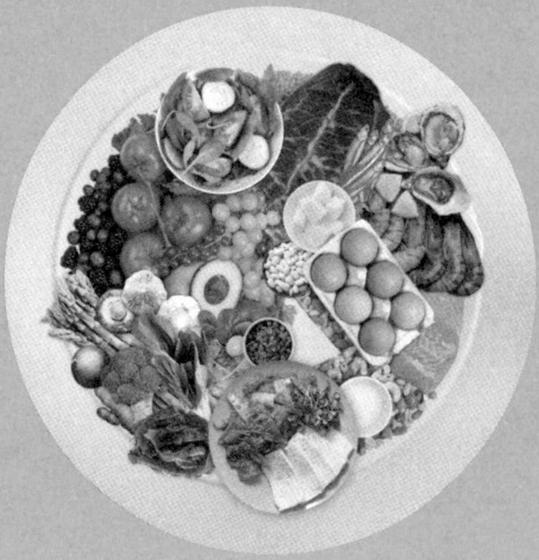

원칙 3:

75퍼센트의 법칙을 따라라

3

THE PEGAN DIET

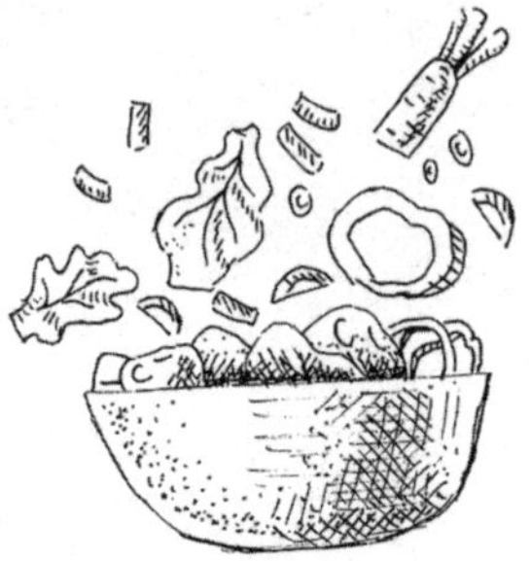

식물성 식품은 전부 탄수화물이라는 사실을 알고 있는가? 이런 탄수화물은 자연 식물성 탄수화물 또는 '느리게 작용하는 탄수화물'이라고 불린다. 그렇다면 자연 식물성 탄수화물과 정제된 탄수화물의 차이는 무엇일까?

정제된 탄수화물은 영양이 부족하고 혈당을 롤러코스터처럼 급격하게 끌어올린다. 하지만 식물성 식품에 들어 있는 탄수화물은 비타민, 미네랄, 섬유질, 파이토케미컬이 풍부하고 혈당의 균형을 맞추는 데 도움이 된다. 인체의 모든 생물학적인 측면을 최적화하는 약용 화합물을 제공하기도 한다. 안타깝게도 우리의 현대적인 식단은 몸에 해를 끼치는 정제된 탄수화물로 가득하다. 피자, 감자튀김, 빵, 파스타 같은 음식이 문제다. 이런 식품은 영양소가 부족하고 혈당을 끌어올리고, 염증을 일으키며, 인슐린 분비량을 증가시킨다. 정제된 탄수화물을 섭취하면 중성지방이 늘어나고 좋은 콜레스테롤의 수치가 낮아지며 당뇨병, 암, 치매, 심장 질환에 걸릴 위험이 커진다. 따라서 내가 환자들에게 탄수화물 먹기를 두려워하지 말라고 말할 때는 몸에 느리게 작용하는 탄수화물을 말한다. 나는 환자들에게 특히 채소를 많이 권한다. 루콜라, 케일, 브로콜리, 청경채, 아티초크, 오이, 피망, 아스파라거스를 먹어보자.

탄수화물을 섭취할 때 혈당 부하 지수를 따져보는 방법도 있다. 혈당 부하 지수는 음식이 혈당에 어떤 영향을 미칠지 알려준다. 가공된 탄수화물은 혈당 부하 지수가 높다. 하지만 가공하지 않은 비전분성 채소(청경채, 케일, 시금치 등)는 혈당 부하 지수가 매우 낮다.

따라서 그릇의 75퍼센트를 비전분성 채소로 채우는 것이 좋다. 페건 식단에서는 이런 슈퍼푸드가 식단 대부분을 차지한다. 우리가 〈원칙 2〉에서 살펴본 식물 영양소가 전부 들어 있기 때문이다. 비전분성 채소는 섬유질이 풍부하고 혈당을 급격하게 끌어올리지 않는다는 장점도 있다.

전분성 채소도 영양은 많지만 혈당 부하 지수가 좀 더 높다. 따라서 많이 먹으면 문제를 일으킬 위험이 있다. 나는 당뇨병, 당뇨병 전단계, 체중 증가로 고생하는 환자들에게 전분성 채소를 일주일에 최대 3회, 한 번에 반 컵씩만 먹어보라고 추천한다.

이어지는 내용에 어떤 채소를 자주 먹고 어떤 채소를 가끔 먹는 것이 좋은지 간략하게 정리해봤다.

비전분성 채소(섭취량을 제한할 필요 없음)

브로콜리, 청경채, 샐러드에 넣는 녹색 채소(루콜라, 케일, 시금치, 꽃상추, 적색 치커리, 근대), 방울양배추, 피망, 토마토, 아스파라거스, 서양 호박, 콜리플라워, 오크라, 당근, 버섯, 해초와 같은 식용 해조류, 셀러리, 오이, 마늘, 샬롯, 양파, 무, 돼지감자 등

예만 몇 가지 제시한 것뿐이다. 비전분성 채소는 훨씬 많다!

전분성 채소(매일 반 컵 이하로 섭취)

고구마, 감자(손가락감자와 자색 감자는 보통의 하얀 감자보다 식물 영양소가 더 많고 혈당 부하 지수는 더 낮음), 참마, 버터넛 스쿼시 또는 겨울호박, 호박 등

비전분성 채소로 식단 대부분을 채우면 더 나은 건강을 향해 성공적으로 나아갈 수 있다. 많은 사람이 새로운 채소를 요리하고 식단에 넣는 일을 버겁게 여긴다. 하지만 요즈음과 같은 디지털 시대에는 필요한 정보를 손쉽게 얻을 수 있다. 나는 새로운 재료를 이용해서 요리할 때면 곧바로 구글의 힘을 빌린다. 그러고는 마음에 드는 레시피를 찾는다. 거의 매번 통하는 방법이다. 우리 어머니는 항상 이런 말씀을 하셨다. “채소를 좋아하지 않으면 채소를 제대로 요리하는 방법도 모르겠지.” 이 책에서 소개하는 레시피를 이용해도 좋고 온라인에서 다른 레시피를 찾아봐도 좋다. 결국에는 레시피 없이도 채소를 요리할 수 있을 만큼 자신감이 생길 것이다.

섬유질이 풍부한 식단 때문에 장내 세균 불균형이 더 심해질 수 있을까?

나를 찾아오는 환자 중에는 채소를 너무 많이 먹으면 속이 더부룩하고, 배에 가스가 차고, 설사를 한다고 말하는 사람들도 있다. 만일 위장이 불편해서 건강한 식단을 따를 수 없다면 위장을 고쳐야 한다.

장에 문제가 생기는 가장 흔한 원인은 소장 내 세균 과잉 증식SIBO이다. 이런 현상이 발생하면 식사 후 속이 더부룩하고 배에 가스가 찬다. 마치 임신이라도 한 것처럼 배가 심하게 부풀기도 한다. 그럴 때는 곡물, 콩, 전분성 채소, 날것과 같은 음식을 일시적으로 제한해보자. 장에서 유해균을 제거하고 그 자리에 유익균을 투입하는 것도 중요하다. 그러면 장이 치유되면서 식단에 넣을 수 있는 식품이 많아질 것이다.

섬유질이 적게 들어 있는 식단도 페건 식단이 될 수 있다. 하지만 최종 목적은 장이 건강해져서 섬유질을 더 많이 먹는 것이다. 페건 식단은 자연 식품에 중점을 둔다는 사실을 잊지 말자. 당장 채소를 많이 먹지 못하더라도 자연 식품을 선택할 수는 있을 것이다. 풀을 먹고 자란 소나 양의 고기, 지방이 많은 자연산 생선, 유기농 가금류의 고기, 익힌 채소처럼 깨끗한 단백질을 먹어보자.

소화가 잘 된다면 아보카도, 엑스트라 버진 올리브 오일, 견과류, 씨앗류를 먹어서 건강한 지방도 챙겨보자. 장이 나아지면 기능의학 의사와 상의해서 섬유질이 풍부한 식품을 조금씩 먹으면 된다.

<원칙 3>에서 기억해야 할 점

★ 접시의 75퍼센트를 비전분성 채소로 채우자.

내가 이런 말을 하면 사람들은 걱정한다. 하지만 채소로 접시의 75퍼센트를 채우라는 말은 칼로리가 아니라 양을 따지라는 것이다. 비전분성 채소로 두 접시나 채워도 지방과 단백질을 곁들이면 채소가 칼로리 대부분을 차지하진 않을 것이다. 녹색 채소 몇 개로 접시 하나는 쉽게 채울 수 있다.

★ 채소를 권장량보다 많이 먹자.

채소의 최소 권장량은 5~9인분이다. 이때 말하는 1인분은 0.5컵이다. 하지만 채소를 6~8컵(또는 12~18인분) 먹기를 추천한다. 채소를 수프에 넣거나 스무디로 만들어서 먹어도 된다. 최대한 다양한 종류의 채소를 먹어보자. 원한다면 전분성 채소를 매일 반 컵씩 먹어도 좋다. 만일 당뇨 전 단계나 당뇨병으로 고생하고 있다면 혈당 수치에 따라서 전분성 채소를 일주일에 최대 3회, 한 번에 반 컵씩만 먹자.

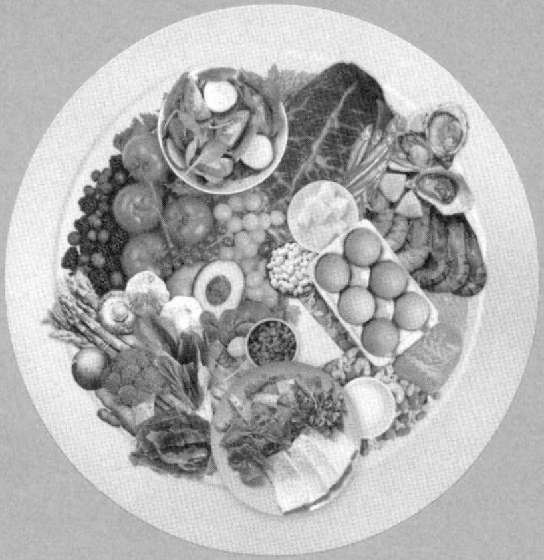

원칙 4:

알맞은 콩, 통밀, 견과류, 씨앗류를 먹어라

4

THE PEGAN DIET

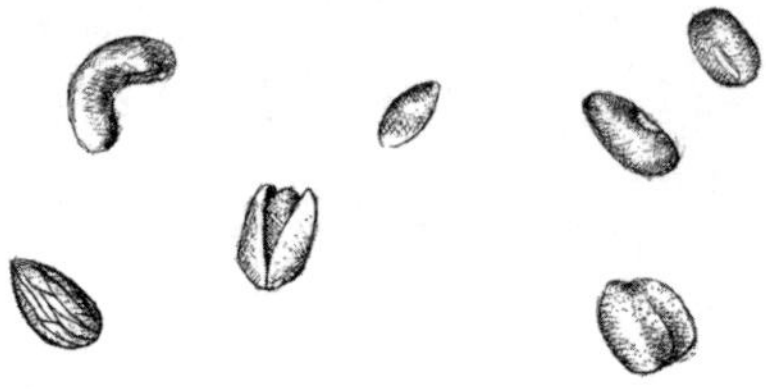

콩, 곡물, 견과류, 씨앗류는 거의 모든 사람이 건강하다고 인정하는 식품이지만 팔레오 식단이나 비건 식단을 선호하는 사람들 사이에서는 큰 논쟁거리다. 영양 전문가들은 대체로 이런 식품들이 건강에 좋다는 데 동의한다. 하지만 콩, 곡물, 견과류, 씨앗류에 들어 있는 렉틴과 피틴산이 문제가 된다는 의견도 있다. 이 두 화합물이 장을 망가뜨릴 위험이 있기 때문이다.

견과류와 씨앗류에 들어 있는 오메가6 지방산이 염증을 유발하고 이런 식품에 지방이 너무 많다고 생각하는 전문가도 있다. 어떤 사람들은 콩(혹은 콩과의 식물)이 탄수화물은 너무 많고 단백질은 부족하다고 주장한다(단백질 24그램을 얻으려면 익힌 강낭콩 두 컵을 먹어야 한다. 하지만 그 과정에서 탄수화물 70그램도 섭취하게 된다. 반면 연어 100그램을 먹으면 탄수화물은 전혀 섭취하지 않고 단백질만 얻을 수 있다).

이번에는 곡물의 경우를 생각해보자. 곡물로 만든 식품은 미국 농무부가 1992년에 발표한 음식 피라미드Food Pyramid가 인기를 끌면서 가장 사랑받는 식품이 되었다. 음식 피라미드에 따르면 우리는 곡물을 매일 6~11인분씩 먹어야 한다! 그때부터 빵, 파스타, 쌀, 시리얼에 대한 미국인의 집착이 시작되었다. 이런 집착 때문에 인슐린 저항성, 대사 증후군, 제2형 당뇨병, 비만으로 고생하는 인구가 급증했다. 1960년에는 미국인의 5퍼센트만이 과체중이었다. 하지만 이제는 과체중 인구가 8배나 늘어서 40퍼센트가 넘는다!

그렇다면 페건 식단에서는 콩, 곡물, 견과류, 씨앗류를 어떤 식품으로 취급할까? 중요한 것은 품질과 조리법이다.

견과류와 씨앗류

사실 견과류는 체중 감량에 도움이 된다. 하지만 다른 식품과 마찬가지로 섭취량이 중요하다. 여기서는 견과류를 광적으로 좋아하는 사람을 기준으로 삼는 것이 아니다. 매일 견과류를 두 줌에서 네 줌 정도 먹으면 허리둘레와 장기적인 건강에 도움이 된다. 심장 질환과 당뇨병을 예방하는 효과도 볼 수 있을 것이다.[12] 견과류 때문에 살이 찔까봐 걱정할 필요는 없다. 모든 칼로리가 똑같이 구성된 것은 아니라는 점을 잊지 말자. 견과류와 씨앗류를 통해 섭취하는 200칼로리와 쿠키 한 박스를 먹어서 얻는 200칼로리는 전혀 다르다.

만일 장 누수 증후군, 소화 불량, 전신 염증이 있다면 렉틴이 적게 들어 있는 식단에 도전해보자. 기능의학으로 장을 치유하면 음식에 대한 거부 반응을 방지하고 섭취할 수 있는 식품도 늘어날 것이다.

일부 견과류와 씨앗류에 함유된 피틴산은 비타민과 미네랄의 체내 흡수를 방해할 수 있다. 따라서 견과류와 씨앗류를 밤새 물에 담갔다가 살짝 구워 먹는 것이 좋다. 그러면 렉틴과 피틴산의 양이 줄어들어서 견과류와 씨앗류를 처리하는 우리 몸의 능력이 향상될 것이다.

마지막으로, 오메가6 지방산을 살펴보자. 인체에 오메가6 지방산이 필요한 것은 사실이다. 하지만 필수 지방산을 정제된 기름을 통해서 섭취하는 것은 좋지 않다. 우리는 매년 정제된 기름을 사용하는 가공식품이나 튀김류를 너무 많이 먹는다. 자연산 식품은 오메가3 지방산은 풍부하고 오메가6 지방산은 적다. 사냥과 채집을 하던 우리 선조는 오메가6 지방산과 오메가3 지방산의 섭취 비율이 1:1에서 3:1 정도였다. 하지만 요즈음에는 정크푸드와 패스트푸드를 많이 먹으면서 그 비율이 높게는 20:1에 이르기도 한다.

견과류와 씨앗류에는 오메가3 지방산과 오메가6 지방산이 적절한 비율로 들어 있다. 게다가 비타민, 섬유질, 단백질, 탄수화물, 미네랄, 산화 방지제도 풍부하다. 비타민E와 같은 산화 방지제는 지방의 산화를 방지하는 역할을 한다. 호두, 아마씨, 헴프시드, 치아시드는 오메가3 지방산의 함유량이 가장 많은 식물성 식품 중 몇 가지다.

만일 자가면역 질환과 같은 질병을 앓고 있다면 일시적으로 견과류와 씨앗류를 제한하는 방법이 유용할 수 있다. 하지만 보통 사람에게는 영양이 풍부한 견과류와 씨앗류가 몸이 질병에 맞서 싸울 때 필요한 무기를 다양하게 제공하는 슈퍼푸드다.

견과류 가루nut flours는 건강에 좋을까?

아몬드, 헤이즐넛, 코코넛, 헴프시드로 만든 가루가 통밀가루보다 낫다. 하지만 무엇이든 가루로 만들고 나면 자연 식품으로 볼 수는 없다. 우리 몸은 우리가 견과류와 씨앗류를 갈아서 먹을 때와 온전한 형태로 먹을 때 서로 다른 반응을 나타낸다. 아몬드 가루는 일반 빵처럼 혈당을 치솟게 하지는 않을 것이다. 하지만 여전히 가루의 일종이기는 하다. 게다가, 이런 종류의 가루로 빵을 만들다 보면 설탕을 추가하게 될 것이다. 따라서 가끔 별미로 먹을 수는 있지만 자주 먹지는 않길 권한다.

콩

콩은 아쉬운 점도 있지만 건강에 이로운 점도 많다. 우선, 콩의 좋은 점을 살펴보자. 콩에는 저항성 전분이 들어 있다. 저항성 전분은 마이크로바이옴이 몸에 이로운 연료와 항암 효과가 있는 화합물(낙산과 같은 짧은사슬지방산)을 생산하도록 돕는 특별한 섬유질이다. 낙산은 암에 걸릴 확률을 낮추고 신진대사의 속도를 높이는 것으로 밝혀졌다. 하지만 콩에는 아쉬운 점도 있다. 단백질 함유량에 비해 탄수화물의 함유량이 많다는 것이다. 따라서 콩으로부터 영양분을 가장 잘 챙기는 방법은 알맞은 콩을 선택하는 것이다.

내 친구인 캐리 다이윱루스Carrie Diulus 박사는 비건 식단과 키토 식단을 즐기는 제1형 당뇨병 환자다. 제1형 당뇨병 환자로 사는 것은 쉽지 않지만 충분히 가능한 일이다. 캐리는 대단히 잘 지내고 있다. 그녀는 옛날 품종의 콩 중에서 루피니빈lupini beans이라고 불리는 슈퍼푸드를 먹는다. 루피니빈은 단백질과 섬유질은 많이 들어 있고 순수 탄수화물은 전혀 들어 있지 않다. 루피니빈에 함유된 전분은 소화가 되지 않는다. 그래서 체내에 흡수되거나 혈당을 치솟게 하지 않는다. 이미 조리된 상태로 간식 봉지에 넣어서 파는 것을 사면 된다. 전분이 적게 든 다른 콩이나 콩과 식물에는 렌틸콩, 유기농 푸른 완두콩이나 깍지완두, 동부콩, 녹두 등이 있다. 한편, 전분이 많이 들어 있어서 추천하지 않는 콩도 있다. 리마콩, 강낭콩, 베이크드 빈스baked beans(주로 통조림으로 파는 삶은 콩 -역주), 얼룩 강낭콩 등은 아예 먹지 않거나 제한적으로 먹기를 권한다.

콩을 먹기 전에는 항상 조리법을 따져봐야 한다. 만일 장내 세균 불균형이나 건강하지 않은 마이크로바이옴으로 고생하고 있다면 콩을 피하는 것이 좋다. 안타깝게도 마이크로바이옴이 건강한 사람은 적은 편이며, 팔레오 식단을 따르는 사람들이 주장하듯이 콩은 장에 큰 부담을 줄 가능성이 있다.

통조림으로 파는 콩은 BPA(비스페놀A)를 함유할 때가 많다. 비스페놀A는 플라스틱 병과 캔에 들어 있으며 건강에 해를 끼칠 수 있는 호르몬 교란 물질이다. 따라서 BPA가 들어 있지 않은 캔을 사는 것이 그나마 낫다. 하지만 거기에도 BPS(비스페놀S)와 BPF(비스페놀F) 같은 물질이 들어 있다. 나는 사람들에게 건조된 콩을 사서 밤새 소금물에 불리라고 추천한다. 그러고 나서 압력솥에 콩과 다시마를 넣고 조리해보자. 아니면 다시마, 콩, 물을 커다란 냄비에 넣고 조리하는 방법도 있다. 물이 끓으면 불을 줄이고 2~4시간 더 끓이자. 불을 끄고 콩에서 물기를 제거하고 나면 콩을 어떤 식으로 요리하든 상관없다. 이런 과정을 거치면 콩을 먹어도 배에 가스가 덜 차고 소화도 훨씬 잘될 것이다. 만일 장내 세균 불균형이 심하거나 자가면역 질환을 크게 앓고 있다면 콩을 식단에서 일시적으로 제외하자. 비만이거나 당뇨병이 있는 경우도 마찬가지다. 페건 식단을 따르면서 장 건강과 신진대사가 좋아질 때까지는 콩을 먹지 않는 것이 좋다.

대두는 콩 중에서 논란이 가장 많이 되는 종이다. 어떤 사람들은 대두가 유방암을 유발한다고 주장한다. 하지만 연구에 따르면 대두는 혈관 신생 억제 효과와 암을 예방하는 효과가 있다고 한다. 게다가 대두라고 해서 다 같은 것도 아니다. 가짜 고기, 에너지바, 셰이크에 들어 있는 대두 단백은 피하는 것이 좋다. 대두 단백은 콩기름을 생산하는 과정에서 생기는 부산물로서 화학적으로 변형된 상태이기 때문이다. 대두 단백은 주로 분리 대두 단백으로 알려져 있다.

동물 연구에 따르면 전통적인 콩 식품이 암을 예방해주는 것과 달리 대두 단백은 암을 유발한다고 한다. 어떤 사람들은 대두 단백에 피토에스트로겐(이소플라본이라고 불리는 식물 화합물은 에스트로겐 수용체와 결합한다)이 들어 있다고 걱정한다. 하지만 피토에스트로겐은 과도한 에스트로겐이나 제노에스트로겐의 영향으로부터 우리를 보호해줄 수 있다. 이런 화학 독소는 비스페놀A와 프탈레이트 같은 플라스틱에 들어 있다. 연구에 따르면 피토에스트로겐은 폐경기 증상 완화와 유방암 예방에 도움이 된다고 한다.[13] 이소플라본은 심혈관 질환, 인지 기능 저하, 노화와 관련된 다른 질병으로부터 우리를 보호해준다.

정리하자면, 콩기름과 분리 대두 단백은 멀리하자. 그 대신 콩 식품 중에서 유전자 변형 식품이 아닌 것, 유기농인 것, 전통적인 것을 고르자. 두부, 템페, 된장, 낫토 또는 글루텐이 들어 있지 않은 간장이나 타마리 간장을 고르면 된다. 이런 식품은 소화가 잘 되고 건강에 더 이로운 방식으로 만들어졌다. 템페, 된장, 낫토에는 장 건강에 도움이 되는 프로바이오틱스도 들어 있다.

곡물

곡물도 콩처럼 팔레오 식단과 비건 식단을 즐기는 사람들 사이에서 큰 논란의 대상이다. 인간은 약 1만 년 전까지는 곡물을 전혀 섭취하지 않았다. 따라서 곡물이 우리 식단에 필수적인 요소는 아니다. 그런데도 오늘날 우리가 먹는 식단의 60퍼센트 이상을 차지하는 것이 바로 곡물이다. (밀가루가 아닌) 통곡물은 좋은 영양 공급원이 될 수 있다. 섬유질, 식물 영양소, 비타민, 미네랄, 필수 지방산, 약간의 단백질을 얻을 수 있기 때문이다. 하지만 인슐린 저항성, 과민 대장 증후군, 자가면역 질환, 염증이 있는 사람은 곡물을 많이 먹었다가는 건강에 문제가 생길 우려가 있다. 특히 글루텐을 함유한 곡물에 주의해야 한다. 바로 밀, 스펠트밀spelt, 보리, 호밀, 귀리, 통보리, 카무트kamut, 트리티케일triticale 같은 것들이다.

글루텐이 들어 있지 않은 식단이 요새 인기를 끈다. 그런 식단이 몸에 좋은 이유까지는 모르는 사람이 많지만 말이다! 우리 몸은 글루텐에 다양한 방식으로 반응한다. 셀리악병은 인구의 1퍼센트에 영향을 미치며, 비셀리악 글루텐 민감증은 인구의 약 20퍼센트에 영향을 미친다. 심각하지 않은 면역 활성화 작용까지 포함하면 글루텐의 영향을 받는 인구는 훨씬 많아진다.

글루텐을 섭취하면 체내에는 조눌린이라는 물질이 생성된다. 조눌린은 장내 세포 간의 연결고리를 느슨하게 만들어서 장 누수 증후군을 유발한다. 본래 세포들은 밀착연접tight junction 상태로, 평소에는 레고를 조립한 것처럼 서로 견고하게 붙어 있다. 그래야 음식 찌꺼기와 다른 이물질이 세포들 사이에 있는 공간으로 새어 들어가는 일을 방지할 수 있다. 장의 내벽에 누수가 발생해서는 안 된다. 그랬다가는 자가면역 질환이나 온갖 염증성 질환과 같이 건강에 타격을 주는 문제가 줄줄이 생길 것이다. 오늘날 과학자들은 우리가 글루텐에 관해 오랫동안 의심했던 점을 확실하게 밝혀냈다. 글루텐을 체내에서 제대로 처리할 수 있는 사람은 드물다는 점이다.

그래도 밀가루를 적게 먹어야 하는 이유가 더 듣고 싶은가? 난쟁이 밀dwarf wheat이라고 알려진 밀은 새로 만들어진 혼종이며 아밀로펙틴A를 함유한다. 이 성분은 설탕보다도 몸에 나쁜 녹말의 왕이다. 밀가루에는 염증을 일으키는 단백질인 글리아딘이 들어 있어서 장 누수 증후군이 생기기 쉽다. 제초제인 글리포세이트도 많이 들어 있다. 프로피온산 칼슘이라는 방부제도 문제다. 이 물질은 기분, 행동, 주의력 문제, 심지어 자폐증과도 연관이 있는 것으로 알려져 있다. 이제 빵 바구니에 손대지 않기를 바란다!

내가 '새로운 글루텐'이라고 부르는 옥수수에 관해서도 한마디 하고 싶다. 글루텐이 빌런으로 몰리게 되자 건강식을 찾는 사람들 사이에서 옥수수가 영웅으로 떠올랐다. 여기서 말하는 옥수수란, 옥수숫대에 붙어 있는 자연적인 옥수수가 아닌 옥수숫가루를 말한다. 옥수숫가루는 토르티야, 콘칩, 무글루텐 빵, 파스타를 만들 때 쓰인다. 미국에서 재배하는 옥수수의 90퍼센트는 제초제와 살충제로 뒤덮인 유전자 변형 농산물GMO이다. 이런 옥수수는 북미 원주민이 키우고 약용 화합물로 가득하던 고대 옥수수가 아니다.

오늘날의 혼종 옥수수는 영양 밀도가 아닌 녹말과 설탕의 양에 초점을 맞춰서 재배한다. 현대적인 옥수수에서 밀도가 높은 것은 설탕뿐이다. 따라서 옥수수가 먹고 싶다면 GMO가 아닌, 이왕이면 유기농인 옥수수를 찾길 권한다. 옥수숫가루는 자주 먹지 않는 것이 좋다. 그

페건 식단에 백미도 포함될까?

나는 복부에 지방이 있고 혈당이 높은 사람들에게는 백미를 추천하지 않는 편이다. 많은 사람들이 신진대사가 원활하지 않은데, 백미는 혈당을 롤러코스터처럼 급격하게 끌어올릴 수 있다.

하지만 백미를 조금 먹어도 혈당에 극적인 변화가 나타나지 않는 사람들도 있다. 만일 백미를 즐기고 싶다면 이렇게 해보자. 페건 식단을 따르는 사람들도 백미를 안심하고 먹을 방법이 있다. 백미로 밥을 짓고 나서 냉장고에 넣어 식히면 된다. 그러면 쌀이 저항성 전분으로 바뀌어서 소화하기가 더 쉬워지고 신진대사도 더 원활해진다. 백미가 장에 사는 유익균의 먹이가 되기도 한다.

대신 고대 옥수수로 만든 식품을 먹어보자.

그렇다면 어떤 종류의 곡물을 먹어야 할까? 일단 분쇄돼서 빵이나 오븐에 구운 식품으로 탄생한 것은 피해야 한다. 이런 식품이 일반 설탕보다 혈당을 더 많이 끌어올리기 때문이다. 그렇다. 놀랍게도 통밀빵이 일반 설탕보다 우리 몸에 더 나쁘다. 빵, 파스타, 머핀, 패스트리에 들어 있는 어떤 종류의 밀가루든 신진대사 장애가 일어나는 원인의 대부분을 차지한다. 매일 먹을 수 있는 곡물을 찾는다면 통곡물을 고르면 된다. 현미, 홍미red rice, 와일드라이스wild rice, 테프teff, 아마란스, 메밀, 퀴노아(사실 씨앗류에 속함)를 추천한다.

슈퍼 곡물도 챙겨 먹자. 나는 그중에서 흑미를 가장 좋아한다. 흑미는 금지된 쌀(고대 중국에서 구하기 어려운 귀한 음식이었음 -역주)이나 황제의 쌀로도 알려져 있다. 흑미는 식물 영양소가 가득하고 곡물계의 블루베리라고 불리기도 한다.

나의 친구이자 멘토인 제프리 블랜드 박사Dr. Jeffrey Bland는 히말라야 타타리Himalayan Tartary 메밀을 미국에서 생산할 수 있도록 힘쓰고 있다. 이 메밀은 강력한 항염 효과가 있는 폴리페놀이 풍부하게 들어 있는 고대 곡물이다. 그래서 지구상에 존재하는 가장 놀라운 슈퍼푸드 중 하나로 꼽힌다. 히말라야 타타리 메밀의 거의 90퍼센트가 폴리페놀이다. 일반 메밀은 폴리페놀이 20퍼센트 정도를 차지할 뿐이다.[14] 히말라야 타타리 메밀은 루틴과 쿼세틴을 포함한 플라보노이드도 많이 함유해서 산화 방지제의 역할을 톡톡히 한다. 쿼세틴은 코로나바이러스-19 이후로 막강한 자연적인 항염 물질로 급부상했다.

거의 모든 식품이 그렇지만 곡물도 먹는 양이 중요하다. 매일 반 컵에서 한 컵 정도 먹기를 추천한다. 만일 운동선수이고 신진대사에 아무 문제가 없다면(미국인의 12퍼센트만 해당) 곡물을 더 먹어도 괜찮을 것이다.

〈원칙 4〉에서 기억해야 할 점

★ 매일 견과류와 씨앗류를 한두 움큼씩 먹자.

생견과를 밤새 물에 담가두고 약하게 굽자. 그러면 소화에 도움이 될 것이다. 간식으로 아몬드, 호두, 캐슈너트, 마카다미아, 헤이즐넛, 피칸, 호박씨, 치아시드, 헴프시드, 아마씨, 피스타치오, 브라질너트, 감미료를 넣지 않은 넛버터nut butter, 설탕을 첨가하지 않고 최소한의 재료로 만든 넛밀크nut milk를 먹으면 된다.

★ 전분이 들어 있지 않은 콩을 먹자.

나는 루피니빈, 렌틸콩, 완두콩, 깍지완두, 동부콩, 녹두, GMO가 아닌 전통적인 콩 제품, 유기농 콩 제품을 가장 좋아한다. 콩은 하루에 최대 반 컵만 먹자. 마른 콩을 밤새 또는 몇 시간 동안 물에 담그거나, 압력솥 혹은 커다란 냄비에 넣고 다시마와 함께 조리하자. 강낭콩, 리마콩, 베이크드 빈스는 너무 많이 먹지 않도록 주의하자. 이런 콩에는 전분이 더 많이 들어 있기 때문이다.

★ 매일 통곡물을 반 컵이나 한 컵 먹자.

가공된 곡물과 정제된 곡물은 피하자. 곡물의 낱알을 그대로 먹는 것이 좋다. '바삭바삭한 통곡물 쿠키 시리얼' 같은 제품에 들어 있는 가짜 통곡물은 좋지 않다. 만일 장내 세균 불균형, 체중 문제, 자가면역 질환으로 고생하고 있다면 곡물을 3주 동안 끊어보길 권한다. 그동안 몸이 어떻게 느껴지는지 살펴보자. 나를 찾아오는 여러 환자가 곡물 섭취를 일시적으로 중단하면 증상이 호전되는 것을 느끼고 체중 감량에 성공한다.

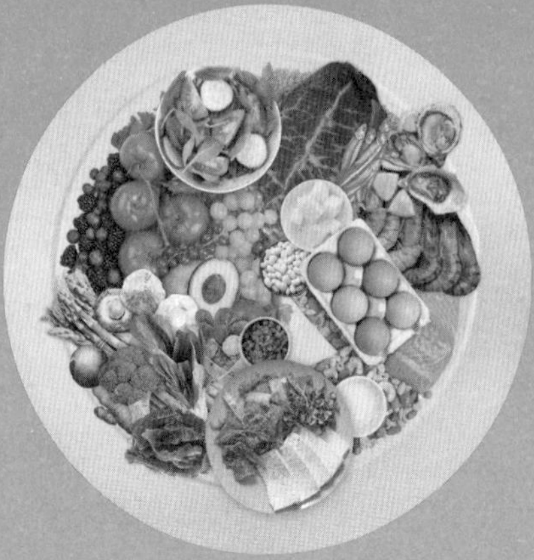

원칙 5:

고기를 약으로 먹어라

5

THE PEGAN DIET

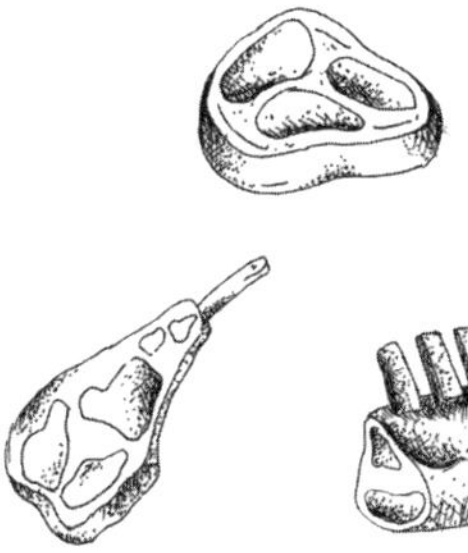

우리가 고기를 먹어도 되는지 따져볼 때 아래의 세 가지 요소를 고려하게 된다.

- 윤리적이고 도덕적인 측면
- 환경과 기후에 미치는 영향
- 건강에 미치는 영향

사실 고기를 두고 '좋다' 또는 '나쁘다'라고 간단하게 말할 수는 없다. 공장식 사육을 거쳐서 만들어지는 적색육은 비인도적이며 환경과 기후에 재앙을 불러온다. 건강에 악영향을 줄 우려도 있다. 하지만 재생 농업으로 키운 가축의 고기는 경우가 다르다. 자연에서 키운 들소나 엘크의 고기가 비인간적인 사육장에서 키운 가축의 고기와 우리의 건강에 똑같은 영향을 미칠까? 동물의 복지는 어떨까? 환경에는 또 어떤 영향을 끼칠까? 답을 미리 알려주자면 두 경우는 완전히 다르다.

재생 농업은 과학에 바탕을 둔 접근법을 이용한다. 최대한 품질이 좋은 식품을 생산하면서도 생태계를 복구하는 데 초점을 맞춘다. 이런 방식으로 농사를 지으면 수분 매개자, 익충, 야생 동물이 돌아온다. 화학 물질(비료, 살충제, 제초제)을 적게 쓰거나 전혀 쓰지 않아도 영양 밀도가 더 높은 식품을 더 많이 생산할 수도 있다.

재생 농업을 하는 농부들은 다른 농부들보다 수익을 최대 20배나 올린다. 재생 농업은 전 세계적으로 식량 안보를 확보하고, 기후 변화의 작용을 되돌리고, 생물 다양성을 복원하고, 건강을 증진하는 데 중요한 역할을 한다고 인정받는다. 유엔UN에 따르면 질이 떨어진 토양 500만 헥타르 중 200만 헥타르를 재생 농지로 전환하면 기후 변화를 20년 동안 멈출 수 있다고 한다. 비용은 3,000억 달러가 들 것으로 추정된다. 엄청난 액수처럼 느껴지겠지만, 미국이 매년 당뇨병에 지출하는 금액보다 적다.

따라서 육식주의자냐 채식주의자냐가 문제가 아니다. 재생 농업이냐 산업형 농업이냐가 문제다. 재생 농부인 로스 콘서Ross Conser의 말처럼 "소가 문제가 아니라 소를 키우는 방법이 문제"다.

도덕적이고 윤리적인 측면

종교적, 문화적, 윤리적인 이유가 동물성 식품의 소비에 관한 개인의 결정에 영향을 미칠 수 있다. 내 환자 중에는 수도승과 수도원장도 있다. 나는 그들이 동물성 식품 없이 최대한 건강한 식단을 구성하는 일을 응원한다. 현대적인 방식으로 생산된 고기를 반대하는 사람들이 내세우는 이유도 이해한다. 현대의 공장식 농장 또는 CAFO(집중 가축 사육 시설)는 끔찍함 그 자체이기 때문이다. 2020년에 상원의원 코리 부커Cory Booker와 엘리자베스 워런Elizabeth Warren은 2040년까지 공장식 농업을 금지하는 법안을 제출했다. 세상이 산업형 농업의 참상에 눈뜨고 있다. 집중 가축 사육 시설에서는 동물에게 옥수수, 콩, 동물의 여러 부위를 간 것, 닭의 배설물, 사탕, 항생제로 구성된 비정상적인 식단을 먹인다. 동물에게 호르몬을 투여할 때도 많다. 공장식 농업은 우리의 환경, 기후, 건강, 동물의 건강, 농부, 식품 가공 공장의 노동자 등에게 거대한 재앙을 불러온다. 크게 보면 모든 사람과 모든 일에 영향을 미칠 정도다. 더 건강한 세상을 만드는 데 보탬이 되고 싶다면 공장식 사육을 거쳐서 만든 고기를 그만 먹도록 하자.

사실 모든 산업형 농업은 본질상 파괴적일 수밖에 없다. 동물을 키우든 과일이나 채소를 재배하든 마찬가지다. 경작이 토양 침식으로 이어지고 비료, 살충제, 제초제의 과다 사용이 동식물에 해를 입히기 때문이다. 심지어 산업형 유기농 식물 농업마저도 동물의 자연적인 서식지를 파괴한다. 여러 연구에 따르면 매년 동물(설치류, 토끼, 새, 벌레 등) 70억 마리가 식물 농업 때문에 죽는 것으로 추정된다고 한다. 지난 50년 동안 우리는 산업형 농업 때문에 조류의 절반을 잃고 말았다. 재생 농업이 생태계의 건강과 생물 다양성을 증진할 수는 있지만, 생명을 창조하는 과정에서 죽음은 언제나 직간접적으로 따라온다.

양배추밭에서 죽는 토끼의 목숨이 공장식 농장에서 죽는 닭이나 소의 목숨보다 가치가 적은가? 좋든 싫든 오늘날의 동식물 농업 대부분은 파괴적인 면이 있다. 혹시 윤리적인 이유로 채식을 선택했다면 재생 농업을 포용해주기를 간청한다. 그래야 산업형 농업에서 발생하는 불필요한 피해를 전부 막을 수 있다. 이와 관련해 〈원칙 14〉에서 페건 식단을 따르면서도 건강한 채식주의자로 사는 방법에 관해 더 자세히 알아볼 것이다.

환경과 기후에 관한 측면

동물 복지 외에도 환경과 기후 역시 사람들이 식단을 선택하는 데 영향을 준다. 기후 변화에 관한 정부 간 협의체IPCC의 추정에 따르면 온실가스의 14.5퍼센트는 공장식 농장의 가축 생산에 의한 것이라고 한다. 그중 9.5퍼센트는 가축 사육장을 위한 먹이 생산, 가공, 운송에 의한 것이다. 가축이 배출한 메탄은 5퍼센트에 불과하다.

이해하기 쉽게 설명하면, 쓰레기 매립지에서 썩어가는 채소가 방출하는 메탄의 양이 전 세계적인 메탄 방출량의 16퍼센트에 해당한다. 가축에 의한 메탄 방출량의 3배가 넘는 수치다. 전 세계적인 메탄 방출량의 3퍼센트는 논에서 나온다. 메탄이 이산화탄소보다 25배나 더 강력한 온실가스이긴 하지만 이산화탄소와 달리 대기에 오래 머물지 않는다. 그래서 오늘날 대기 중에 있는 메탄의 양은 1만 2,000년 전에 화석 연료와 농업이 생기기 전과 거의 비슷하다.

현대 농업에서 비료를 너무 많이 사용하는 것도 문제다. 질소 비료는 전 세계적으로 매년 18만 킬로톤씩 쓰이며 온실가스의 주범 중 하나로 꼽힌다. 비료 생산에 쓰이는 에너지는 전체적인 글로벌 에너지 사용량의 2퍼센트에 해당한다. 비료 생산 과정에서 수압 파쇄법이 에너지 사용량의 대부분을 차지한다. 수압 파쇄법 때문에 생성되는 메탄의 양은 대기로 방출되는 메탄 총량의 약 4분의 1에 해당한다. 질소 비료를 사용하면 아산화질소가 생긴다. 문제는 아산화질소가 이산화탄소보다 300배나 더 강한 온실가스라는 것이다. 아산화질소는 토양에 있는 유기물(탄소)을 파괴하고 강, 호수, 개울로 흘러든다. 그 결과, 전 세계적으로 영양가 있는 해산물 몇백만 톤이 사라져버린다.

농부들은 온갖 악영향을 미치는 비료를 사는 대신 직접 만들 수 있다. 농업 시스템에 통합된 동물은 수천 년 동안 비료의 주요 공급원이었다. 통합된 생태학적 농업 시스템에서 동물을 끄집어내서 가축 사육장으로 보내는 행위는 지구와 기후에 엄청난 재앙으로 작용했다. 인간에게도 마찬가지다.

미국은 그동안 북미를 돌아다니는 반추 동물(들소, 엘크, 영양, 사슴 등) 1억 6,800만 마리 덕택에 비옥한 표토가 2~15미터씩 있었다. 하지만 이제는 고기소만 9,500만 마리 있다. 우리는 표토의 3분의 1을 이미 잃어버렸고, 나머지도 추수를 60번 하고 나면 사라질 것으로 예측된다. 전 세계적으로 토양의 탄소 보유량이 줄어드는 것이 대기 중의 탄소가 증가하는 원인이다. 동물을 다양한 재생 농업 생태계에 통합하는 일은 토양을 조성하고 생태계를 재건하는 데 중요한 활동이다. 동물을 먹든 안 먹든 그것은 개인의 자유다. 하지만 동물은 재생 농업의 매우 중요한 부분이다. 재생 농업을 활용한 축산은 인간이 먹을 수 없는 음식 4,320억 킬로그램을 영양 밀도가 높고 질이 좋은 단백질로 변환한다. 이런 음식은 농작물을 재배하기에 적합하지 않은 땅에서 얻으며, 그 과정에서 비료(가축의 배설물) 40억 킬로그램도 생산된다. 부수적인 효과도 있다. 순 온실가스 배출량이 86퍼센트 줄어든다. 재생 축산이 가축 사료를 위한 상품 작물의 재배나 가공된 콩버거(임파서블 버거)와 같은 식물성 고기의 생산보다 온실가스 배출량을 74퍼센트나 감소시키는 것이다.[15] 안타깝게도 이런 축산 방식은 전체 축산의 1퍼센트도 되지 않는다. 하지만 재생 축산은 규모를 키우기 쉽고 공장식 사육을 전 세계적으로 대체할 수 있다. 반추 동물이 돌아다니면서 사포닌이나 타닌과 같은 파이토케미컬이 들어 있는 식물을 다양하게 먹으면 메탄 생산량이 놀라울 만큼 줄어든다.[16] 재생 축산은 토양 내의 미생물을 생성해서 메탄을 먹고 사는 박테리아를 많이 만들어낸다. 이런 박테리아는 공기 중에 있는 메탄을 빨아들여서 토양 속으로 집어넣는다. 소에게 해조류를 먹이는 것도 소의 메탄 방출량을 줄이는 방법이다! 동물을 재생 농업으로 키우면 탄소를 배출하는 주범이 아닌 탄소 싱크carbon sink(탄소를 축적하는 저장소 -역주)로 만들 수 있다. 재생 농업에 들어가는 모든 인풋, 소의 트림, 메탄 방출량을 다 고려하더라도 말이다.

프로젝트 드로다운Project Drawdown은 전 세계적으로 대기 중에 있는 탄소의 양을 줄이는 가장 효율적인 방법을 연구하는 조직이다. 이 조직에 따르면, 기후 변화를 완화하는 과학적인 방법 80가지 중에서 재생 농업이 탄소를 대기에서 제거하고 기후 변화를 완화할 최고의 해결책으로 꼽힌다고 한다.

고기는 건강에 좋을까 안 좋을까?

이것이 궁극적인 질문이다. 공장식 사육을 끝내고 재생 농업을 확대하면 기후, 환경, 동물의 비인간적인 취급에 관한 여러 문제점을 해결할 수 있다. 하지만 핵심적인 질문은 '고기가 우리 건강을 해치는 식품인가? 아니면 영양 밀도가 높은 건강식품인가?'이다.

미국 국립의학도서관National Library of Medicine의 연구 데이터베이스에 접속해보자. 고기에 관한 연구가 무려 10만 333건(2020년 5월 기준)이나 있는 것을 볼 수 있다. 연구 결과도 다양하다. 고기가 악마 같은 존재로 묘사되는 연구도 있고 슈퍼푸드로 추앙받는 연구도 있다. 그 이유는 무엇일까? 영양 연구에 어려운 점이 많기 때문이다. 연구 대부분이 장기간에 걸쳐서 대규모 인구 집단의 식사 패턴을 살펴보고 상관관계를 찾는 방식으로 진행된다. 하지만 교란 변수가 너무 많다 보니 어떤 요인이 어떤 결과로 이어지는지 파악하기 어렵다. 고기를 먹는 사람들이 정크푸드와 설탕은 잔뜩 먹고 과일과 채소는 적게 먹으면 병에 걸리거나 사망할 확률이 높아진다. 하지만 자연 식단의 일부로 고기를 먹으면 병에 걸릴 확률이 낮아진다. 2019년에 400만 명을 대상으로 진행된 연구 61건(무작위 대조 시험 여러 건 포함)을 분석한 결과, 연구진은 고기와 질병 또는 사망의 상관관계를 찾아내지 못했다.[17] 연구는 전부 가축 사육장에서 생산된 고기로 진행되었다. 재생 농업으로 생산되거나 풀을 먹고 자란 가축의 고기는 전혀 없었다. 이런 고기는 건강에 이로운 측면이 있었을지 모른다.

이름이 같다고 해서 다 똑같은 음식이 아니다. 온실에서 재배한,

두꺼운 종이 맛이 나는 것 같은 풍미 없는 토마토를 먹어보자. 그러고 나서 8월 말의 어느 따뜻한 날에 마당에서 딴, 잘 익고 과즙이 풍부한 옛날 품종의 유기농 토마토를 먹어보자. 둘 다 토마토지만 맛, 영양 밀도, 식물 영양소의 함유량에서 큰 차이가 난다.

이번에는 야생 엘크나 재생 농업으로 키운 소가 식물 영양소가 풍부하고 오메가3 지방산이 많이 들어 있는 식물을 먹는다고 생각해보자. 그런 소와 가축 사육장에서 비정상적인 식단을 먹으면서 성장 호르몬과 항생제를 잔뜩 맞은 소를 비교해본다면? 음식이 정보라면, 두 소가 어떻게 같을 수 있겠는가? 그런데도 연구를 진행하면서 이런 두 가지 경우를 구분하는 일은 드물다.

이런 연구에 참여한 사람들은 질병이나 죽음에 아무런 영향을 미치지 않을 지도 모르는, 전통적인 방식의 고기를 먹을까? 아니면 암을 유발하는 것으로 밝혀진 가공육과 다른 가공식품도 많이 먹을까? 아니면 실제로 건강에 도움이 될 수 있는, 자연 식단의 일부로 풀을 먹고 자란 소의 고기를 먹을까?

고기는 품질이 중요하다. 고기를 먹을 때 곁들이는 음식도 마찬가지로 중요하다. 자연식품, 영양가가 풍부한 식품, 섬유질, 프리바이오틱스, 프로바이오틱스, 식물 영양소가 많이 들어 있는 식품을 함께 먹는 것과 햄버거, 감자튀김, 콜라를 함께 먹는 것은 하늘과 땅 차이이다. 고기의 조리법도 중요하다. 고온에서 조리하거나 (채소나 고기를) 그릴에 구우면 독성 화합물이 생성된다. 이종환식 아민(탄 음식에 주로 들어 있음 -역주), 다환 방향족 탄화수소, 최종 당화 산물AGEs 같은 물질은 동맥에 해를 끼치고 암을 유발할 수 있다.

나는 고기를 요리할 때 향신료를 활용하는 것을 추천한다. 아프리카에 사는 마사이족은 우유와 고기만 먹는다. 그 대신 우유에 향신료 12가지를 첨가하고 고기에는 향신료 28가지를 곁들인다. 그런 식으로 조리 중에 발생할 수 있는 몸에 해로운 화합물의 생성을 방지한다. 모로코에서는 사람들이 고기를 많이 먹는데도 암에 걸리는 비율이 낮다. 고기를 천천히 요리하면서 수십 가지의 향신료를 사용하는 덕택이다. 좋은 향신료는 항산화 작용과 항염 작용을 해서 우리 몸을 보호한다. 여러 연구에 따르면 고기를 허브, 향신료, 폴리페놀과 같이 섭취하면 산화 스트레스 표지자가 눈에 띄게 줄어든다고 한다. 적포도주, 올리브 오일, 발사믹 식초 같은 것들을 떠올리면 된다.[18]

새로운 연구 결과를 살펴보면 풀을 먹고 자란 소의 고기에 식물 영양소가 풍부하다는 놀라운 사실을 알 수 있다. 고기 안에 질병을 예방하고 건강을 증진하는 약용 식물 화합물이 들어 있다는 것이 믿기 어려운가? 어떻게 그런 일이 있을 수 있을까? '당신이 먹은 것이 바로 당신'이 아니라 '당신이 먹은 것이 먹은 게 바로 당신'이기 때문이다.

듀크대학교의 과학자들은 학회지 〈프론티어스 인 뉴트리션Frontiers in Nutrition〉에 '풀을 먹고 자란 소의 고기와 우유에 건강을 증진하는 화합물이 더 많이 함유되어 있다'는 내용의 논문을 발표했다. 그들은 풀을 먹고 자란 소의 고기에서 테르페노이드, 페놀, 카로티노이드와 같은 인체를 치유하는 파이토케미컬을 발견했다. 그뿐만 아니라 항염과 항암 작용을 하고 심장을 보호하는 산화 방지제도 찾아냈다. 풀을 먹고 자란 소의 고기에 지방산, 오메가3 지방산, 공액리놀레산CLA이라고 불리는 지방산(암을 예방하고 신진대사를 활성화하는 역할을 함), 미네랄,

비타민이 더 많이 들어 있다는 사실은 이미 알려져 있다. 하지만 고기가 파이토케미컬을 함유한다는 것은 새로운 사실이다.

가축 사육장에서 키우는 소는 주로 옥수수로 구성된 사일리지 사료를 먹는다. 하지만 재생 농업으로 키우는 소는 단순히 풀을 먹고 자라는 소와 달리 목초지를 자유롭게 돌아다니면서 수십 종의 다양한 식물을 먹을 기회가 있다. 각각의 식물에는 여러 종류의 파이토케미컬, 산화 방지제, 비타민, 미네랄이 들어 있다. 식물의 종류마다 토양에서 뽑아내는 영양소도 다르다. 그래서 자유롭게 돌아다니면서 풀을 먹고 자란 젖소는 모노테르펜이라고 불리는 화합물(항암, 항바이러스, 항산화, 항염 작용을 함)이 일반 젖소보다 최대 23배나 강력하다.

녹차는 지구상에서 가장 중요한 슈퍼푸드 중 하나다. 그런데 목초지에서 키운 염소에 녹차와 똑같은 양의 페놀 화합물이 있는 것으로 밝혀졌다! 쿼세틴(양파에 들어 있고 항바이러스 작용을 함)과 카페인산(커피에 들어 있고 항염 작용을 함)은 둘 다 자유롭게 돌아다니면서 관목과 풀을 골고루 먹은 염소에 더 많이 들어 있다. 이것은 판도를 바꿔놓을 수 있는 정보다.

그렇다면 포화 지방과 혈중 콜레스테롤은 어떨까? 고기에 들어 있는 주요 포화 지방인 스테아르산이 혈중 콜레스테롤에 미치는 영향은 중립적인 것으로 나타났다. 내가《지방 먹고 날씬해지기Eat Fat, Get Thin》(국내 미출간)에서 설명했듯이 '포화 지방은 나쁘다'라고 간단하게 말할 수는 없다. 포화 지방에는 여러 종류가 있고 저마다 특성이 다르다. 재생 농업으로 풀을 먹여 키운 소의 고기에 들어 있는 지방은, 옥수수를 먹여 키운 소의 고기에 들어 있는 지방과 다르다.

미국심장협회American Heart Association에 따르면 우리가 섭취하는 포화 지방의 양을 전체 칼로리의 5퍼센트 이하로 제한하는 것이 좋다고 한다. 그러면 아기가 모유를 먹는 것은 괜찮을까? 모유는 무려 25퍼센트가 포화 지방이다. 우리가 타고나는 유전자가 포화 지방에 대한 우리 몸의 반응에 영향을 미칠 수도 있다(〈원칙 7〉 참고). 어떤 환자들은 포화 지방이 풍부한 식단을 먹으면 지질 수치가 눈에 띄게 좋아진다. 하지만 똑같은 식단을 먹어도 지질 수치가 오히려 나빠지는 환자들도 있다. 유전자 검사를 해보면 우리 몸이 포화 지방에 어떻게 반응할지 짐작할 수 있다.

하지만 가장 좋은 방법은 직접 테스트해 보는 것이다. 포화 지방을 섭취하고 나서 지질 수치를 살펴보자. 콜레스테롤은 단순히 총콜레스테롤, LDL 콜레스테롤, HDL 콜레스테롤을 따지는 것 이상으로 복잡한 문제다. 콜레스테롤 입자의 크기와 수가 중요하다. 정확한 상황을 파악하는 유일한 방법은 NMR 검사LabCorp나 Cardio IQQuest Diagnostics 검사를 이용해서 콜레스테롤 프로필을 알아보는 것이다. 의사에게 이런 검사를 요청해보자. 다만 이 두 검사는 일반적으로 시행하는 검사는 아니다.

한편 우리가 먹는 설탕과 녹말은 지질 프로필이 나쁘게 변하는 데 일조하는 것으로 밝혀졌다. 설탕이나 녹말을 먹으면 HDL 입자와 LDL 입자의 크기가 작아지고 중성지방 수치가 높아지기 때문이다. 따라서 풀을 먹고 자란 소의 고기보다 설탕과 녹말이 우리의 콜레스테롤에 미치는 영향을 더 걱정해야 한다.

풀을 먹고 자란 유기농 소고기, 어떻게 구하면 될까?

일상에서 질 좋은 고기를 찾기가 어려울 수 있다. 다행히 좋은 방법이 몇 가지 있다.

하나는 재생 농장에서 진행하는 소 공유 프로그램cow share에 참여하는 것이다. 마리포사 목장Mariposa Ranch에서는 풀을 먹고 자란 소의 고기를 450그램당 약 8달러에 구매할 수 있다. 그 정도면 괜찮은 가격이다. 홀푸드Whole Foods에서도 풀을 먹고 자란 소의 유기농 고기를 점점 더 저렴한 가격에 구할 수 있는 추세다. 질도 좋고 가격도 나쁘지 않은 고기를 구하고 싶다면 아래의 홈페이지를 참고하길 바란다.

- Thrivemarket.com
- Butcherbox.com
- Mariposaranchmeat.com
- Grassrootscoop.com

<원칙 5>에서 기억해야 할 점

★ 고기도 건강한 식품이 될 수 있다.

수십 년에 걸쳐서 고기를 둘러싼 과학적인 근거를 검토한 결과, 풀을 먹이고 재생 농업으로 키운 소의 고기를 올바른 방식으로 조리해서 약용 향신료를 곁들이면 건강에 나쁘지 않다는 점이 분명해졌다. 그런 고기를 식물이 풍부하고 자연식품이 가득하며 가공식품이 없는 식단과 함께 먹으면 건강에 오히려 도움이 될 수 있다. 좋은 고기를 먹으면 영양 밀도가 매우 높은 단백질을 섭취할 수 있다.

★ 고기가 주인공이어서는 안 된다.

누구나 나이와 활동량에 맞춰서 적당량의 단백질을 먹어야 한다(체중 1킬로그램당 단백질을 최소 0.8~1.6그램 먹어야 하며, 운동선수는 더 많이 먹어야 할 때도 있다). 하지만 페건 식단은 단백질이 풍부한 식단은 아니다. 고기는 어디까지나 주요리에 곁들이는 사이드 요리다.

★ 식물성 단백질과 동물성 단백질을 골고루 먹자.

단백질(풀을 먹고 자란 소의 고기, 가금류의 고기, 달걀, 생선)을 하루에 두 번씩 손바닥 크기만큼 먹어보자. 이 규칙은 당신이 키가 큰 농구 선수든 5살짜리 아이든 똑같이 적용된다.

★ 고온 조리, 그릴에서 굽기, 튀기기, 훈제, 태우는 것은 피하자.

그 대신 저온에서 조리하는 방법을 추천한다. 음식을 약한 불에 굽거나 볶거나 삶아보자. 향신료를 많이 사용하는 것이 좋고, 가능하다면 재생 농업으로 재배한 식품과 자연 그대로의 식품을 먹길 권한다.

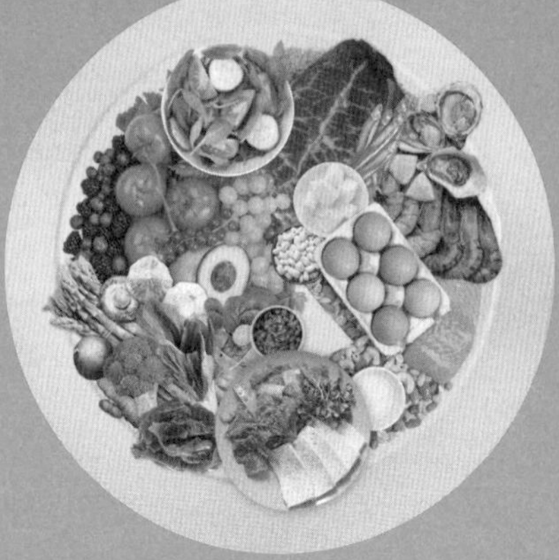

원칙 6:

닭고기, 달걀, 생선을 까다롭게 골라라

6

THE PEGAN DIET

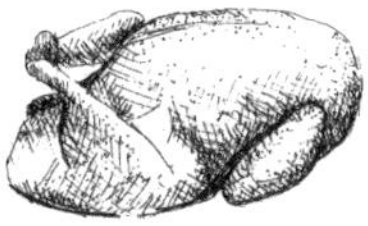

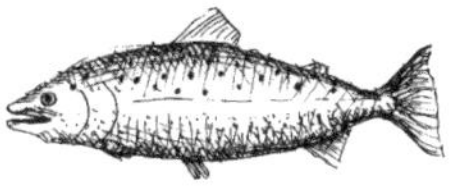

산업적으로 키운 가금류의 고기와 양식 어류는 동물, 인간, 지구 모두에 해롭다. 그런데도 이런 식품은 전 세계적으로 사람들의 식단에서 큰 비중을 차지한다. 생선, 가금류의 고기, 달걀을 선택할 때는 까다롭게 골라야 한다. 우리의 건강과 지구의 건강이 우리의 선택에 달려 있다.

가금류의 고기와 달걀 고르기

우리가 일반적으로 접하는 닭은 옥수수와 항생제로 가득하다. 그래서 닭이 그 어느 때보다도 뚱뚱하고 닭고기는 그 어느 때보다도 영양이 부족하다. 집중 가축 사육 시설CAFO에 있는 닭은 가혹한 환경에서 생활한다. 바깥에 나가볼 기회를 별로 얻지 못한 채 작은 우리 안에 갇혀 지낸다. 이런 닭은 워낙 불결한 환경에서 사는 탓에 살모넬라균이나 대장균과 같은 위험한 병원균이 몸속에 있을 확률이 높다. 닭 공장에서 일하는 노동자들도 끔찍한 근로 환경에 시달린다. 닭고기 가공 공장에서 일하는 일부 직원들은 화장실을 자유롭게 가기도 어려워서 기저귀를 차야 한다고 밝혔다. 미국의 타이슨 푸드Tyson Foods가 닭고기 공장에서 배출하는 유독성 폐기물은 환경을 크게 오염시킨다. 폐기물의 독성이 얼마나 강한지 철강 공장에서 나오는 폐기물보다 조금 나은 정도다. 따라서 일반적인 방식으로 키운 닭은 먹지 않는 것이 좋다. 우리의 건강뿐만 아니라 닭 공장에서 일하는 노동자, 닭, 환경 모두를 위한 일이다.

소고기는 특성에 따라 라벨에 표기가 잘 되어 있는 편이다. 라벨을 보면 그 고기를 제공한 소가 가축 사육장에서 지냈는지 풀을 먹고 자랐는지 재생 농장에서 컸는지 알 수 있다. 소에게 호르몬이나 항생제를 투여하지 않았다는 것도 알 수 있다. 하지만 닭고기의 라벨 표기는 혼란 그 자체다. 닭고기는 유기농인지 일반인지로 간단하게 나뉘지 않는다. '풀어놓고 키움', '방목함', '닭장에 가둬 놓지 않음' 이런 식으로 닭을 키운 곳의 구분이 명확하지 않고 비슷비슷한 것이 문제다. '채식주의 식단으로 키움', '곡물로 키움', '무항생제', '무호르몬', '천연 재료만 먹임' 등 라벨의 종류도 많다. 마트에 갔다가 이런 라벨을 본 적이 있을 것이다. 이런 혼란스러운 라벨은 우리의 건강과 닭을 위해서 마치 우리가 최고의 선택을 하는 것처럼 느끼도록 고안되었다. 하지만 대부분 별 의미가 없다.

'천연 재료만 씀'이라는 라벨은 어느 식품에 붙어 있든 실제로는 정반대의 뜻일 때가 많다. 만일 가금류의 고기나 달걀에 '채식주의자 식단으로 키움'이나 '곡물로 키움'이라는 라벨이 붙어 있으면 무조건 거르자. 닭은 채식주의자가 아니다. 닭은 목초지를 돌아다니면서 땅에 있는 지렁이와 다른 벌레들을 잡아먹는다. '풀어놓고 키움'이라는 라벨은 닭이 야외에서 돌아다닐 수 있었다는 뜻일 뿐 자유가 얼마나 오랫동안 주어졌는지는 알 수 없다. 닭이 무엇을 먹고 자랐는지도 모른다. 이상적인 세상에서는 방목한 가금류의 고기와 방목란이 가장 좋은 선택일 것이다. 닭이 목초지에서 자유롭게 돌아다니면서 자신에게 적합한 음식을 알아서 먹었을 것이기 때문이다.

하지만 현실에서는 방목한 가금류의 고기를 찾기가 어렵다(그나마 방목란은 구하기가 좀 더 쉽다). 이런 고기를 못 찾겠다면 유기농으로 골라보자. 그러면 가금류가 적어도 항생제를 잔뜩 먹지 않았거나 살충제를 마구 뿌린 곡물을 먹지 않았다는 보장은 있는 셈이다. 유기농으로 길러지는 가금류는 야외에서 생활하는 시간도 더 긴 편이다.

가금류의 고기는 우리의 건강에 어떤 영향을 미칠까? 가금류의 고기는 적색육보다 기름기가 적을 때가 많다. 하지만 포화 지방이 들어 있기는 하다(적색육보다 조금 덜 들어 있는 정도다). 다행히 이런 고기에는 팔미톨레산과 같은 불포화 지방도 들어 있다. 팔미톨레산은 염증에 맞서 싸우는 효과가 탁월한 항균 물질이다. 미국 사람들이 감기나 독감에 걸렸을 때 닭고기 수프를 먹는 것이 바로 이런 이유에서다! 〈원칙 5〉에서 살펴봤듯이 지방을 먹는 것을 두려워할 필요는 없다. 특히 녹말과 설탕이 제한적으로 들어가고 혈당 부하 지수가 낮은 식단을 먹을 때는 더욱 그렇다.

그렇다면 달걀의 경우는 어떨까? 가장 큰 걱정거리는 콜레스테롤이다. 하지만 식이 콜레스테롤에 관한 잘못된 정보가 드디어 바로잡히고 있다. 우리는 이제 수년 동안 자제하라고 들었던 몇 가지 음식이 건강에 매우 좋다는 사실을 알게 되었다. 그중 하나가 바로 달걀이다.

달걀은 엄연히 슈퍼푸드이며 노른자에 영양소가 가장 많다. 달걀은 칼로리가 낮고 단백질이 풍부하다. 비타민, 미네랄, 산화 방지제, 콜린, 식물 영양소(노른자에 루테인과 같은 카로티노이드가 들어 있음)도 많이 들어 있다. 생각해 보면 달걀노른자에는 새로운 생명을 만드는 데 필요한 모든 영양소가 들어 있다. 그러니까 달걀흰자로만 만든 오믈렛은 갖다 버려라. 맛도 달걀노른자까지 다 사용하는 오믈렛이 더 맛있다. 달걀을 먹으면서 한 가지 주의할 점은 달걀에 민감한 사람도 있다는 것이다. 만일 자가면역 질환이 있거나 달걀 민감증이 있다는 의심이 든다면 달걀을 3주 동안 끊어보자. 그러고 나서 22일째 되는 날 다시 먹고 몸이 어떻게 반응하는지 살펴보자. 달걀을 몇 달 이상 끊어야 정확하게 알 수 있을 때도 있다.

생선과 해산물 고르기

생선을 고를 때는 두 가지 걱정이 있다. 첫째는 우리가 바다를 오염시켜서 여러 물고기가 수은, 미세플라스틱, 폴리염화바이페닐PCB, 다른 오염 물질에 노출되었다는 것이다. 두 번째는 우리가 물고기를 잡는 방식이 어류 남획over fishing으로 이어지고 특정 어류 개체군을 고갈시킨다는 것이다. 대서양에서 나는 대구가 바로 그런 예다. 폴 그린버그Paul Greenberg는 내 친구이자 어부이자 어류 연구가다. 그린버그에 의하면 상업적인 수산 자원의 30퍼센트가 어류 남획의 결과물이라고 한다.

산업적으로 재배하는 옥수수와 밀은 질소 비료에 의지한다(전 세계적으로 매년 18만 킬로톤이나 사용함). 질소 비료는 강과 대양으로 흘러 들어가서 조류의 대량 증식을 유발한다. 그러면 물에 있는 산소가 다 빠져나가서 호수, 강, 대양에 생명이 사라져버린다. 세계 곳곳에는 유럽만한 크기의 해안 데드존이 400개나 있다. 그런 데드존은 무려 인구 5,000억 명이 식량 공급원으로 의지하는 곳이다. 미시시피강은 미국 중서부 지역의 거대한 농경지를 거쳐서 멕시코만으로 흐른다. 그 과정에서 뉴저지주만한 크기의 해안 데드존이 형성되어 매년 21만 2,000톤의 물고기가 폐사한다. 다시 말해, 영양이 풍부한 물고기와 해산물이 죽어야지만 우리가 공장식 사육으로 고기를 얻는 데 필요한 옥수수와 콩을 재배할 수 있다.

양식장에서 키운 생선을 섭취하는 것에도 여러 문제가 있다. 양식한 생선은 콩과 곡물로 키우기 때문에 일반 생선보다 오메가6 지방산은 더 많고 오메가3 지방산은 더 적다. 좁은 곳에서 물고기를 대량으로 키우다 보니 항생제도 많이 투여해야 한다. 양식장에서 키운 생선은 자연산 생선보다 폴리염화바이페닐 함유량은 더 높고 단백질 함유량은 더 낮다. 사람들이 먹고 싶어 하는 생선 450그램을 생산하기 위해서 대양에서 채취한 물고기용 식량을 2~5킬로그램씩 써야 하는 것도 문제다. 다행히 영양은 풍부하고 독소는 적게 들어 있는 생선을 고를 수 있는 방법이 있다. 자연에서 포획한 생선이나 지속 가능한 방식으로 양식한 생선을 찾으면 된다.

생선 섭취에 관해서 내가 해줄 수 있는 가장 중요한 조언은 수은이 적게 들어 있는 생선을 먹으라는 것이다. 미국 사람들이 참치를 얼마나 좋아하는지 잘 알고 있다. 하지만 생선의 크기가 클수록 그 생선을 먹는 우리가 수은과 미세플라스틱 같은 위험 물질에 노출될 가능성도 커진다. 멸치나 정어리처럼 크기가 작은 생선은 영양소가 풍부하며 독성 물질을 함유할 확률이 낮다. 만일 멸치나 정어리를 싫어한다면 이 책에 실린 레시피를 참고해 보자. 온 가족이 건강하고 맛있는 식사를 할 수 있을 것이다. 319페이지에 소개한 간단한 아라비아타 소스를 살펴보길 권한다.

멸치와 정어리 외에도 연어, 고등어, 청어(영어 초성을 따서 'SMASH 생선'으로 불림)도 추천한다. 이런 생선은 오메가3 지방산이 풍부하고 고농도의 수은이 들어 있을 확률이 낮다. 혹시 몸속에 수은이 얼마나 있는지 걱정된다면 기능의학 의사를 찾아가서 수은 수치를 검사해보면 된다. 생선, 어유, 오메가3 지방산 영양제를 더 먹어야 하는지 알아보기 위해서 오메가3 지방산 수치도 테스트해보자.

재생 해양 양식은 점점 더 확대되는 추세다. 해초, 가리비, 굴, 홍합, 조개를 함께 양식하면 인풋(비료, 세정제, 첨가제, 사료)이 전혀 필요하지 않다. 이런 양식 방법은 탄소를 격리하는 효과도 있다(해초를 수중의 열대우림이라고 생각하면 된다). 해초는 먹을 수도 있고 바이오플라스틱, 동물의 사료, 비료로 활용하는 등 그 쓰임새가 다양하다. 해초를 퇴비와 비료로 사용하면 영양의 선순환을 일으킬 수 있다. 탄소, 질소, 인이 업사이클되거나 재사용돼서 토양이 비옥해지고 작물 수확량도 늘어난다. 캘리포니아 앞바다의 3.8퍼센트에서만 해초를 재배해도 캘리포니아주에서 농업을 통해 배출되는 모든 오염 물질을 상쇄할 수 있다. 소에게 해초를 먹이면 소의 메탄 방출량이 60퍼센트나 줄어들 수 있다. 비영리 조직 그린웨이브GreenWave는 양식업자들이 이런 재생 양식법을 배우고 적은 투자로도 사업을 시작할 수 있도록 돕는다. 이것이 앞으로 다가올 미래다!

〈원칙 6〉에서 기억해야 할 점

★ 가능하다면 방목한 닭, 칠면조, 오리의 고기와 방목란을 먹자.

차선책은 유기농으로 찾아 먹는 것이다. 단백질 공급원을 다양하게 이용하는 것이 좋다. 나는 동물성 단백질을 110그램씩 하루에 두 번 먹기를 추천한다. 110그램이 어느 정도인지 감이 오지 않는다면 끼니마다 손바닥만한 크기의 고기나 단백질을 먹는다고 생각하면 된다. 달걀은 일반적으로 일주일에 두세 번 먹기를 권한다. 하지만 달걀을 더 자주 먹어도 몸 상태가 아주 좋은 사람들도 있다.

나는 아침 식사를 조금씩 다르게 하려고 노력한다. 그래야 식물성 식품을 골고루 먹을 수 있다. 어떤 날은 스무디를 마시고, 어떤 날은 방탄 커피를 마시고, 또 어떤 날은 녹색 채소를 곁들인 오믈렛을 먹는다. 질 좋은 닭고기를 구하고 싶다면 thrivemarket.com, butcherbox.com, grassrootscoop.com, localharvest.org(가금류의 고기와 달걀), eatwild.com을 참고하자.

★ 수은 함유량이 낮은 생선을 일주일에 세 번 먹자.

자연산 생선과 해산물을 먹도록 하자. 나는 개인적으로 생으로 먹든 통조림으로 먹든 자연산 연어를 좋아한다. 정어리, 멸치, 청어, 고등어처럼 크기가 작고 독성이 낮은 생선도 좋아한다. 해산물의 경우에는 조개, 홍합, 굴, 새우, 가리비를 추천한다. 자연산 생선을 구할 수 없다면 지속 가능한 방식, 생태계를 복원하는 방식, 재생적인 방식으로 양식한 생선을 구해보자. cleanfish.com에서 더 많은 정보를 얻을 수 있다. fishwise.org도 여러분이 사는 지역에서 지속 가능한 방식으로 키운 생선에 관한 정보를 얻을 수 있는 유용한 웹사이트다.

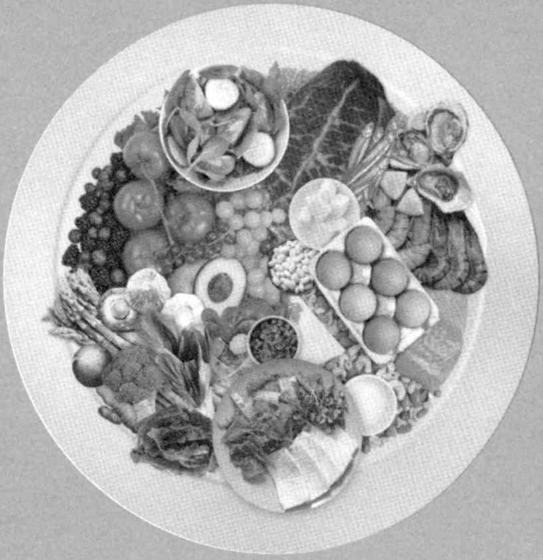

원칙 7:

끼니마다 지방을 먹어라

7

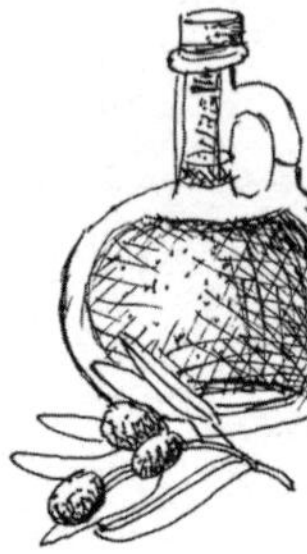

지방은 수십 년 동안 부당하게 비난받았다. 지방을 먹으면 동맥이 막히고 뚱뚱해진다는 잘못된 생각 때문이었다. 탄수화물이나 단백질과 비교했을 때 지방에는 1그램당 칼로리가 두 배나 많다는 경고도 있었다. 그래서 지난 40년 동안 우리 모두 전문가와 정부가 제공한 저지방 식단에 관한 조언을 따랐다. 그랬더니 어떤 일이 일어났는가? 지방을 적게 먹었는데도 너무나 많은 사람이 뚱뚱해지고 당뇨병에 걸렸다. 미국에서는 내가 태어난 이후로 비만율이 5퍼센트에서 42퍼센트로 껑충 뛰어올랐다. 무려 800퍼센트나 오른 것이다.

끼니마다 지방을 먹기 시작하자 나는 더 행복해지고 더 강해졌다. 몸속에 에너지도 더 많아지는 느낌이 들었다. 좋은 지방을 먹으면 건강하고 날씬해질 수 있다. 지방을 뇌에 필요한 연료로 사용할 수도 있다. 하지만 나쁜 지방을 먹는 것은 치명적으로 위험할 수 있다. 나쁜 점만 많은 설탕과 달리 지방은 이야기가 좀 복잡하다.

페건 식단은 저마다 유전자, 신진대사, 속해 있는 문화가 다르다는 점을 존중하고 이해한다. 누군가에게는 약으로 쓰일 수 있는 음식도 다른 사람에게는 독이 될 수 있다. 어떤 사람들에게는 고지방 식단이 잘 맞는다. 지방을 많이 먹으면 콜레스테롤 수치가 떨어지고, 살이 빠지고, 당뇨병이 사라지고, 심부전을 앓을 위험도 줄어드는 것이다. 어떤 음식이 우리 몸에 어떤 영향을 미칠지 정확하게 알고 싶다면 직접 실험하고 테스트해봐야 한다. 우리 몸은 이미 다 알고 있으니까 몸이 들려주는 이야기에 귀를 기울여라! 그 어떤 이론이나 연구도 당신에게 적합한 것을 확실하게 알려줄 수 없다. 생화학적 개별성biochemical individuality(우리 모두 유전적으로, 그리고 생물학적으로 고유한 존재라는 개념)이라는 개념을 정립한 로저 윌리엄스Roger Williams는 이런 말을 했다. "저는 통계에 등장하는 사람들에게는 별로 관심이 없습니다. 저는 실제 사람들에게 관심이 있습니다." 나도 그렇다.

오메가6 지방산 vs. 오메가3 지방산

여전히 저지방 식단을 부르짖는 몇몇 사람들은 아보카도, 견과류, 올리브 오일의 위험성에 관해서 경고한다. 하지만 그들의 주장을 반박할 증거가 산더미처럼 쌓여 있다. 이런 식품은 실제로는 우리 몸을 보호해준다. 우리가 살아가는 데 꼭 필요한 지방도 있다.

불포화 지방을 함유한 자연식품(올리브 오일, 견과류와 씨앗류, 아보카도)은 심장 질환을 예방하고, 혈압을 낮추고, 인슐린 민감도를 개선하는 데 도움이 된다. 다불포화 지방polyunsaturated fat에는 오메가3 지방산과 오메가6 지방산이 포함된다. 이런 지방은 인간의 생명을 구성하는 핵심 요소이며 체내에서 생성되지 않는다. 그래서 따로 섭취해야 한다.

오메가3 지방산과 오메가6 지방산의 비율을 건강하게 유지하는 것도 중요하다. 정제된 식물성 기름(콩기름, 카놀라유, 홍화유, 포도씨유 등)의 장단점에 관해서는 논란이 거세다. 하지만 콩, 곡물, 견과류, 씨앗류와 같은 자연식품에 들어 있는 오메가6 지방산의 섭취에 관해서는 논란이 없다. 오메가3 지방산을 충분히 섭취하는 한 오메가6 지방산은 안심하고 먹을 수 있다.

문제는 서양 식단에 포함된 오메가6 지방산은 건강에 좋지 않은 공급원에서 나온다는 것이다. 우리는 GMO 콩기름(우리가 섭취하는 칼로리의 10퍼센트를 차지하며, 대부분 가공식품을 통해서 먹게 된다)과 GMO 카놀라유를 너무 많이 먹는다. 반면 생선, 방목란, 아마씨, 치아시드, 헴프시드, 풀을 먹고 자란 소의 고기에 들어 있는 오메가3 지방산은 너무 적게 먹는다. 다불포화 오메가6 지방산은 건강에 이롭다. 그래도 콩, 곡물, 견과류, 씨앗류에 들어 있는 자연식품의 형태로 섭취하길 바란다. 냉압착 및 정제되지 않고 유전자가 변형되지 않은 기름(참기름과 올레산이 풍부한 해바라기유 등)은 가끔 사용해도 된다. 산업적으로 가공하고, 열처리하고, 용매 추출법을 이용하고, 산화된 기름은 전부 피하자.

나는 고온에서 요리할 때는 아보카도 오일, 코코넛 오일, 기ghee 오일을 즐겨 사용한다. 발연점이 전부 높기 때문이다. 저온에서 요리할 때는(토마토소스 만들 때처럼) 올리브 오일을 추천한다. 샐러드에 넣거나 음식 위에 뿌릴 때는 아몬드 오일, 마카다미아 오일, 참기름, 타히니tahini, 아마씨 오일, 헴프시드 오일, 엑스트라 버진 올리브 오일을 추천한다.

포화 지방, 건강에 좋을까 나쁠까?

포화 지방은 유제품, 고기, 코코넛 오일에 들어 있다. 건강에 좋은 견과, 올리브, 아보카도 등의 식물성 식품도 포화 지방을 함유한다. 심장에 좋은 올리브 오일은 20퍼센트가 포화 지방이다. 의료 전문가들과 정부는 포화 지방이 나쁘다고 비난했다. 포화 지방은 심장 질환을 유발하는 주범으로 몰렸지만, 어쩌면 그런 생각이 틀렸을지도 모른다.

최근에 사용이 금지된 트랜스 지방을 제외하고는 악명이 높을 정도로 나쁜 포화 지방은 없다. 트랜스 지방은 식물성 기름을 화학적으로 변형해서 고체로 만든 것이다. 쇼트닝을 떠올리면 이해하기가 쉽다! 포화 지방은 종류에 따라서 우리 몸에 미치는 영향이 다르다. 포화 지방을 먹을 때 어떤 음식을 곁들이는지가 중요하다. 쿠키 안에 들어 있는 버터는 건강에 해로울지 모른다. 하지만 채소에 바른 버터는 건강에 이로울 수 있다. 포화 지방을 녹말이나 설탕과 함께 먹지 말자(안타깝게도 사람들은 거의 항상 이런 조합으로 먹는다). 그랬다가는 염증, 체중 증가, 당뇨병, 치매, 심장 질환을 겪을 확률이 높아진다.

개인의 유전적인 차이와 생물학적인 차이도 식이 포화 지방에 대한 신체의 반응에 큰 영향을 미친다. (영양 과학의 대부분이 그렇듯이) 포화 지방에 관한 데이터는 복잡하고 혼란스럽다. 대부분의 사람들은 풀을 먹고 자란 소의 버터나 다른 유제품, 고기, 심지어 정제되지 않은 코코넛 오일을 조금 섭취해도 몸에 이상이 생기지 않는다. 여기서도 중요한 것은 자신에게 어떤 음식이 잘 맞는지 파악하는 것이다.

어떤 환자는 키토제닉 식단(고지방, 저탄수화물)을 따르면서 버터와 코코넛 오일을 잔뜩 먹었다. 그랬더니 총콜레스테롤 수치가 100포인트, 중성지방 수치가 200포인트 떨어졌다. HDL 콜레스테롤 수치는 30포인트 늘어났고, 살도 9킬로그램이나 빠졌다. 하지만 자전거 경주를 하는 날씬한 한 운동선수는 포화 지방이 풍부한 식단을 먹었다가 지방질 프로필이 매우 나빠졌다. 자신을 실험대상으로 삼아서 다양한 식단에 도전해보자. 여러 번 실험해봐야 정확한 결과를 얻을 수 있다.

기능의학에서는 총콜레스테롤, LDL 콜레스테롤, HDL 콜레스테롤만 따로 살펴보지 않는다. 그 이유는 무엇일까? 단순히 콜레스테롤 수치만 높은 경우라면 우리가 예전에 생각했던 것만큼 걱정스러운 상황은 아니기 때문이다. 중요한 것은 콜레스테롤 프로필의 전체적인 패턴과 질, 그리고 다른 건강 위험 요인들이다. 기능의학에서는 지방질의 질을 측정하는 구체적인 검사를 진행한다. 즉 지방질 입자의 크기와 수를 살펴보는 것이다. 당신의 LDL 입자는 크기가 크고 밀도가 낮은가? 그래서 몸을 보호해줄 수 있는가? 아니면 크기가 작고 밀도가 높은가? 그래서 심장 질환에 걸릴 위험이 있는가? 이 검사는 랩코프LabCorp에서 개발한 NMR 입자 크기 테스트다(Quest Diagnostics에서 개발한 Cardio IQ 테스트도 있다). 적합한 검사 없이는 우리가 심장 질환에 걸릴 위험을 제대로 평가할 수 없다. 만일 고지방, 저탄수화물 식단을 먹고 있는데 콜레스테롤 수치가 계속 높아진다면 LDL 입자의 크기를 검사해보자. 크기가 작고 밀도가 높은 입자가 많다면 고지방 식단이 적합하지 않다. LDL 입자 테스트를 어떻게 신청하고 어떻게 해석해야 할지에 관한 정보가 필요하다면 342페이지에 실린 '추가 정보' 섹션을 참고하길 바란다.

영양 유전자 검사를 받는 것도 자신에게 적합한 식단을 찾는 데 도움이 된다. 유전적으로 포화 지방을 감당하지 못하는 사람도 있는데, 그런 정보는 반드시 알아야 한다. 예를 들면, APOE4 유전자는 심장 질환과 알츠하이머에 걸릴 확률을 높인다. 이런 유전자가 있는 환자는 염증에 시달릴 가능성이 크고 포화 지방을 많이 먹으면 몸 상태가 나빠진다. 따라서 포화 지방은 제한적으로 섭취하고 생선, 올리브 오일, 아보카도, 견과류와 씨앗류를 통해서 다른 지방을 즐기는 것이 좋다. 나는 의사로서 까다로운 임상 문제를 해결하고 환자들에게 맞춤형 식단을 추천할 때 영양 유전자 검사를 활용한다. 이 이야기는 〈원칙 12〉에서 더 자세히 다루기로 한다.

어떤 지방을 먹어야 할까?

지방에 얽힌 이야기가 아무리 복잡하다고 해도 지방을 전혀 먹지 않는 것은 건강에 해롭다. 인간이 살아가기 위해서는 지방이 필요하다. 우리 몸의 모든 세포는 지방으로 만들어진다. 신경 외피도 마찬가지다. 뇌도 대부분이 지방이며, 호르몬도 지방으로 만들어진다. 우리의 세포와 신진대사도 지방이 있을 때 더 잘 기능한다. 지방은 식물성 식품에 들어 있는, 건강에 이로운 지용성 비타민을 모두 흡수할 수 있도록 돕는다. 일부 지방은 심장 질환, 제2형 당뇨병, 비만의 위험을 줄이는 것으로 나타났다. 핵심은 올바른 지방은 먹고 나쁜 지방은 피하는 것이다. 다음의 표를 보면 어떤 지방을 먹어야 하는지 한눈에 알 수 있다.

맛있게 먹자	피하거나 제한적으로 먹자
유기농 엑스트라 버진 올리브 오일	콩기름
유기농 아보카도 오일	카놀라유
호두 오일	옥수수유
아몬드 오일	홍화유
마카다미아 오일	해바라기유
정제되지 않은 참기름	땅콩기름
타히니(참깨 페이스트)	식물성 기름, 포도씨 오일
아마씨 오일	식물성 쇼트닝
헴프 오일	마가린과 버터의 대체품
아보카도, 올리브, 지방을 함유한 다른 식물	'수소가 첨가된'이라는 말이 붙은 모든 것(예: 경화유)
견과와 씨앗류	
목초지에서 풀을 먹고 자란 소나 염소의 버터	
풀을 먹고 자란 염소 젖으로 만든 기(ghee)	
인도적인 방식으로 만든 유기농 라드(lard), 오리고기 지방, 닭고기 지방	
코코넛 오일이나 MCT 오일	
지속 가능한 방식으로 만든 팜유(지속 가능성 인증을 받은 팜유를 찾아보자)	

〈원칙 7〉에서 기억해야 할 점

★ 지방을 두려워하지 말고, 끼니마다 좋은 지방을 챙겨 먹자.

지방을 먹는다고 뚱뚱해지지는 않는다. 대부분의 미국인처럼 지방을 녹말이나 설탕과 함께 먹지 않는 한 말이다. 지방을 최대한 채소와 함께 매일 3~5인분씩 먹자. 트랜스 지방이 아닌 이상 지방을 먹었다고 해서 심장 질환에 걸리지는 않을 것이다.

내가 가장 즐겨 먹는 지방은 아보카도, 올리브, 견과와 씨앗류, 전통적인 기름(엑스트라 버진 올리브 오일과 아보카도 오일)이다.

대부분의 사람들은 소량의 버터, 풀을 먹고 자란 염소 젖으로 만든 기, 코코넛 오일 또는 MCT 오일을 먹어도 몸에 이상이 생기지 않는다. 만일 고지방 식단을 먹으면서 그런 식단이 우리 몸에 어떤 영향을 미치는지 궁금하다면 NMR 입자 크기 콜레스테롤 검사를 받길 바란다.

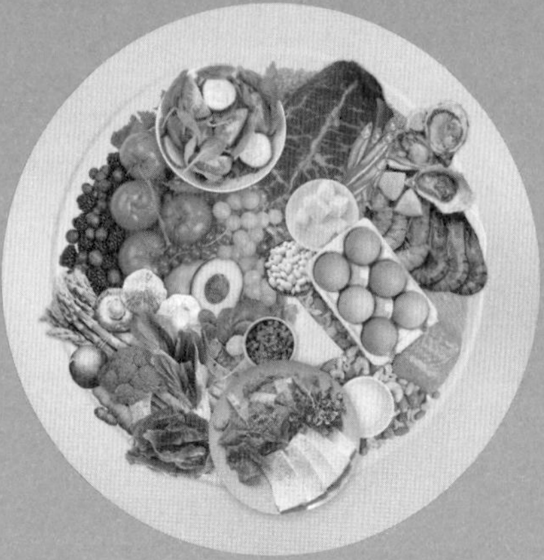

원칙 8:

(대부분의) 유제품은 피해라

8

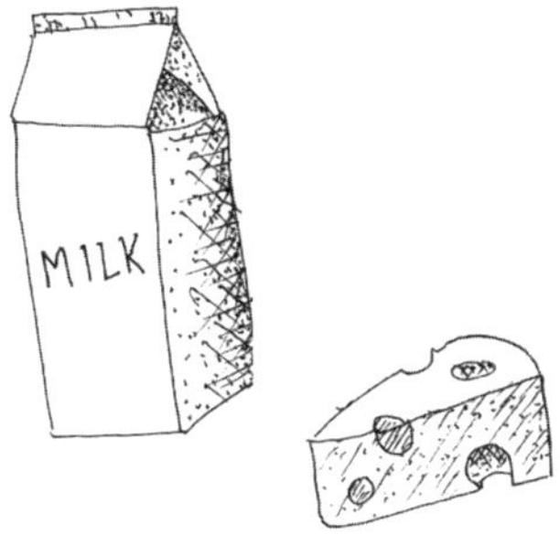

우유는 뼈를 튼튼하고 건강하게 만들어줘서 우리 몸에 좋은 것으로 알려져 있다. 과연 사실일까? 미국인이 우유를 그토록 좋아하는 것은 과학적인 근거 때문이라기보다는 훌륭한 PR과 마케팅('Got Milk?' 광고 같은) 덕택이다. 우유와 유제품 민감증은 나를 찾아오는 환자들이 겪는 여러 증상이 주요 원인 중 하나다. 만일 우유가 건강식품이 아니라면 왜 미국 정부의 식이 가이드라인에 우유를 하루에 석 잔이나 마시라고 쓰여 있을까?

세계적인 영양 과학자인 하버드대학교의 데이비드 루드윅David Ludwig과 월터 윌렛Walter Willett에 의하면 그 이유가 과학적인 것은 아니라고 한다. 두 학자는 우유를 다룬 우수한 연구 100건을 검토해서 그 결과를 〈뉴잉글랜드 의학 저널New England Journal of Medicine〉에 실었다.[19] 이 논문의 제목은 '증거 있나?('Got Milk?'의 패러디 -역주)'로 했어야 했다. 알고 보니 우유가 몸에 좋다는 과학적인 근거는 없다. 우유의 장점은 사실이 아닌 것으로 밝혀졌으며 우유를 먹으면 암, 알레르기, 자가면역 질환, 호르몬 장애, 습진, 소화 문제가 나타날 실질적인 위험이 있다. 공장에서 사육한 소로 만든 유제품은 환경과 기후에도 악영향을 끼친다.

칼슘에 관한 오해

우리가 그동안 유제품을 먹어야 한다고 생각한 가장 큰 이유는 유제품이 최고의 칼슘 공급원이라는 말을 들었기 때문이다. 유제품을 섭취해야 뼈가 튼튼해져서 골절상을 입을 확률이 줄어든다는 것이었다. 하지만 알고 보니 그것은 사실이 아니었다. 놀랍게도 스웨덴처럼 유제품 섭취량이 많은 국가에서 골절상이 많이 발생하고, 중국과 인도네시아처럼 유제품 섭취량이 적은 국가에서 오히려 골절상이 적게 발생한다. 게다가 남성 10만 명을 대상으로 진행된 한 연구 결과, 청소년 시절에 우유를 매일 한 잔씩 마시면 골절상을 입을 확률이 9퍼센트 증가한다고 한다.[20] 거기서 우유를 더 마시면 뼈가 부러질 확률이 9퍼센트 더 높아진다.

그렇다면 어디서 칼슘과 비타민D를 구할 수 있을까? 우선, 유제품에 비타민D가 자연적으로 들어 있는 것은 아니다. 우리가 마시는 우유는 비타민D를 추가로 넣은 것이다. 비타민D의 자연적인 공급원 중 가장 좋은 것은 청어, 포시니 버섯, 햇빛이다. 그러면 소는 칼슘을 어떻게 섭취할까? 식물을 통해서다. 칼슘을 강화한 식품 대신 칼슘의 직접적인 공급원을 공략하자. 녹색 채소(케일, 콜라드, 루콜라), 두부, 참깨(특히 타히니), 치아시드, 정어리, 뼈째 들어 있는 연어 통조림을 먹으면 된다.

저지방 우유에 관한 오해

저지방 유제품이 체중 감량에 도움이 된다는 말을 들어봤을 것이다. 이 말도 사실이 아니다. 어린이, 청소년, 성인 할 것 없이 저지방 우유를 마시면 오히려 체중이 늘어난다. 그 이유는 무엇일까? 지방을 먹으면 배가 불러서 전체적인 식사량이 줄어들기 때문이다. 또한 지방 함량을 줄이지 않은, 즉 저지방이 아닌 유제품을 마시면 당뇨병에 걸릴 위험이 감소하는 것으로 나타났다.[21] 이 연구에서는 단순히 사람들이 작성한 설문지를 활용하지 않고 유지방의 혈중 농도를 실질적으로 측정했다. 어르신 3,000명을 대상으로 22년 동안 진행한 연구에서는 유제품 섭취량, 심장 질환, 사망 사이의 상관관계를 살펴보았다.[22] 유제품을 섭취해서 포화 지방산의 혈중 농도가 높았던 사람들은 뇌졸중으로 사망할 확률이 42퍼센트 줄었고 심장 질환에 걸릴 위험이 커지지 않았다. 따라서 연구원들은 저지방 유제품을 추천하지 않도록 현재의 식이 가이드라인을 수정할 필요가 있다고 제안했다.

지방 함량을 줄이지 않은 유제품이 탈지유나 저지방 유제품보다는 낫다. 그래도 나는 일반 소로 만든 유제품을 사람들에게 추천하지 않는다. 세계 인구의 최대 70퍼센트가 유당 불내증이 있기 때문이다.

나를 찾아오는 환자 대부분은 우유와 치즈를 식단에서 빼버릴 때 몸 상태가 더 좋아진다. 유제품을 끊었더니 피부가 좋아지고 소화도 더 잘 된다는 것이다. 코도 덜 막히는 것 같다는 환자도 있었다. 우유는 송아지에게나 자연의 완전식품인 셈이다.

우유를 마시면 인슐린 유사 성장 인자 1[IGF-1]이 체내에 많아지기도 한다. 그러면 암에 걸릴 확률이 높아질 수 있다. 우유는 과학적으로 우리의 건강에 도움이 되지 않는다고 밝혀졌으며, 특히 현대의 산업적인 방식으로 키운 소의 유제품은 사람들을 매우 아프게 한다.

그래도 먹고 싶다면 이런 제품을 고르자

내가 환자들에게 가끔 추천하는 유제품이 몇 가지 있다. 유제품을 좋아한다면 양이나 염소의 유제품을 선택하길 권한다. 소의 유제품을 원한다면 옛날 품종의 소로 만든 것을 골라보자. 이런 제품이 염증과 소화 장애를 덜 일으키는 A2 카세인을 함유하고 있기 때문이다.

오늘날 대부분의 소에는 A1 카세인 단백질의 함유량이 많다. 안타깝게도 A1 카세인은 염증, 알레르기, 여드름, 습진 등을 유발한다. A2 우유에는 글루타싸이온이라는 화합물이 들어 있다. 글루타싸이온은 강력하고 자연적인 산화 방지제이며 항염과 해독 작용을 한다. 만일 소의 유제품만 좋아한다면 풀을 먹고 자란 소로 만들고 지방 함량을 줄이지 않은 제품을 고르길 바란다. 가능하다면 재생 농업으로 키운 소, A2 소로 만든 유제품을 선택하자. a2milk.com에 접속하면 사는 곳과 가까운 지역에서 이런 우유를 구하는 방법을 알아볼 수 있다.

건지Guernsey 종 젖소와 저지Jersey 종 젖소는 A2 우유를 더 많이 생산한다. 인도와 아프리카산 젖소도 대부분 그렇다.

나는 개인적으로 풀을 먹고 자란 염소의 젖으로 만든 기ghee 와 버터, 풀을 먹고 자란 양의 젖으로 만든 요거트, 염소나 양의 치즈를 먹는다(전부 적합한 식단으로 키운 동물로 생산한 제품들이다). 버터에는 낙산butyrate 이 많이 들어 있다. 낙산은 암을 예방하고 신진대사를 촉진하고 염증을 줄여주는 지방산이다. 기는 카세인과 유장을 제거한 인도의 전통 버터다. 기는 소화하기 훨씬 쉬우며 고온으로 조리할 때 쓰기 좋다. 프로바이오틱스가 풍부한 케피르kefir 와 요거트, 그리고 염소와 양의 유제품도 건강에 이로운 면이 있다. 이런 것들이 장내 세균 불균형으로 고생하는 환자들에게 내가 유일하게 추천하는 유제품이다. 어떤 식으로든 설탕을 첨가하지 않은 제품으로 골라라. '과일로 단맛을 낸' 요거트에는 탄산음료 한 캔보다 더 많은 양의 설탕이 들어 있다! 요거트와 과일을 함께 먹고 싶다면 플레인 요거트를 사서 베리류를 따로 얹으면 된다. 유제품을 선택할 때 아래의 표를 참고하자.

맛있게 먹자	피하거나 제한적으로 먹자
풀을 먹고 자랐고 지방 함량을 줄이지 않은 무가당 요거트	알레르기, 여드름, 소화 문제, 자가면역 질환이 있다면 모든 유제품을 피하자.
케피르(발효 우유)	기존의 방식대로 키운 소의 유제품
풀을 먹고 자란 소의 젖으로 만든 버터나 기(ghee)	탈지유, 저지방 또는 무지방 유제품
유제품 민감증이 없다면 염소와 양의 유제품을 먹어도 된다.	탈지유나 저지방 우유로 만든 치즈

〈원칙 8〉에서 기억해야 할 점

★ 유제품은 필수 식품군이 아니다.

유제품은 거의 모든 사람의 건강에 오히려 해를 끼칠 확률이 높다. 저지방이나 지방 함량을 줄인 유제품은 섭취하지 말자. 설탕과 첨가물이 들어 있는 경우가 많으며 체중 증가를 유발할 수도 있기 때문이다. 우유를 마시는 것이 탄산음료를 마시는 것보다 나을까? 그렇긴 하다. 하지만 우유가 건강에 좋은 음료는 아니다.

그래도 유제품이 먹고 싶다면 풀을 먹고 자란 옛날 품종의 A2 소의 젖으로 만든 유제품이나 염소 또는 양의 유제품을 추천한다. 유당 불내증이 없다면 풀을 먹고 자란 소, 염소, 양의 젖으로 만든 버터, 기, 무가당 요거트, 케피르, 치즈는가끔 먹어도 좋다. 하지만 유당 불내증, 유제품 민감증, 소화 문제가 있다면 유제품은 아예 멀리하길 바란다.

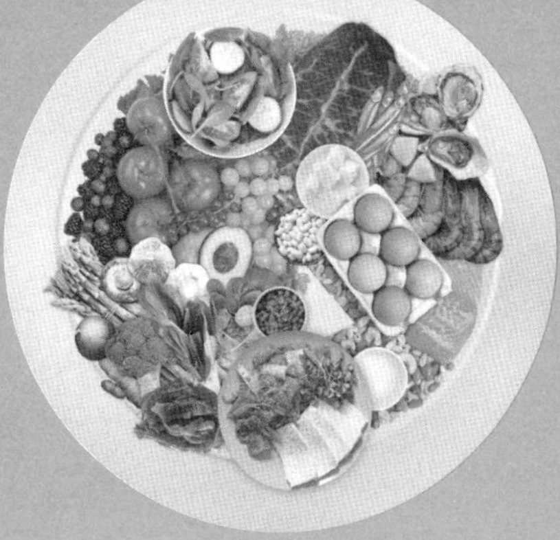

원칙 9:

리제너테리언처럼 먹어라

♦ 리제너테리언regenetarien: 유기농 채소를 선택하고 윤리적으로 길러진 동물의 고기, 유제품, 달걀을 섭취하는 선택적 채식주의자

9

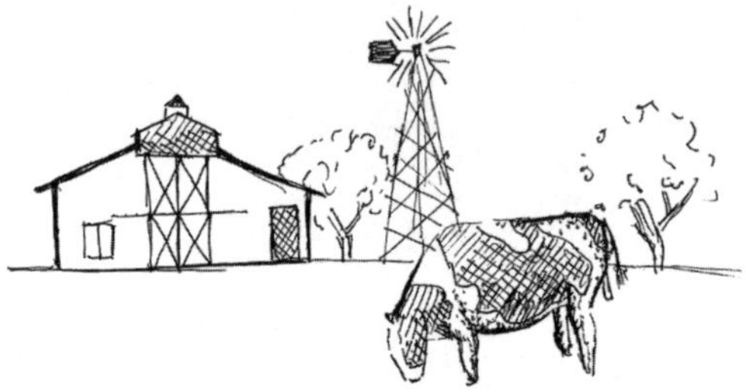

우리의 농업 시스템은 지구에, 그리고 인간의 건강에도 파괴적이다. 우리가 식량을 생산하는 방식은 토양과 열대우림을 파괴하고, 민물 자원을 고갈시키며, 생물 다양성의 큰 손실을 유발한다(그동안 수분 매개자 종 75퍼센트, 식용 식물 종 90퍼센트, 모든 가축 종의 50퍼센트, 다른 동식물 수백만 종이 사라져버렸다). 인간도 직접적인 타격을 받았다. 산업적인 농업 시스템으로 생산한 식량 때문에 매년 최소 1,100만 명이 사망하고 세계 인구가 비만에 허덕이게 되었다. 따라서 재생적인 시스템을 구축하는 일이 시급하다. 우리에게는 지구와 인간의 건강을 모두 되살릴 수 있는 시스템이 필요하다. 좋은 소식은 그 어느 때보다도 지금 그런 일이 가능하다는 것이다.

자원이 고갈된 지구

나는 최근에 쓴 책《음식 치료Food Fix》(국내 미출간)에서 이런 이야기를 다뤘다. 식량 시스템이 기후 변화의 가장 큰 주범이고, 식량 시스템을 손보는 것이 기후 변화에 대항하는 가장 효과적인 해결책이라고. 만일 기후 변화가 걱정스럽지 않다면 이 이야기를 들어보자. 유엔UN에 따르면 추수를 60번 하고 나면 토양이 고갈될 것이라고 한다. 이것이 왜 중요한 문제일까? 자녀나 손자가 있다면, 또는 자녀를 낳을 계획이 있다면 한번 생각해보자. 그 아이들이 무엇을 먹고 자랄까? 토양이 남아 있지 않으면 음식도 없고 결국 사람도 없어진다. 현대적인 농사법은 기후 변화와 토양 손실을 유발할 뿐만 아니라 천연자원과 생물 다양성을 파괴하기도 한다. 산호초가 죽고, 대양이 오염되고, 열대우림이 파괴되는 문제도 있다. 이런 농사법은 결과적으로 식량 안보를 큰 위험에 빠뜨릴 것이다. 우리가 식량을 재배하는 방식이 미래에 우리가 식량을 재배할 능력을 위협하는 실정이다.

대기로 배출되는 모든 온실가스의 거의 절반은 우리의 식량 시스템에서 비롯된다. 삼림 파괴, 파괴적인 농사법, 음식물 쓰레기, 토양의 손실과 훼손 때문이다. 토양 손실이 유발한 피해는 대기에 있는 탄소 3분의 1, 즉 이산화탄소 3,000억 톤에 해당한다. 화석 연료의 무려 5분의 1이 우리의 식량 시스템에 쓰인다. 이 정도면 비행기, 배, 자동차, 트럭을 모두 합친 것보다 더 많은 양의 화석 연료를 쓰는 셈이다.

우리가 지구에 가하는 공격은 결국 우리 몸에 가해지는 공격이다. 반대로, 우리가 우리 몸에 가하는 공격도 결국 지구에 가해지는 공격이다. 좋든 싫든 인간은 생물학적인 생태계의 일부다. 과학자들은 우리가 사는 이 시대를 표현할 새로운 용어를 만들었다(빙하기처럼). 바로 인류세the Anthropocene다. 인류 역사상 처음으로 인간이 전 세계적으로 기후와 생태계에 치명적인 영향을 미치는 점을 반영한 말이다.

나는 의사로서 비만, 당뇨병, 심장 질환 같은 만성질환을 진료실에서 치료할 수 없다는 사실을 깨달았다. 해결책은 농장, 식료품 가게, 부엌, 음식점에 있다. 다시 말해, 우리의 식량 시스템이 해결책이라는 뜻이다. 음식은 인간을 위한 약이며, 복원하고 재생하는 방식으로 재배한 식량은 지구를 위한 약이다.

재생적이고 기후 친화적인 식단이란, 식물을 바탕으로 한 비건 식단이라는 의견이 지배적이다. 우리는 모두 건강을 위해 식물이 가득한 식단을 먹어야 한다. 공장식 농업은 환경과 기후에 끔찍한 재앙을 불러일으키며 법으로 금지되어야 한다. 하지만 그렇다고 해서 동물이 농업에서 제외돼서는 안 된다.

과학적인 근거는 명확하다. 동물은 반드시 재생 농업의 자연적인 사이클에 포함되어야 한다. 그래야 토양을 조성하고, 비료를 생산하고, 물을 보존하고, 독성이 강한 농업용 화학 물질을 사용할 필요성을 없앨 수 있다. 동물성 식품을 먹는 것은 자유지만, 동물을 다양한 자연적인 농장 생태계에 편입하는 것은 필수다. 채식 대 잡식을 논하는 것은 환경과 기후에 아무런 도움이 되지 않는다. 식물을 바탕으로 만든 콩버거를 아무리 많이 먹어도 기후 변화를 되돌리긴 어렵다.

재생 농업이란 무엇일까?

재생 농업으로 키운 가축은 기후 변화에 확실하게 도움이 된다. 황폐해진 토양을 복구하는 힘이 있기 때문이다. 토양은 지구상에서 가장 큰 탄소 싱크다. 면적이 열대우림을 전부 합친 것보다 훨씬 넓으며, 토양에 오늘날 대기 중에 있는 탄소의 3배를 저장할 수 있다. 광합성보다 탄소를 더 효율적으로 포집capture하는 기술은 없다. 광합성은 비용이 들지 않으며 거의 모든 곳에서 이루어진다. 토양을 조성하는 가장 좋은 방법은 목초지를 관리하면서 거기 사는 동물의 자연스러운 행동을 모방하는 것이다. 과방목은 파괴적이며 사막화가 일어나는 속도를 높인다(매년 남미 니카라과만한 크기의 경작지가 사막화된다). 농경지의 40퍼센트는 농작물을 재배하기에 적합하지 않다. 하지만 목초지로 관리하고 재생 농업에 활용하기에는 안성맞춤이다. 우리가 재생 농업을 확대하면 산업 혁명 이후로 대기 중에 방출된 모든 탄소의 50~100퍼센트를 감축할 수 있으리라고 예측하는 사람들도 있다.

재생 농업의 부수적인 효과는 전부 좋은 것들이다. 재생 농업이 활성화되면 영양 밀도가 훨씬 높은 식품을 생산하고, 토양이 비옥해지도록 복구하고 벌레, 새, 포유동물의 자연적인 서식지를 복원할 수 있다. 가축(소, 닭, 돼지, 양, 염소)은 식물 영양소, 미네랄, 비타민, 약용 화합물이 가장 많이 들어 있는 식물을 자연스럽게 찾아낸다. 이런 가축을 가장 인도적인 방식으로 키우면 된다. 현재로서는 재생 농장은 농업의 1퍼센트밖에 차지하지 않는다. 대규모 농업을 지지하는 사람들은 유기농 농업, 지역적인 농업, 재생 농업이 좋기는 하지만 그런 방식으로는 세계 인구를 먹여 살릴 수 없다고 말한다. 하지만 이 주장은 사실이 아닌 것으로 밝혀졌다. 전 세계적으로 여러 과학자, 정부, 유엔은 식량을 재배하는 새로운 접근법이 시급하다는 것을 알고 있다. 우리의 건강과 지구의 건강, 둘 다를 위해서 말이다.

재생 농업은 농부에게 수익도 더 많이 안겨준다(최대 20배). 보통 농부는 매년 약 1,600달러의 손실을 본다. 은행에서 대출을 받고, 작물 보험을 들고, 대형 농업 기업으로부터 씨앗과 화학 물질을 사는 데 돈을 많이 써야 하기 때문이다. 재생 농업으로 전환하면 수확량이 더 많아지고 질이 더 좋은 식량을 생산할 수 있다는 장점도 있다. 우리가 음식을 돈 주고 사서 실제로 먹는 활동에는 엄연히 힘이 있다. 따라서 재생 농업으로 재배한 식품을 선택하면 대형 농업 기업에 지속 가능한 농장이 더 많아졌으면 좋겠다는 메시지를 전달할 수 있다. 제너럴 밀스General Mills, 네슬레Nestlé, 다농Danone 등 여러 기업이 재생 농업에 투자하고 있다. 농부들이 재생 농업으로 전환하도록 지원금을 주는 기업들도 있다. 정부가 할 일을 대신 하는 셈이다. 이런 기업들은 우리의 현 농사법이 달라지지 않으면 농업에 필요한 원재료의 공급망이 위험해지리라는 것을 이해한다.

우리의 선택이 중요하다

건강한 지구를 위한 식생활은 단순히 대기업과 정부 정책에 관한 일이 아니다. 우리의 일상적인 선택도 큰 힘을 발휘할 수 있다. 음식물 쓰레기, 제대로 이루어지지 않는 재활용, 플라스틱 과다 사용이 기후 변화를 부추긴다. 사실 음식물 쓰레기는 기후 변화를 일으키는 가장 커다란 요인이다. 우리의 부엌에 있는 음식의 40퍼센트는 쓰레기통에 버려진다. 음식물 쓰레기를 나라에 비유하면 그 나라는 미국과 중국에 이어 세 번째로 온실가스를 많이 방출하는 나라가 될 것이다. 쓰레기로 버려지는 농산물에서는 공장식 사육을 당하는 가축이 내뿜는 메탄의 3배가 넘는 메탄이 방출된다. 대양에 버려지는 쓰레기에서 나온 미세플라스틱은 결국 우리가 먹는 생선과 해산물에 들어간다. 차, 소금, 맥주, 생수와 수돗물 등에서도 미세플라스틱이 검출된다.

그렇다면 우리가 패닉 상태에 빠져야 할까? 그런 것은 아니다. 그저 최대한 지속 가능한 방식으로 살아야 한다는 뜻이다. 그러기 위해서는 우리가 식량과 음식에 관한 제품을 생산하고 소비하고 버리는 방식에 더 신경 써야 한다. 기억하자. 어떤 식단(비건 식단, 채식, 팔레오, 그리고 다른 어떤 것이든)을 고르든 우리는, 우리와 지구를 보호하는 재생의 방향으로 나아갈 수 있다는 것을.

식물성 고기가 기후 변화의 해결책이 될까?

요새 뜨고 있는 식물성 고기는 사람들을 혼란스럽게 한다. 장점은 애매하고 위험성은 불명확하기 때문이다. 우리 모두 식물성 식품을 더 많이 먹어야 하는 것은 맞다. 하지만 그건 자연식품을 두고 하는 말이지 산업적인 과학 프로젝트로 탄생한 음식을 두고 하는 말은 아니다. 식물성 고기는 GMO 재료와 새로운 단백질로 만들어졌으며, 여기에 쓰이는 식물은 글리포세이트라고 알려진 제초제를 뿌려서 키운다(글리포세이트는 암을 유발하며 마이크로바이옴을 파괴한다).

물론 콩버거가 가축 사육장에서 자란 소로 만든 버거보다 낫긴 하다. 하지만 재생 농업으로 키운 소로 만든 버거는 대기 중에 있는 이산화탄소를 3.5킬로그램이나 제거하는 것으로 드러났다. 한편, (GMO 콩으로 만든) 임파서블 버거는 대기에 이산화탄소 3.5킬로그램을 오히려 추가한다고 한다.[23]

우리는 〈원칙 14〉에서 최적의 비건 식단을 살펴볼 예정이다. 만일 육식주의자라면 가능할 때마다 재생 농업으로 키우고 풀을 먹고 자란 소의 고기를 선택하길 바란다. 차선책은 재생 농업이 적용되지는 않았지만 풀을 먹고 자란 소의 고기를 고르는 것이다. 수요가 증가하면 공급도 증가할 것이고, 결국 가격이 내려갈 것이다.

지속 가능하고 재생적인 방식으로 키운 고기, 가금류의 고기, 생선을 고르면 지구 온난화를 되돌리는 데 도움이 된다. 이런 선택은 영양 밀도가 더 높고 질이 더 나은 식량의 재배로도 이어질 것이다.

〈원칙 7〉에서 기억해야 할 점

★ 식품을 현지에서 유기농으로 구하자.

현지의 유기농 농산물을 구하려면 자기 지역에 있는 지역사회 지원 농업CSA 프로그램에 참여하면 된다. 자신이 사는 지역에 그런 프로그램이 있는지 살펴보자. 현지의 식량 시스템을 지원하는 농산물 직거래 장터를 이용하는 것도 좋은 방법이다.

★ 새로운 재생 유기농 인증 라벨ROC을 확인하자.

ROC 라벨은 세 가지 영역(토양의 건강, 동물 복지, 사회적인 공정성)을 토대로 인증 마크를 발급한다.

★ 음식물 쓰레기를 줄이자.

필요한 만큼의 음식만 사도록 노력하자. 남은 음식은 버리지 말고 모아서 한 번 더 먹고, 냉장고에 남아 있는 재료로 요리를 만드는 방법을 배우자.

★ 플라스틱을 제한적으로 사용하자.

우리가 버리는 플라스틱은 전부 환경을 오염시킨다. 안타깝게도 플라스틱의 91퍼센트가 재활용되지 않는다.[24] 우리가 재활용 수거함에 넣는 플라스틱 대부분도 마찬가지다. 플라스틱 말고 유리로 만든 용기를 사용하자. 단골 카페에 갈 때는 다회용 컵을 들고 가고, 나들이 갈 때도 수저와 포크를 일회용이 아닌 것으로 챙기자. 이런 것들이 시시한 습관처럼 느껴질지 몰라도 환경에 큰 도움이 된다.

★ 진짜 음식과 자연식품을 먹자.

기후 변화를 부추기는 포장 식품과 초가공식품은 먹지 말자.

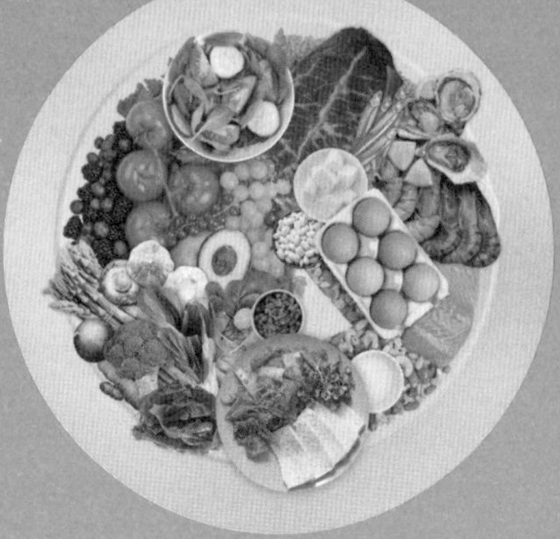

원칙 10:

설탕을 기분 전환용 마약처럼 취급해라

10

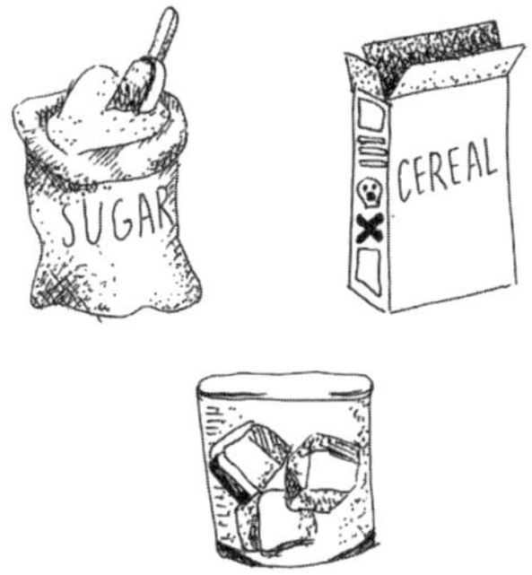

설탕이 맛있다는 사실은 누구나 인정할 것이다. 하지만 설탕을 많이 먹으면 건강에 치명적인 결과가 나타날 수 있다. 중요한 것은 섭취량이다. 단맛이 나는 간식을 가끔 먹는다고 해서 몸 상태가 나빠지는 사람은 거의 없다. 하지만 미국은 설탕 중독을 앓고 있는 국가다. 미국인은 매년 1인당 설탕 섭취량이 69킬로그램에 달한다. 몸에 좋지도 않은 설탕을 매일 평균 190그램이나 먹는다는 뜻이다.

설탕 중독의 과학적인 원리

그렇다면 설탕은 왜 그렇게 몸에 안 좋을까? 우선 우리 몸에는, 우리를 기아로부터 보호해주는 유전자가 무려 수백 개가 있다. 하지만 풍요 또는 지나친 섭취로부터 우리를 보호해주는 유전자는 몇 개 되지 않는다. 우리 선조는 운이 좋을 때만 벌집에서 꿀을 구하고 여름의 끝자락에서 몇 주 동안 남아 있던 베리를 찾을 수 있었다. 하지만 이제 우리는 설탕의 바다에 산다.

설탕은 우리의 생리 기능, 특히 호르몬, 뇌 화학, 면역계를 걷잡을 수 없이 망가뜨린다. 그래서 음식에 대한 갈망이 심해지고, (배와 장기 주변에) 지방 저장량이 늘어난다. 신진대사가 느려지고 비만, 심장 질환, 당뇨병, 암, 치매에 걸릴 위험이 커지기도 한다.

설탕 때문에 결국 인슐린 저항성이 생기는 것이 가장 큰 문제다. 미국인 2명 중 1명, 청소년은 4명 중 1명이 당뇨병 전 단계라는 진단을 받았거나 제2형 당뇨병을 앓고 있다. 옛날에는 당뇨병이 성인이 되고 나서야 걸리는 병이었지만 요새는 그렇지도 않다. 그렇다면 왜 미국인의 75퍼센트가 과체중일까? 왜 다른 국가에서도 과체중인 사람들이 점점 늘어날까? 바로 설탕과 녹말 때문이다. 지방이 아니라 설탕과 녹말이 우리 모두를 죽이고 있다.

우리는 설탕이 몸에 좋지 않다는 것을 알면서도 계속 먹는다. 그 이유는 무엇일까? 설탕이 생물학적으로 중독성이 있기 때문이다. 우리 몸은 설탕을 갈망하고 찾도록, 그리고 다가올 혹독한 겨울에 대비할 수 있게 설탕을 지방으로 저장하도록 프로그래밍되었다. 하지만 〈왕좌의 게임〉 같은 기나긴 겨울은 현실에선 찾아오지 않는다. 그런데도 설탕으로 가득한 여름은 절대 사라지지 않는다. 설탕은 모든 길 모퉁이에서 저렴하게 팔리고 있다. 설탕 중독은 호르몬과 신경 전달 물질로 인해 생기는 생물학적인 장애다. 설탕은 음식에 대한 갈망을 부추기고 헤로인이나 코카인처럼 뇌의 쾌감 중추를 자극한다. 봉지에 가득 담긴 아보카도를 허겁지겁 먹어 치운 경험은 아무도 없을 것이다. 하지만 쿠키는 한번 먹기 시작하면 눈 깜짝할 사이에 사라져버린다.

설탕 디톡스를 해본 적이 없는 한 설탕을 스스로 자제하기는 어렵다. 단맛이 나는 간식을 자주 안 먹기가 쉽지 않을 것이다. 설탕을 잠시 끊고 호르몬, 뇌, 면역계를 리셋하면 설탕과의 관계도 리셋할 수 있다. 나도 물론 설탕을 먹는다. 핵심은 설탕을 섭취하고 나서 몸의 신진대사를 잘 회복하는 것이다. 그러면 어떻게 해야 회복력이 높아질까? 일단 페건 식단을 먹고, 운동하고, 스트레스 수치를 떨어뜨리기 위해 적극적으로 노력해야 한다. 스트레스를 많이 받으면 혈당이 치솟을 수 있기 때문이다!

나는 1년에 한두 번 내 몸을 리셋하려고 설탕 디톡스를 실시한다. '10일 리셋 프로그램'은 효과가 빠르게 나타나거나 쫄쫄 굶는 방식은 아니다. 이 프로그램은 진짜 식품, 자연식품, 적합한 영양소, 올바른 습관을 활용해서 체내 시스템을 리셋하고 혈당 수치가 개선되도록 돕는다. 이 이야기는 〈원칙 13〉에서 더 자세히 다루려고 한다. 과체중, 당뇨병 전 단계, 제2형 당뇨병으로 고생하고 있다면 신진대사를 복구하기 위해서 10일보다 더 긴 시간이 필요할 것이다. 어떤 사람들은 설탕을 조금만 먹어도 몸 상태가 크게 나빠진다. 단맛, 도파민 쾌감, 다른 핵심적인 요소의 유전적인 차이가 설탕에 대한 갈망, 중독, 과다 섭취에 영향을 미친다.

설탕을 매일 갈망하거나 필요로 하지 않는다면, 설탕과 건강한 관계를 맺고 있다고 볼 수 있다. 설탕을 기분 전환용 마약이나 간식처럼 취급하자. 나는 가끔 와인이나 테킬라를 즐겨 마신다. 하지만 매일 마시거나 아침, 점심, 저녁으로 마시지는 않는다. 마찬가지로, 설탕도 가끔 생각날 때 먹는 음식이지 매일 먹거나 매끼 먹지는 않는다. 하지만 설탕 중에서도 아예 멀리하기를 권하는 종류도 있다.

액상과당을 먹지 말자

액상과당은 자연과는 동떨어진 산업적인 식품이며 화학적인 효소 과정을 거쳐서 옥수숫대에서 추출한다. 일반 설탕은 포도당과 과당의 비율이 똑같다. 하지만 액상과당은 과당이 55퍼센트, 포도당이 45퍼센트라서 단맛이 더 많이 나고 중독성도 더 강하다(액상과당 중에는 과당이 무려 75퍼센트나 되는 것도 있다). 액상과당이 가공식품에 그토록 널리 쓰이는 것은 (보조금 덕택에) 만드는 데 비용이 별로 들지 않기 때문이다. 값이 더 저렴하고 더 달다는 것은 수익이 더 오르고 그 식품을 찾는 소비자도 더 많아진다는 뜻이다.

액상과당이 시장에 나타난 이후로 비만, 지방간 질환, 당뇨병, 만성질환에 시달리는 사람이 많아졌다. 특히 탄산음료를 마시는 어린이들이 큰 타격을 받고 있다. 어린이가 지방간 질환에 걸리는 가장 큰 원인이 바로 탄산음료 섭취다. 탄산음료에 액상과당이 들어 있기 때문이다. 이런 독을 계속 먹으면 장에 구멍이 뚫린다. 그러면 장 누수 증후군에 걸리고 염증이 생길 우려가 있다. 액상과당은 어떤 경우에도 피해야 한다. 과당을 함유하는 것도 문제지만 대체로 질이 낮은 초가공식품에 많이 들어 있기 때문이다.

가짜 설탕이나 설탕 대체품도 몸에 나쁘다

인공 감미료는 일반 설탕만큼 나쁘거나 그것보다 더 나쁠지도 모른다.[25] 어떻게 그럴 수 있을까? 인공 감미료는 칼로리는 없지만, 음식이 단순히 칼로리가 아닌 정보라는 사실을 잊지 말자. 단맛을 극도로 끌어올린 물질(단맛이 일반 설탕의 1,000배나 된다)은 뇌, 호르몬, 마이크로바이옴에 악영향을 끼친다. 우리는 식품업계의 계략에 속아 칼로리가 0인 식품의 겉만 번지르르한 매력에 빠져버렸다. 스플렌다Splenda, 뉴트라스위트NutraSweet, 이퀄Equal, 스위트앤로우Sweet'N Low, 당알코올sugar alcohol 같은 것들을 멀리하자. 인공 감미료는 뇌의 회로를 바꿔버리고, 비만과 복부 지방을 유발하며, 중독성도 강하다. 매일 커피나 차를 마실 때 인공 감미료를 넣는 것보다는 설탕이나 꿀을 조금 넣는 것이 좋다.

에리트리톨, 소르비톨, 말티톨, 만니톨과 같은 당알코올도 안 먹는 것이 좋다. 당알코올은 소화가 되지 않으며 장에서 발효되어 설사, 복부 팽만, 장내 가스로 고생할 우려가 있다. 만일 장내 세균 불균형이나 과민 대장 증후군과 같은 소화 문제가 있다면 당알코올을 섭취하지 않는 것이 특히 더 중요하다.

설탕 대체품으로는 식물성 스테비아나 몽크프루트monk fruit(나한과)가 낫다. 이런 대체품은 베이킹할 때 사용하기에 좋지만 양을 조금만 쓰자. 꿀, 고품질 메이플 시럽, 코코넛 설탕은 가끔 1티스푼 정도는 먹어도 된다. 일반적으로 우리가 커피나 음식에 조금 넣는 설탕의 양이 문제가 되지는 않는다(베이킹할 때처럼 설탕을 잔뜩 넣지 않는 한 말이다). 샐러드드레싱부터 빵에 이르기까지 모든 가공식품에 숨어 있는 설탕이 문제다. 쿠키에 설탕이 들어가는 것은 이해할 수 있다. 하지만 왜 토마토소스에도 설탕을 넣어야 할까? 토마토소스 1인분에 들어 있는 설탕의 양이 오레오Oreo 쿠키 두 개에 들어 있는 설탕보다 많을 정도다.

아래의 표를 보면 어떤 종류의 설탕은 가끔 먹어도 되고, 어떤 종류는 아예 안 먹는 것이 좋은지 구분할 수 있다.

제한적인 양만 먹자	조금만 먹거나 아예 먹지 말자
몽크프루트	인공 감미료(스플렌다, 뉴트라스위트, 이퀄, 스위트앤로우 등)
유기농 전체 잎 스테비아(펩시와 코카콜라에서 만든 퓨어비아(PureVia)나 트루비아(Truvia)를 말하는 것이 아니다)	당알코올
대추 설탕	액상과당
꿀	정제된 백설탕
메이플 시럽	갈색 설탕
코코넛 설탕	
당밀	
신선한 과일 주스(매일 마시지는 말고, 공복에 마시지도 말자. 양은 최대 120밀리리터가 적당하다)	

〈원칙 10〉에서 기억해야 할 점

★ 설탕이 기분 전환용 마약이라는 사실을 잊지 말자.

차나 커피를 마실 때 꿀을 조금 타도 된다. 일주일에 한두 번 후식을 먹는 것도 괜찮다. 나도 매일 다크 초콜릿을 조금 먹지만 마구 집어먹지는 않는다. 설탕을 아침, 점심, 저녁으로 먹지도 않는다. 자연식품으로 구성된 영양이 풍부한 식사(페건 식단)를 하고 나서 설탕을 먹자. 그러면 설탕의 악영향이 조금이나마 상쇄될 것이다. 만일 설탕을 조금만 먹어도 지나치게 많이 먹게 될 것 같거나 설탕에 중독될 것 같다면 설탕을 아예 멀리하자. 설탕을 먹고 나서 신진대사가 회복되는 데 시간이 걸릴지도 모른다. 요리에 설탕 대신 과일을 넣어서 단맛을 내는 방법도 있다.

★ 설탕과의 관계를 리셋하자.

설탕을 10일 동안 안 먹으면 몸에 어떤 일이 일어나는지 살펴보자. 도움이 필요하다면 '10일 리셋 프로그램'을 참고하길 바란다. 이 프로그램에 관한 정보는 〈원칙 13〉에서 더 많이 얻을 수 있다.

★ 인공 감미료가 들어 있는 제품을 당장 버리자.

스플렌다, 뉴트라스위트, 이퀄 등 앞서 나열한 인공 감미료 말고도 다른 제품이 먹기에 안전한지 의문이 든다면 그것도 갖다버려라.

★ 액상과당은 절대로 먹지 말자.

아이들이 탄산음료를 좋아한다면 스핀드리프트Spindrift처럼 과일 주스로 단맛을 아주 조금 낸 탄산수를 추천한다. 탄산음료를 대체할 만한 조금 더 건강한 음료로는 제비아Zevia가 있다. 이 제품은 스테비아로 단맛을 낸다.

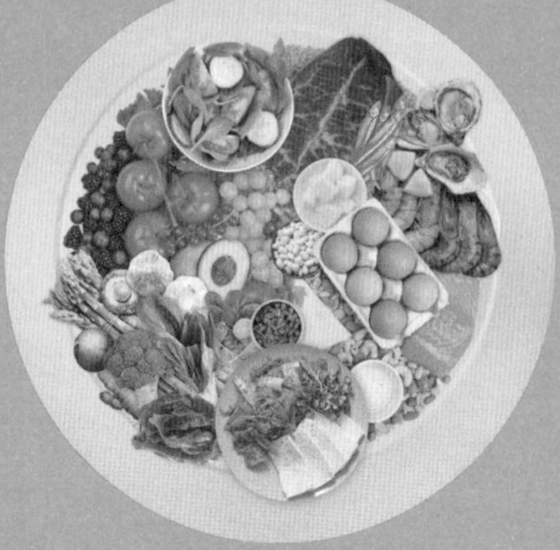

원칙 11:

커피와 술에 의지하지 마라

11

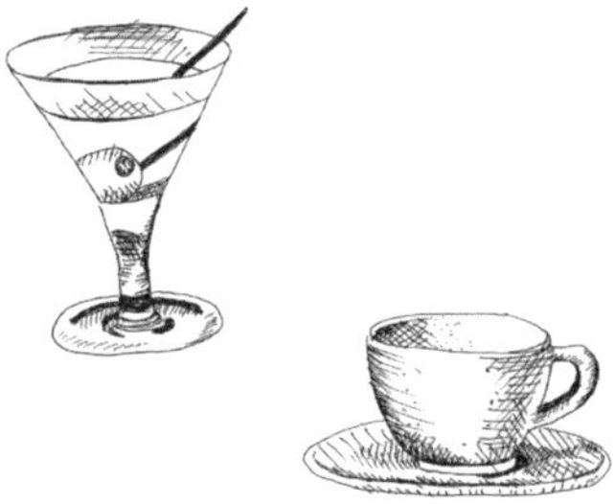

만일 아침에 잠기운을 떨쳐내려고 커피를 마시고 밤에 긴장을 풀려고 와인을 마셔야 한다면 습관을 바꿀 때가 왔다. 그렇다고 해서 이런 음료를 즐기지 말라는 뜻은 아니다. 나도 커피와 와인 또는 칵테일을 가끔 마시지만 거기에 의지하지는 않는다. 커피와 술에 의지하는 습관은 호르몬, 수면, 기분 등에 악영향을 미칠 수 있다. 건강하게 살기 위해서는 한 가지 음료만 필요하다. 바로 물이다.

우리 몸은 거의 수분으로 구성되어 있다. 그래서 수분을 꾸준히 공급해주지 않으면 건강이 나빠진다. 만일 맹물의 맛이 밋밋하다면 큰 물통에 물을 넣고 레몬, 라임, 오이 같은 것을 물에 띄워보자. 그러면 온종일 맛있게 수분을 섭취할 수 있다. 더울 때는 얼음을 동동 띄운 허브차도 좋다. 탄산수sparkling water도 괜찮다. 하지만 아무것도 첨가하지 않은 물보다 더 좋은 것은 없다.

나는 운동 중이거나 활동량이 많을 때는 전해질을 물에 타서 마신다. 전해질은 신경과 근육의 기능에 도움을 주는 미네랄이다. 수분 보충, pH 지수의 균형, 조직 재생, 노폐물 제거에도 도움이 된다. 물에 전해질을 첨가하면 땀을 흘리고 나서 또는 운동하고 나서 체내에서 빠져나간 수분과 미네랄을 보충할 수 있다. 전해질은 액상으로도 팔고 가루로도 판다. 홀푸드, 동네에 있는 건강식품 가게, 온라인에서 쉽게 구할 수 있다. 수분 섭취만 잘 해도 에너지가 좀 더 생기는 느낌이 들 것이다. 아침에 일어나서 커피를 찾는 대신 정수된 물을 마시고 물에 전해질을 첨가해보자.

커피

커피는 사실 미국 식단에 포함된 식품 중 최고의 산화 방지제 공급원이다. 미국인이 얼마나 산화 방지제를 적게 섭취하는지 알 수 있는 대목이다! 그렇다고 해서 커피가 건강에 이로운 점이 없는 것은 아니다. 커피를 마시면 심장 질환, 치매, 파킨슨병에 걸릴 위험이 줄어든다는 연구 결과도 있다.[26] 문제는 커피가 누구에게나 도움이 되지는 않는다는 것이다. 제2형 당뇨병을 앓는 사람은 커피를 마시면 인슐린 생산량이 늘어날 수 있다. 코르티솔과 다른 호르몬 수치가 높아져서 여러 호르몬 장애가 나타날 우려도 있다.

만일 커피를 마시고 나서 초조해지거나 피곤해지면 커피가 체질에 맞지 않는 것이다. 커피를 마셨더니 오히려 에너지가 줄어들고, 불면증이 생기고, 가슴이 두근거려도 마찬가지다. 누구든 1년에 몇 번쯤은 커피를 끊을 필요가 있다. 하루를 시작할 때 카페인에 의지하는 사람이 너무나 많다. 커피 없이도 생산적인 하루를 보낼 수 있어야 한다. 커피를 완전히 끊고 싶다면 하루에 한 컵만 마셔보자. 그러다가 하루에 반 컵만 마셔보고, 나중에는 커피를 녹차로 대체하자. 차는 강력한 페놀 화합물이 들어 있는 슈퍼음료다. 이런 화합물은 암에 맞서 싸우고 우리의 심혈관계를 보호해준다. 최고의 차는 단연 녹차다. 녹차에 카테킨이 풍부하기 때문이다. 카테킨은 식물의 세계에서 찾을 수 있는 가장 강력한 파이토케미컬 중 하나다. 카테킨이 질병에 맞서 싸우는 힘이 있는 만큼 녹차를 하루에 한두 잔 마시길 권한다. 만일 커피 없이는 살 수 없다면 유제품 커피 크림, 가짜 커피 크림, 설탕 덩어리인 프라푸치노와 모카 어쩌구 라떼 같은 음료라도 피하자.

술

간단히 말하자면, 술은 누구에게도 좋지 않을 가능성이 크다. 레스베라트롤처럼 와인에 함유된 이로운 성분은 다른 음식과 영양제에도 들어 있다. 매일 술을 석 잔 이상 마시면 조기 사망률이 증가할 위험이 있다. 여성은 남성보다 술의 해로운 영향을 더 크게 받는다. 알코올 섭취와 유방암 사이에 상관관계가 있다고 주장하는 연구도 있다. 술은 체내에 있는 영양소를 고갈시키고 장, 간, 뇌에 해를 끼친다.

나는 밤마다 수면 패턴을 추적해주는 오우라 링Oura ring을 끼고 잔다. 스마트 반지가 분석한 내용을 살펴보면, 내가 술을 마신 날에는 잠드는 데 시간이 두 배나 더 걸린다. 그런 날은 밤에도 심박수가 높은 상태로 유지되고, 그다음 날 몸 상태도 좋지 않다. 밤에 와인 한 잔을 마시면 긴장이 풀리는 것처럼 느껴질지도 모른다. 하지만 우리가 자는 동안 술이 우리 몸에 어떤 영향을 미치는지 알면 깜짝 놀랄 것이다. 잠을 자는 동안 우리 몸은 해독과 복구에 힘쓴다. 엄연히 독소인 술을 거기에 더해서 몸이 할 일을 더 늘릴 필요는 없다.

나는 술을 설탕처럼 대한다. 술을 가끔 한 잔 마시는 것은 괜찮지만, 매일 마시면 건강에 문제가 생길 수 있다. 아무리 많이 마셔도 일주일에 서너 번 딱 한 잔씩만 마시자. 이때 말하는 한 잔이란 독한 술은 30밀리리터, 와인은 150밀리리터, 맥주는 300밀리리터를 뜻한다. 만일 술 자체가 체질에 안 맞는 것 같다면 술을 마시지 말자. 술을 마시지 않는다고 사람들에게 말할 때 부끄러움을 느낄 필요는 없다. 누군가가 그런 문제로 눈치를 줘도 꿋꿋하게 버티자. 술을 입에 대지 않았더니 몸 상태가 정말 좋아졌다고 말하면 아무도 술을 강요하지 못할 것이다.

주스, 스무디, 넛밀크는 어떨까?

지난 몇 년 동안 미리 포장된 주스와 스무디 제품이 급속도로 늘어났다. 이것은 좋은 현상이다. 더 많은 사람이 건강한 제품을 찾고 있다는 뜻이기 때문이다. 하지만 그런 음료 중에는 건강에 도움이 되지 않는 것도 많다. 시중에 나와 있는 주스 대부분에는 설탕이 한가득 들어 있다.

한 친구가 유명한 브랜드의 그린 스무디를 마시고 있길래 라벨을 살펴봤다. 그랬더니 설탕이 1인분에 14그램 들어 있다고 표기되어 있었는데, 그 스무디는 2인분짜리였다! 그 정도면 탄산음료보다 설탕이 조금 적게 들어 있는 셈이다. 사과와 열대 과일을 많이 넣은 그린 주스도 마찬가지다. 그린 주스를 원한다면 녹색 채소를 넣고 레몬과 생강만 조금 첨가한 제품을 고르자.

스무디를 원한다면 직접 만들거나 진짜 재료만 통째로 이용하는 업체의 제품만 구매하는 것이 좋다. 분리 대두 단백은 전통적인 대두 제품인 템페, 두부, 된장과 달리 몸에 해로울 수도 있다. 따라서 그런 성분이 포함되지 않은 것으로 고르길 바란다. 스무디를 만들 때 바나나, 대추, 아가베는 필요 없다. 그런 재료를 넣으면 설탕만 더 넣는 꼴이다. 넛밀크는 재료가 가장 적은 제품으로 고르거나 직접 만들어 마시는 것이 좋다.

〈원칙 11〉에서 기억해야 할 점

★ 물은 아무것도 첨가하지 않은 정수가 최고다.

만일 운동을 격렬하게 하는 중이거나 핫요가 같이 체력 소모가 큰 활동을 하고 난 뒤라면 물에 전해질을 첨가해 보자. 전해질은 액상으로 또는 가루로 구할 수 있다. 342페이지에 실린 '추가 정보' 섹션에서 내가 가장 좋아하는 브랜드를 소개한다.

★ 카페인이 들어간 차와 커피는 마셔도 된다.

마시고 나서 심장이 빨리 뛰거나 부작용이 나타나지 않는다면 말이다. 건강상의 이점이 가장 많은 것은 녹차다.

★ 설탕 음료는 피하자.

설탕으로 단맛을 냈거나 인공적으로 단맛을 낸 음료는 전부 피하는 것이 좋다. 더 말할 것도 없다.

★ 술은 제한적으로 마시자.

술은 와인 한 잔 또는 칵테일 한 잔을 일주일에 서너 번 마시는 것으로 제한하자. 맥주는 글루텐과 다량의 탄수화물을 함유하고 있어서 추천하지 않는다(영어에 '맥주를 마셔서 생긴 배beer belly'라는 말이 괜히 있는 것이 아니다).

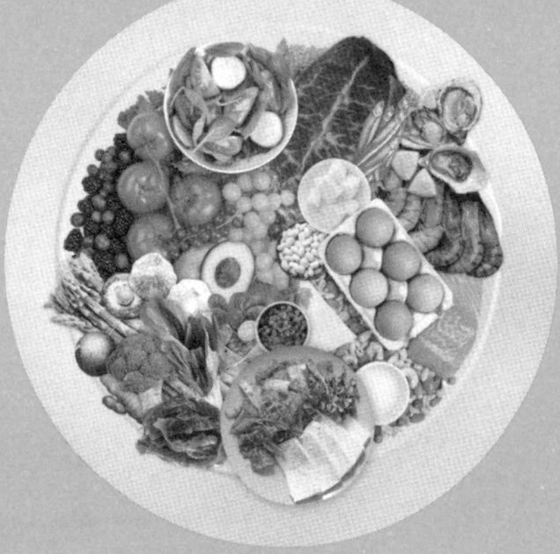

원칙 12:

개인 맞춤형 영양 관리에 투자해라

12

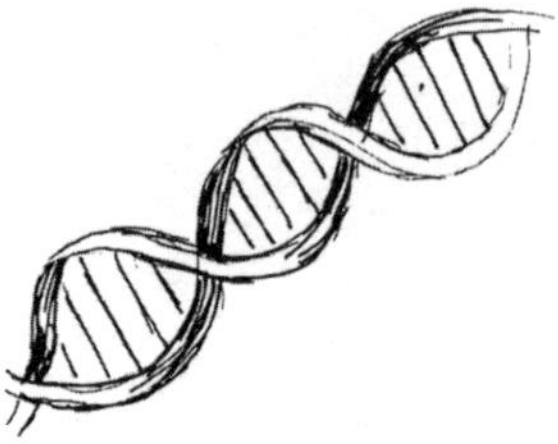

머지않은 미래에 이런 일이 가능해진다고 상상해 보자. 볼 안쪽을 면봉으로 문지르고, 피 몇 방울을 뽑고, 대변 샘플을 채취해서 분석하면 지도가 한 장 나온다. 지도에는 '나'를 구성하는 고유한 유전자, 생리 기능, 신진대사, 미생물 종류가 나타나 있다. 이런 정보는 거대한 데이터베이스를 통과하고 인공지능AI의 분석을 거친다. 부족한 부분은 우리의 신체 정보(활력 징후, 혈당 등)를 실시간으로 측정하는 웨어러블 장비가 채워준다. 이런 일이 실제로 가능해지면 개인 맞춤형 영양 관리와 정밀 영양 관리의 시대가 열릴 것이다. 어떤 음식이 우리의 신진대사를 최적화된 상태로 만들어줄까? 어떤 음식이 우리의 치유 유전자를 켜고 질병을 부르는 유전자를 끌까? 우리의 고유한 마이크로바이옴에는 어떤 먹이를 주는 것이 좋을까? 식품에 들어 있는 수만 가지의 파이토케미컬 중에서 어떤 것이 우리에게 가장 도움이 될까?

이런 미래는 그렇게 오래 기다리지 않아도 될 것이다. 다행히 지금도 우리에게 알맞은 식단과 우리에게 필요한 영양소를 찾아내기 위해 할 수 있는 것이 많다. 그것이 바로 내가 30년 동안 환자들과 한 일이다. 더 나은 도구가 빠른 속도로 나오고 있지만, 지금 쓸 수 있는 도구의 질도 나쁘지 않다. 혈액, 호르몬 수치, 영양 수치, 유전자, 마이크로바이옴 분석, 식품 민감증 검사만으로도 정밀 영양에 상당히 가깝게 다가갈 수 있다.

만일 음식을 먹을 때 칼로리만 신경 써도 된다면 인생이 제법 편할 것이다. 하지만 음식은 단순히 칼로리나 에너지가 아니라 우리 몸에 필요한 정보다. 우리가 음식을 한입 먹을 때마다 우리의 생리 기능을 업그레이드하거나 다운그레이드하는 지시 사항이 달라진다. 음식을 체내 소프트웨어를 프로그램하는 코드라고 생각하면 이해하기 쉬울 것이다. 하드웨어는 우리가 가지고 태어나는 유전자이며, 소프트웨어는 그런 유전자가 켜지고 꺼지는 것이다. 음식은 우리의 유전자뿐만 아니라 호르몬(인슐린, 테스토스테론, 에스트로겐, 갑상샘)도 조절한다. 우리가 음식을 먹을 때마다 체내에 있는 박테리아 100조 마리에게 먹이를 주고 유익균 또는 유해균을 키우는 셈이다. 음식은 염증을 유발할 수도 있고 제거할 수도 있다. 기분 좋은 화학 물질을 생성해서 뇌의 화학적 구조를 바꿔놓을 수도 있다. 음식을 잘못 먹었다가는 그 음식에 중독될 우려도 있다. 음식은 면역계의 기능을 향상하거나 떨어뜨릴 힘도 있다. 음식은 근육, 뼈, 뇌를 비롯한 몸의 모든 부분에 필요한 원재료를 제공한다.

그렇다면 어떻게 해야 식단(필요한 영양소)을 개인 맞춤형으로 준비할 수 있을까? 환자들이 자신에게 맞는 식단을 고르도록 도울 때 내가 참고하는 여섯 가지 요인이 있다.

1) 개인의 병력과 가족력

예를 들어, 환자가 복부 지방이 있고 체중 감량을 어려워한다고 가정해보자. 아니면 비만, 당뇨병, 치매, 심장 질환, 자가면역 질환, 알레르기에 대한 가족력이 있다고 가정해보자. 그러면 개인의 병력과 가족력을 바탕으로 환자가 어떤 근본적인 문제를 겪고 있을지 추측할 수 있다. 아마도 몸이 탄수화물을 감당하기 어려워하거나 포화 지방을 피해야 하는 체질일 것이다. 글루텐 민감증이 나타날 위험이 있을 수도 있다.

2) 호르몬과 신진대사 검사

환자의 지방질, 인슐린, 혈당을 측정하면 의사로서 식단을 추천하는 데 도움이 된다. 이 환자가 탄수화물을 많이 먹으면 살이 빨리 찌는 체질일까? 아니면 포화 지방을 아예 안 먹는 것이 좋을까?

3) 영양 검사

의사가 영양 수치를 측정하는 경우는 거의 없다. 미국인의 90퍼센트가 결핍증을 예방하는 데 필요한 최소한의 영양소가 1개 이상 부족한 채 살아간다. 따라서 영양 검사를 해보면 도움이 될 것이다. 체내에 가장 흔히 부족한 영양소로는 오메가3 지방산, 비타민D, 마그네슘, 엽산, 비타민B_{12}, 아연, 철분이 있다. 이런 영양소는 손쉽게 보충할 수 있지만 부족한 상태로 지내는 사람이 많다. 영양소는 우리 몸에서 일어나는 모든 화학 반응을 조절한다. 그게 과연 몇 가지나 될까? 37 뒤에 0을 27개나 붙여야 할 만큼 무수히 많다! 이런 영양소가 최적의 상태보다 부족하면 신진대사가 느려진다. 그러면 몸이 좋지 않거나 만성질환에 걸릴 위험이 생긴다.

4) 식품 알레르기와 식품 민감증 검사

알레르기와 식품 민감증 검사를 둘러싼 논란이 많다. 하지만 제대로 해석하기만 하면 이런 검사는 매우 유용할 수 있다. 문제를 일으키는 가장 흔한 식품은 글루텐이 들어 있는 식품과 유제품이다. 달걀, 옥수수, 대두, 곡물, 콩, 그리고 가끔은 가짓과 식물(토마토, 피망, 감자, 가지)과 견과류도 문제가 될 수 있다. 식품 민감증이 심해졌다면 장 누수 증후군에 걸렸다고 봐야 한다. 이 모든 단백질이 혈류로 들어가서 반응을 일으킨 것이다. 따라서 장을 치료하면 식품 민감증도 같이 좋아진다.

5) 대변 검사

대변 검사를 받기 좋아하는 사람은 없을 것이다. 하지만 검사를 받고 나면 장 건강에 관한 정보를 많이 얻을 수 있다. 마이크로바이옴은 우리의 건강과 신진대사에 중요한 역할을 한다. 대변 검사의 결과를 보고 개선하기 쉬운 것도 있다. 예를 들어, 장에 이로운 연료인 짧은사슬지방산의 수치가 낮다는 결과가 나오면 프리바이오틱스와 프로바이오틱스가 풍부한 식품을 먹으면 된다. 어쩌면 면역계를 관장하는 미생물의 수가 평균보다 적다는 결과가 나올지도 모른다. 그러면 크랜베리, 석류, 녹차를 더 섭취하면 된다.

6) 유전자 검사

유전자에 관해서는 아직 배워야 할 것이 많지만, 신진대사를 관장하고 지방과 탄수화물을 감당하는 방식을 조절하는 유전자도 이미 여러 개 알려져 있다. 또한 식욕, 좋아하는 맛, 음식 중독에 취약한 성향과 관련된 유전자도 있다. 음식과 영양소가 유전자 발현을 최적화하는 방식과 관련된 유전자도 있다.

나처럼 몸의 해독 기능이 떨어지는 사람이라면, 케일이나 브로콜리 같은 십자화과 식물을 정기적으로 먹어야 한다. 만일 유전적으로 염증이 일어나기 쉬운 체질이라면 강황과 어유fish oil를 먹으면 된다. 유전적인 문제 때문에 다른 사람보다 비타민D, 엽산, 비타민 B_{12}를 많이 먹어야 하는 사람도 있을 것이다. 유전자가 우리의 인생을 결정짓는 것은 아니지만 중요하긴 하다. 유전자가 총을 장전하는 것은 맞다. 하지만 총의 방아쇠를 당기는 것은 우리의 환경(식단, 생활방식, 노출 빈도 등)이다.

위의 검사 중에는 일반적으로 흔히 하지 않는 것들도 있다. 모두가 가까운 곳에서 기능의학 의사를 찾을 수는 없겠지만, 집에서도 자신에게 어울리는 식단을 찾아낼 수 있다. 식단을 바꾸는 데 필요한 정보를 얻기 위해 일반 의사에게 요청할 수 있는 검사도 많다. 페건 식단의 원칙을 활용하면 누구나 건강의 기초를 다질 수 있다. 만일 이런 원칙들을 도입했는데도 여전히 증상이 나타나고 자신에게 꼭 맞는 식단을 짜고 싶다면 다음의 단계를 밟아보자.

제거 식단으로 시작하자

어떤 음식들은 다양한 증상, 즉 내가 FLC 증후군Feel Like Crap(실제 병명은 아니며 몸 상태가 엉망이라고 느끼는 상황을 표현함 -역주)이라고 부르는 상태를 유발한다. 체질에 맞지 않는 음식을 먹으면 복부 팽만, 습진, 알레르기, 피로, 브레인 포그, 두통, 자가면역 질환, 전신 염증 같은 증상이 나타날 수 있다. 글루텐, 밀, 유제품, 대두, 곡물, 콩, 가짓과 식물, 달걀, 설탕, 카페인 음료 같은 식품을 주의하자. 이런 음식이 모두에게 문제가 되지는 않는다. 핵심은 자신에게 맞지 않는 음식이 있는지 파악하는 것이다. 이런 식품을 21일 동안 끊어보자. 그러고 나서 22일째 되는 날, 음식을 하나씩 식단에 다시 넣으면 된다.

예를 들어, 글루텐이 문제가 되는 것 같다면 제거 식단을 이어가다가 빵 한 조각이나 파스타를 22일째와 23일째에 먹어보는 것이다. 24시간이 지나고 나서 몸 상태가 어떤지 살펴보자. 이 작업은 시간이 걸린다. 하지만 개인 맞춤형 식단을 짜기에 가장 효과적인 방법이다. 만일 다른 음식을 먹고도 몸이 불편해진다면 그 음식도 끊어보자. 어디서부터 시작해야 좋을지 모르겠다면 글루텐, 밀, 유제품, 설탕을 가장 먼저 끊어보길 추천한다.

필요한 것을 얻기 위해 의사를 찾아가자

현재의 식단이 자신에게 적합한지 아닌지 알아낼 최고의 방법은 신진대사 건강을 평가하는 것이다. 의사를 찾아가서 NMR 지방질 검사를 요청하길 권한다. 공복 인슐린과 포도당 수치, 6주 평균 혈당이나 헤모글로빈 A1c 수치도 확인해보자. 혈당이나 인슐린 수치가 높다는 결과가 나오면 식단을 재평가할 기회가 생긴 셈이다. 녹말과 설탕을 너무 많이 먹고, 스트레스를 너무 많이 받고, 몸을 너무 움직이지 않으면 인슐린 수치와 혈당이 높아질 때가 많다. 만일 지방질 검사 결과가 안 좋게 나오고 고지방 식단을 먹는 중이라면 포화 지방이나 다량의 지방이 체질에 맞지 않는다고 봐야 한다. 그러면 지방 섭취량을 줄이고 식물성 식품에 함유된 자연식 탄수화물을 먹어야 한다. 채소, 과일, 콩, 통곡물, 견과, 씨앗류를 먹으면 된다. 검사는 거짓말하지 않으며 현재 식단에 관한 피드백을 받을 수 있는 쉬운 방법이다.

영양 수치도 중요하다. 하지만 영양 수치 검사를 권하는 의사는 드물다. 미국인의 90퍼센트가 괴혈병 같은 결핍증을 예방하는 데 필요한 최소한의 영양소가 1개 이상 부족한 채 살아간다. 따라서 영양 검사를 해보면 도움이 될 것이다. 의사에게 오메가3 지방산, 비타민D, 혈장 내 아연, 적혈구 내 마그네슘, 철분(페리틴), 호모시스테인과 메틸말론산의 수치를 측정해달라고 요청하자 (맨 마지막 검사는 엽산과 비타민B_{12} 결핍증이 있는지 평가할 때 쓰는 기능 검사다).

지금의 식단이 자신에게 맞는지 알아볼 또 다른 방법은 식품 민감증과 알레르기가 나타나는지 살펴보는 것이다. 제거 식단이 최고의 첫걸음이지만, 어떤 음식 때문에 증상이 나타나는지 잘 모르겠다면 식품 민감증 검사를 받으면 된다. 만일 만성질환이나 염증성 질환을 앓고 있다면 글루텐 항체가 있는지 확인해보자. 면역글로불린IgG(가끔은 IgA) 혈액 검사는 흔히 볼 수 있는 식품 항원에 대한 항체를 측정한다. 이런 항체는 장 누수 증후군의 영향으로 생긴 것일 수도 있다. 식품 속의 단백질이 혈류로 '새어 들어가서' 면역 반응을 촉발하는 것이다. 〈원칙 15〉에서 살펴볼 장 치유 방법을 이용하면 식품 민감증을 완화하고 식단에 더 다양한 식품을 포함하는 데 도움이 될 것이다.

유전자 검사 살펴보기

만일 '23앤드미(23andMe)'와 같은 검사를 받았다면 검사 결과를 특별한 프로그램에 돌려보길 권한다. 이런 프로그램은 우리에게 영향을 줄 영양상의 변화에 관한 매우 구체적인 정보를 제공할 수 있다. 제네틱 지니geneticgenie.org 같은 곳에 검사 결과를 업로드해보길 바란다.

자신에게 무엇이 필요한지 정확히 알면 먹는 방식, 영양제 관리, 운동 계획을 최적화해서 건강하게 지낼 수 있다. 혹시 유전적으로 인슐린 저항성이나 염증에 취약한 체질이더라도 걱정할 필요는 없다. 위험을 인지한 이상 엑스포좀exposome을 통제해서 유전자가 발현되는 방식을 바꾸면 된다. 엑스포좀이란 식단, 생활방식, 스트레스, 수면, 운동, 미생물, 알레르기 유발 항원, 독소 등 유전자 발현에 영향을 미치는 모든 외부 요인을 말한다. 모든 만성질환의 90퍼센트를 결정짓는 것은 유전자가 아니라 엑스포좀인 것으로 밝혀졌다.

〈원칙 12〉에서 기억해야 할 점

★ 페건 식단이 기본이다.

진짜 식품, 영양 밀도가 높은 음식, 혈당 부하 지수가 낮은 음식, 식물이 풍부한 식품, 좋은 지방, 고품질 단백질을 먹어보자. 이 정도만 신경 써도 건강이 확 좋아질 것이다. 그런데도 몸 상태가 별로 안 좋거나 더 건강해지고 싶다면 다음의 단계를 밟아보자.

★ 21일 동안 제거 식단에 도전해 보자.

건강을 향한 첫발을 이제 막 내디뎠다면 식단에서 밀, 글루텐, 유제품, 설탕을 없애 보자. 만일 이런 음식을 이미 빼버렸다면 이번에는 대두, 곡물, 콩, 가짓과 식물, 달걀, 카페인 음료를 빼보자. 그러고 나서 각각의 식품을 한 번에 하나씩 다시 추가하고 나타나는 증상이 있는지 살피면 된다. 증상이 나타난다면 그 식품을 일시적으로나마 식단에서 제외하는 것이 좋다. 제거 식단을 먹어봤는데도 결과가 만족스럽지 않다면 식품 민감증 검사를 받아보길 권한다.

★ 적합한 검사를 받자.

의사에게 NMR 지방질 검사를 요청하자. 공복 인슐린과 포도당 수치, 헤모글로빈 A1c 수치도 알아보자. 중요한 비타민, 미네랄, 부족한 영양소를 알고 싶다면 영양 검사를 요청하자.

★ 유전자 검사도 시도해 보자.

체중을 감량하고 싶다면 유전자 검사가 좋은 시작점이 될 것이다.

★ 기능의학 의사를 찾아가자.

온갖 방법을 동원했는데도 효과가 뚜렷하지 않다고 느낀다면 기능의학 의사를 찾아갈 때가 왔다. ifm.org를 방문해서 가까이 있는 기능의학 의사를 찾아보자.

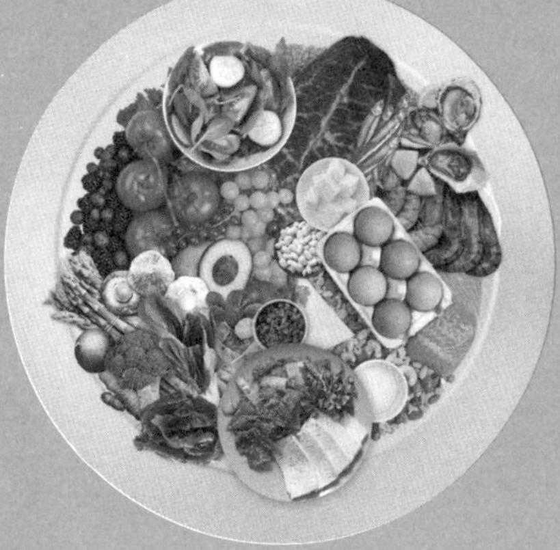

원칙 13:

현명하게 비우고, 디톡스하고, 리셋하라

13

THE PEGAN DIET

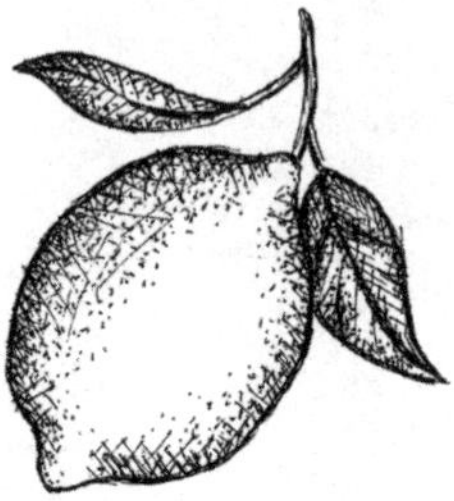

안타깝게도 음식의 치유 능력을 경험해보지 못한 사람이 대부분이다. 하지만 지구상에서 음식보다 더 강력한 약은 없다. 음식은 내가 환자들을 치료할 때 주로 쓰는 약이다. 당뇨병, 치매, 우울증, 자가면역질환, 소화 장애 같은 일반적인 만성질환에, 다른 거의 모든 약보다 효과가 더 좋다. 훈련된 기능의학 의사와 함께하면 건강으로 향하는 여정에 도움이 될 것이다. 하지만 다행히 스스로 할 수 있는 것도 많다. 음식은 여러분을 치유할 수 있다.

대다수 사람에게 최고의 출발점은 단순히 몸을 리셋하는 것이다. 나는 계절이 바뀔 때마다 또는 출장을 다녀서 몸이 찌뿌둥하거나 지쳤을 때 몸을 리셋한다. 나는 수년에 걸쳐서 다양한 디톡스 프로그램을 시도해보고 해독 주스도 골고루 마셔봤다. 그 결과, 전부 다 도움은

되지만 효과가 오래가지는 않는다고 느꼈다. 최고의 리셋 방법은 효과가 즉각적으로 나타나지 않으며 장기적인 성공을 위한 기초를 다져준다. 그런 방법은 우리가 먹는 것과 우리 몸 상태 사이의 실질적인 관계를 밝히는 데 도움이 된다.

이것이 바로 내가 '10일 리셋 프로그램'을 만든 이유다. 이 프로그램은 내가 기능의학을 30년 동안 행하면서 환자 대부분이 효과를 본 다양한 치료법을 바탕으로 만들어졌다. 프로그램의 목적은 생리 기능을 리부트하고, 음식에 대한 갈망과 염증을 줄이고, 장 건강을 최적화하고, 혈당 수치를 개선하는 것이다. '10일 리셋 프로그램'은 자연식품에 바탕을 두고 있으며 혈당 부하 지수가 낮은 식품으로 구성되어 있다. 장을 치유하고 해독 작용을 하며 파이토케미컬이 풍부한 식단이다. 만일 체중 감소의 어려움, 설탕 중독, 당뇨병 전 단계, 대사 증후군, FLC 증후군으로 고생하고 있다면 이 프로그램이 도움이 될 것이다.

우리는 몸에 적합한 정보를 제공할 때 건강해진다. 하지만 누구나 한 번씩 경로를 이탈할 때가 있다. 내 이야기를 듣지 말고 자신의 몸이 들려주는 이야기에 귀 기울여라. 단순한 리셋일 뿐이지만 결과가 몇 주나 몇 달씩 걸리지는 않는다. 몸의 변화는 며칠 만에 나타나기 시작한다. 그러면 몸 상태가 어땠으면 좋겠는지 스스로 선택할 수 있을 것이다. 더는 이런저런 증상에 시달리고 우리의 식단이 건강에 어떤 영향을 미치는지 몰라서 혼란스러운 상태로 지낼 필요가 없을 것이다.

리셋의 성공 여부는 해독 작용을 하고 몸을 리부트하는 데 중요한 음식과 습관의 조합에 달려 있다. 우리가 무엇을 먹는지, 언제 먹는지, 언제 자는지가 중요하다. 그렇다면 이제부터 이 세 가지를 살펴보자.

무엇을 먹을까?

치유를 향한 우리의 여정에 음식은 빠져서는 안 되는 요소다. 리셋의 첫 번째 단계는 식단에서 잠재적으로 해로운 식품을 빼고 진짜 식품, 자연식품을 많이 넣는 것이다. 이것은 우리가 〈원칙 12〉에서 살펴본 제거 식단과 비슷하다. 여기서 핵심은 영양 밀도가 높은 식품에 초점을 맞추면서 염증과 설탕 중독을 부추기는 식품을 제거하는 것이다.

	맛있게 먹자	먹지 말자
고기, 가금류의 고기, 달걀	방목한 닭, 칠면조, 오리, 꿩, 통구이에 쓰이는 닭, 방목란과 유기농 달걀, 풀을 먹고 자라거나 방목한 양, 소, 들소, 사슴, 타조, 엘크의 고기	기존의 방식대로 키운 닭과 오리, 칠면조의 고기와 그런 닭이 낳은 달걀, 가공된 고기, (슬라이스 햄과 같은) 델리 미트, 기존의 방식대로 만든 베이컨, 소고기, 핫도그, 양고기, 돼지고기, 소시지, 살라미
생선과 해산물	멸치, 조개, 대구, 게, 넙치/가자미, 청어, 작은 북양가자미, 홍합, 자연산 연어(통조림 또는 신선한 생선), 정어리, 은대구, 새우, 가리비, 송어	큰 가자미처럼 크기가 큰 생선, 칠레산 농어, 참치, 황새치, 양식한 생선
견과와 씨앗류	견과: 아몬드, 브라질너트, 캐슈너트, 헤이즐넛, 마카다미아, 피칸, 잣, 피스타치오, 호두, 생카카오	설탕이나 초콜릿이 들어간 견과, 경화유나 설탕이 함유된 넛버터, 땅콩/땅콩버터
	씨앗류: 치아시드, 아마씨, 헴프시드, 호박씨, 깨, 해바라기씨	
	견과/씨앗 버터와 가루: 무가당 아몬드, 캐슈너트, 피칸, 마카다미아, 호두, 코코넛	

	맛있게 먹자	먹지 말자
기름	풀을 먹고 자란 염소의 기, 인도적인 방식으로 만든 유기농 라드, 오리고기 지방, 닭고기 지방, 유기농 아보카도 오일, 유기농 버진 코코넛 오일, 아몬드 오일, 아마씨 오일, 헴프 오일, 마카다미아 오일, 유기농 엑스트라 버진 올리브 오일, 참기름, 타히니, 호두 오일	카놀라유, 부분적인 또는 완전한 경화유, 마가린, 땅콩기름, 콩기름, 해바라기씨 오일, 홍화유, 트랜스 지방, 식물성 기름, 식물성 쇼트닝
채소	녹말이 들어 있지 않은 채소: 유기농 아티초크, 아스파라거스, 아보카도, 콩나물, 브로콜리, 방울양배추, 양배추, 콜리플라워, 셀러리, 오이, 가지, 마늘, 콜라비, 잎줄기채소, 버섯, 양파, 피망, 적색 치커리, 무, 해초, 샬롯, 토마토, 순무, 주키니(무제한)	
	녹말이 들어 있는 채소: 고구마, 겨울 호박, 호박(하루에 반 컵만 먹기)	옥수수, 감자
유제품	풀을 먹고 자란 염소 젖으로 만든 기(ghee)	풀을 먹고 자란 염소 젖으로 만든 기를 제외한 다른 모든 유제품
콩	강낭콩, 완두콩, 무글루텐 간장, 렌틸콩, 된장, 낫토, GMO가 아닌 콩, 템페, 병아리콩, 깍지완두	GMO 콩, 두유, 콩기름, 땅콩/땅콩버터, 리마콩, 베이크드 빈스.
곡물	퀴노아(하루에 반 컵만 먹기)	밀, 보리, 호밀, 쌀, 아마란스, 수수, 테프, 스펠트밀, 카무트, 귀리, 세몰리나 쿠스쿠스, 글루텐이 들어 있는 모든 곡물
과일	유기농 블랙베리, 블루베리, 크랜베리, 키위, 레몬, 라임, 라즈베리(하루에 반 컵만 먹기)	혈당 부하 지수가 높은 과일: 바나나, 말린 과일, 과일 주스, 포도, 망고, 파인애플, 사과, 체리, 천도복숭아, 복숭아, 배, 딸기
설탕과 감미료		모든 설탕, 감미료, 인공 감미료
음료	정수, 허브차, 탄산수, 생수	술, 커피, 탄산음료, 설탕이 들어간 음료

언제 먹을까?

최근 몇 년 동안 시간제한 식사법이 인기를 끌고 있다. 충분히 그럴 만하다. 이런 식사법은 체내에서 강력한 복구와 치유 메커니즘을 촉발하는 것으로 드러났다. 장기와 복부 지방 감소, 순수 근육량 증가, 염증과 산화 스트레스 감소, 미토콘드리아(세포들의 에너지 공장)의 복구와 재생, 인지 기능의 향상, 자가포식(세포들이 노폐물을 처리하는 과정) 활성화, 질병 예방 등 시간제한 식사법의 장점은 놀라울 만큼 많다.

식사 시간을 제한한다는 말은 하루 중에 특정한 시간(12시간, 10시간, 8시간) 동안만 밥을 먹고 나머지 시간(12시간, 14시간, 16시간)에는 밥을 먹지 않는다는 뜻이다. 그래서 하루의 첫 끼니를 영어로 'breakfast'라고 부른다. '단식fast'을 '멈추다break'라는 뜻이다. 만일 저녁 식사를 오후 6시에 하고 그다음 날 아침 식사를 오전 8시에 하면 14시간 동안 단식하게 된다. 간식이나 야식을 먹으면 몸이 휴식 · 복구 · 재생하는 능력에 문제가 생긴다. 이 식사법은 칼로리를 제한하지는 않는다. 우리 몸의 복구 기능을 최적화하기 위해서 음식을 먹는 시간만 제한할 뿐이다. 예를 들면, 아침 7시와 오후 3시 사이에만 식사하는 방법이 있다. 아니면 시간을 아침 7시와 오후 5시 사이로 정할 수도 있다. 무엇을 먹든 효과가 있지만, '10일 리셋 프로그램'을 따르면 효과가 훨씬 좋긴 하다.

주의할 점은 식사를 너무 타이트하게 몰아서 해선 안 된다는 것이다. 마른 사람, 만성 피로에 시달리는 사람, 임산부, 식이 장애가 있는 사람들은 하루 중에 식사하는 시간을 좀 더 여유롭게 잡는 것이 좋다. 다행히 거의 모든 사람이 할 수 있는 단식법이 있다. 누구나 매일 이 정도는 해야 한다. 12시간 동안 먹고 나머지 12시간 동안은 먹지 않는 것이다. 하루 중 마지막 끼니와 그다음 날의 첫 끼니 사이에 12시간의 간격을 두면 된다. 그러면 몸이 자연스럽게 휴식하고 노폐물을 처리할 수 있다. '10일 리셋 프로그램'을 따르면서 12시간 동안 식사를 제한하길 추천한다. 몸 상태에 따라서 14시간 또는 16시간 동안 공복을 유지하는 방법도 생각해보길 바란다.

언제 잘까?

24시간 주기의 생활 리듬이 우리가 잠들고 깨어나는 사이클을 조절한다. 생활 리듬은 빛에 대한 노출, 운동, 음식, 스트레스 등의 영향을 많이 받는다. 다행히 이런 요소들은 생활방식에 변화를 주면 전부 달라질 수 있다. 나는 잠이 건강한 삶을 구성하는 요인 중에서 사람들이 가장 간과하는 것이라고 생각한다. 잠을 잘 자야 장수, 에너지 향상, 집중력, 뇌 건강, 알츠하이머와 치매 위험 줄이기, 독소 배출, 기억 저장, 주요 장기 치유, 학습 효과에 큰 도움이 된다.

잠을 푹 못 잤거나 밤에 계속 뒤척였을 때 어떤 일이 일어났는지 떠올려보자. 여러분은 어땠을지 모르겠지만, 나는 그다음 날 완전히 만신창이가 되었다. 수면 루틴을 조정하는 것은 몸의 회복과 해독 작용에 매우 중요하다. 그래서 '10일 리셋 프로그램'에도 잠을 잘 자는 방법을 집어넣었다. 간단한 습관 몇 가지만 들이면 질 좋은 잠을 잘 수 있다. '10일 리셋 프로그램'을 진행하는 동안 아래의 간단한 규칙을 생활에 적용해보자.

1) 잘 시간을 정하고, 그 시간에 잠들려고 노력하자.

나는 매일 밤 9시면 긴장을 풀기 시작하고 10시에는 잠자리에 들려고 노력한다.

2) 잠자리에 들기 45분 전에 핸드폰을 비행기 모드로 설정하자.

TV도 끄고, 모든 전자 기기를 멀리하자.

3) 저녁에는 남는 시간에 긴장을 풀기 위해 적극적으로 노력하자.

책 읽기, 일기 쓰기, 명상하기, 사랑하는 사람들과 의미 있는 대화 나누기 등 다양한 활동을 할 수 있다. 나는 저녁 8시 반쯤에 따뜻하게 목욕하는 습관을 들였다. 목욕을 마치고 나면 책을 잠깐 읽다가 감사 일기를 쓴다.

4) 아침에 햇볕을 쬐자.

아침에 약 15분 동안 햇빛을 받는 것은 생활 리듬을 리셋하기 가장 좋은 방법 중 하나다. 아침에 일어나자마자 핸드폰을 들여다보는 대신 명상을 하거나 산책하러 나가는 것이 좋다. 하루에도 몇 번씩 밖에 나가려고 노력해라. 밤에 잠들 시간이 다가오면 침실 조명의 밝기를 낮추길 권한다. 어두운 조명은 잘 시간이 되었다는 사실을 우리 몸에 알려준다. 해가 지면 블루라이트 차단 안경을 쓰는 방법도 있다.

신속한 체중 감량과 건강 증진을 돕기 위해 만들어진 디톡스 루틴은 셀 수 없이 많다. 하지만 가장 강력하고 단순하고 맛있게 몸을 리셋할 수 있는 방법은 진짜 식품, 자연식품, 신선한 식품을 먹고 간단한 습관 몇 가지를 도입하는 것이다. 이런 방법은 언제 어디서든 누구나 할 수 있어서 좋다. 거의 모든 현대적인 질병의 근본 원인은 중독성 있는 초가공식품이다. 이런 식품은 우리의 미각, 뇌 회로, 신진대사를 망가뜨린다. '10일 리셋 프로그램'이 효과가 있는 것은 식품인 척하는 이런 성분과 중독성 있는 음식을 딱 10일 동안 끊고 몸이 리부팅하고 리셋할 기회를 주기 때문이다. 몸을 처음의 공장 초기화 상태로 되돌린다고 생각하면 된다.

영양제는 어떻게 먹어야 할까?

의사들은 수년 동안 비타민과 미네랄을 음식을 통해서만 섭취하도록 권했다. 하지만 우리는 이제 만성질환을 예방하고 치료하는 영양소의 역할을 더 분명하게 이해한다. 그래서 요즈음에는 의사의 72퍼센트가 환자들에게 영양 보충제를 먹으라고 추천한다. 의사의 79퍼센트는 본인들도 영양제를 챙겨 먹는다.[27]

심장병 전문의들은 어유와 코엔자임큐텐CoQ10을 권한다. 위장병 전문의들은 장을 치유하는 프로바이오틱스를 추천한다. 현대적인 식단과 식량을 재배하는 토양은 영양이 고갈된 상태다. 우리는 독소에 자주 노출되고 스트레스를 점점 더 많이 받는다. 그래서 음식을 먹는 것만으로는 충분한 영양소를 섭취하기가 어려워진다.

나는 환자들에게 무엇이 필요한지 추측하지 않는다. 그 대신 직접 검사를 통해 알아낸다. 나를 찾아오는 환자 대부분은 중요한 영양소가 한 가지 이상 부족하다. 미국인의 거의 80퍼센트가 비타민D 수치가 낮다. 비타민D는 면역력, 뼈의 형성, 기분과 에너지 관리에 중요한 영양소다. 미국 정부가 진행한 여러 영양 연구에 따르면 미국인의 92퍼센트가 비타민이나 미네랄 중 최소 한 가지가 부족하다고 한다. 가장 흔하게 부족한 것은 오메가3 지방산, 비타민D, 아연, 철분, 엽산, 마그네슘이다. 각각의 영양소는 우리 몸속에 있는 생화학적인 경로 수백 개를 통제한다. 비만이거나 당뇨병이 있는 환자들은 체내에 영양소가 부족한 경우가 대부분이다. 놀랍게도 비만으로 가장 고생하는 사람들이 영양소가 가장 부족할 때가 많다. 영양이 고갈된 음식을 먹으면 그런 영양소를 구하려고 음식을 더 많이 먹게 되기 때문이다.

여러 연구에 따르면 우리는 가공식품을 먹을 때보다 영양 밀도가 높은 자연식품을 먹을 때 전체적인 음식 섭취량이 훨씬 적어진다고 한다. 한 연구에서는 가공식품을 먹은 피험자들이 자연식품을 먹은 피험자들보다 매일 500칼로리씩 더 먹는 모습을 관찰할 수 있었다. 놀라운 점은 두 식단에 단백질, 지방, 탄수화물, 설탕, 나트륨, 섬유질의 질은 달라도 양은 똑같았다는 것이다. 가공식품을 먹은 사람들은 영양이 거의 없는 음식 속에서 영양소를 더 찾아내려고 음식을 계속 먹은 것이다. 사랑을 자꾸 엉뚱한 곳에서 찾는 사람들처럼 말이다!

체내의 균형을 회복하려면 영양 섭취에 반드시 신경 써야 한다. 만성질환으로 고생할 때는 영양 보충제를 먹어야 몸 상태가 나아지고 몸이 완전히 회복될 수 있다. 하지만 시중에는 수상쩍은 영양제도 많다. 따라서 영양제를 고를 때는 식품을 고르는 것처럼 신중해야 한다. 무조건 최고의 품질만 선택해라! 나는 고품질 멀티비타민과 미네랄, 어유, 마그네슘, 프로바이오틱스를 영양제로 매일 챙겨 먹길 권한다.

페건 식단과 '10일 리셋 프로그램'에서 집중적으로 다루는 것은 음식이다. 하지만 영양제 섭취도 중요하다. 내가 어떤 영양 보충제와 브랜드를 매일 먹길 추천하는지 궁금하다면 342페이지에 실린 '추가 정보' 섹션을 참고하길 바란다.

〈원칙 13〉에서 기억해야 할 점

★ 10일 동안 제대로 먹자.

10일 동안 이번 챕터에서 소개한 '맛있게 먹자' 카테고리에 있는 음식만 먹어보자. '먹지 말자' 카테고리에 있는 음식은 식단에서 제외하자.

★ 12시간 또는 14시간 동안 공복을 유지하자.

마지막 식사를 잠들기 최소 2시간 전에 마치도록 하자. 저녁 식사와 아침 식사 사이에 12시간 또는 14시간 동안 아무것도 안 먹는 것이 좋다.

★ 수면 계획을 세우자.

매일 일정한 시간에 잠들려고 노력해 보자. 잠자리에 들기 최소 45분 전에는 전자기기의 전원을 끄자. 자기 전에 적극적으로 긴장을 완화하려고 노력하는 것도 중요하다. 따뜻한 물에 엡솜 솔트를 넣고 목욕하거나 요가를 하거나 심호흡 또는 명상을 해보자.

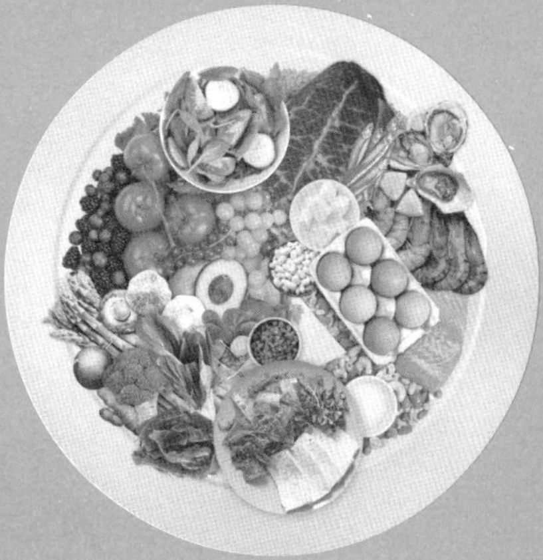

원칙 14:

비건 식단의 위험성과 장점을 따져 봐라

14

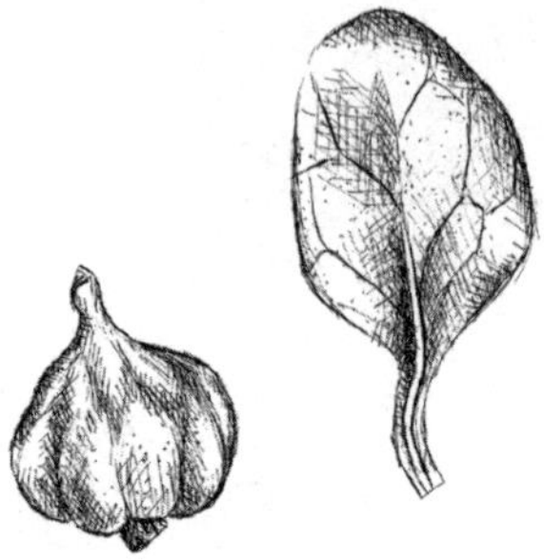

비건 식단이 좋은지 잡식성 식단이 좋은지는 복잡한 문제다. 단순히 고기는 인간과 지구의 건강에 해롭고, 비건 식단은 우리를 질병과 기후 변화로부터 구원해줄 것이라고 말하는 것처럼 간단한 문제가 아니다. 사실 과학적인 근거는 명확하다. 동물을 식량 생산에 포함하는 것은 환경과 기후의 복원을 위한 필수 요소다. 우리는 〈원칙 5〉에서 고기와 인간의 건강을 둘러싼 과학적인 정보를 함께 살펴봤다. 가축 사육장에서 키운 소의 고기는 나쁘다. 하지만 재생 농업으로 풀을 먹여 키운 소의 고기를 식물과 향신료가 풍부한 자연식품과 함께 먹는 것은 괜찮다. 이런 식습관은 식물로만 구성된 식단보다 인간의 건강, 환경, 기후를 위한 더 좋은 선택이다.

하지만 윤리적, 종교적, 도덕적 이유 때문이든 단순한 선호 사항이든 비건 식단을 먹길 좋아하는 사람이 많다. 그렇다면 페건 식단을 따르면서 비건, 즉 엄격한 채식주의자가 되는 것이 가능할까? 그렇다. 그게 쉬운 일일까? 그렇지는 않을 것이다. 나는 비건 혹은 채식주의자들의 선택을 존중한다. 나 역시 10년 넘게 비건으로 살았던 시절이 있었다. 비건 환자들이 건강을 최적화하고 싶어서 나를 찾아올 때도 나는 그들을 기꺼이 지원해준다. 〈원칙 14〉에서는 비건 식단의 가장 큰 위험성을 알아보고 동물성 식품을 먹지 않으면서도 건강할 수 있는 방법을 제시하려고 한다.

영양 결핍 문제

많은 사람이 비건 식단을 먹고도 건강하게 지낸다. 하지만 어려운 점이 많고 비건 식단으로 인간의 생물학적인 욕구를 다 충족할 수는 없다. 비건 식단은 필수 영양소 몇 가지가 빠진 식단이다. 오메가3 지방산(DHA와 EPA), 비타민B_{12}, 비타민D, 요오드, 철분, 아연 같은 영양소가 부족한 것이다. 식물에 들어 있는 단백질은 농도와 질이 동물성 식품보다 낮다. 식물성 단백질은 우리가 나이가 드는 동안 근육을 보호하고 새로 만들어주는 역할도 제대로 하지 못할 가능성이 있다.

나는 현직 의사다 보니 과학적인 정보를 접하는 것으로 끝나지 않는다. 나는 실제로 환자들을 만나고 그런 정보를 활용하면서 겸허해진다. 가공식품으로 가득한 미국식 식단을 먹다가 자연 식물식을 시작한 채식주의자 대부분이 처음에는 매우 잘 지낸다. 하지만 시간이 갈수록 비타민과 미네랄 결핍증이 생기고 필수적인 오메가3 지방산의 수치도 떨어진다(그들이 아마씨, 헴프시드, 치아시드, 호두를 먹어도 마찬가지다. 이런 식품에는 ALA라고 불리는 오메가3 지방산의 식물성 공급원이 들어 있다. 하지만 ALA는 EPA와 DHA로 쉽게 전환되지 않는다).

채식주의자들은 에너지가 부족하고 성욕도 떨어진다고 불평할 때가 많다. 체중을 줄이더라도 인슐린 저항성이 생기고, 근육 손실을 겪고, 당뇨병 전 단계로 고생할 위험이 있다. 탄수화물 섭취량은 늘고 단백질 섭취량은 줄어들기 때문이다. 감자칩과 탄산음료 같은 정크푸드를 먹는 비건들은 상황이 훨씬 안 좋다.

나는 사람들의 식단에 관한 생각과 도덕적 윤리적 믿음이 어떻든, 모두가 건강해지도록 돕고 싶다. 환자들을 도울 때는 반드시 다양한 건강 검사 결과를 활용해야 한다(환자의 영양 수치가 어떻게 되는가?). 따라서 기능의학 의사를 찾아가서 완전한 영양 평가를 받길 바란다. 내가 즐겨 사용하는 검사는 제노바 랩스Genova Labs가 제공하는 것들(NutrEval 검사 또는 ION 패널 검사)이다. 이런 검사는 비타민, 미네랄, 지방산, 산화 방지제 수치, 유기산, 아미노산에 관한 정보를 상세하게 분석해준다. 영양 보충제를 어떤 조합으로 먹어야 할지 안내해주기도 한다. 식단을 고를 때 자신의 생리 기능, 건강상의 수치, 몸 상태를 따져보는 것이 중요하다.

유전자 변형 식품이 아닌 진짜 식품을 먹어라

자, 솔직히 말해보자. 여러분은 감자칩과 탄산음료를 즐겨 먹는 비건인가? 아니면 식물을 많이 먹는 비건인가? 자신의 식습관을 꼼꼼하게 따져보자. 안타깝게도 비건 식단을 따른다는 청년들은 거의 모두 감자칩과 탄산음료를 즐기는 것 같다. 이런 환자들은 나를 찾아와서 여드름, 심한 월경 전 증후군, 피로, 소화 문제 등에 시달리고 있다고 토로한다. 그들의 식단을 함께 살펴보면 정제된 곡물, 녹말, 설탕, 정제된 식물성 기름이 곳곳에 널려 있다. 팔레오 식단을 따르는 내 환자 중에 비건 환자들보다 신선한 채소와 과일을 더 풍성하게 먹는 사람이 많을 정도다!

자신의 식습관을 정확하게 살피려면 음식 일기를 써보면 된다. 나쁜 식습관은 우리가 의식하지 못하는 사이에 우리를 함정에 빠뜨릴 수 있다. 예를 들어 아침으로 오트밀을 먹고, 점심으로 샌드위치를 먹고, 저녁으로 파스타를 먹는다고 생각해보자. 혹시 이런 식단이 여러분의 식단과 비슷하다면 식습관을 리셋할 필요가 있다. 페건 식단을 따른다는 것은 진짜 식품, 자연식품을 고집한다는 것이다. 그 말은 식물이 풍부한 식단을 따르라는 뜻이다. 유전자 변형 식품과 식품인 척하는 성분들을 식단에서 과감히 빼버리자. 가짜 고기, 경화유처럼 수소가 첨가된 식품, 식물성 기름을 사용한 가공식품, 온갖 재료를 집어넣은 비건 패스트리와 빵은 먹지 말자. 유전자 변형 식품을 전부 빼버리고 나서 빈자리를 좋은 식품으로 채우면 된다. 녹말(빵, 파스타, 쌀)과 설탕을 비건 단백질(템페, 두부, 렌틸콩, 루피니빈처럼 녹말이 적은 콩)과 영양 밀도가 높은 통곡물(퀴노아, 흑미, 메밀, 아마란스, 테프)로 대체하자. 건강한 비건이 되고 싶다면 페건 식단의 원칙을 전부 따르되 동물성 식품만 먹지 않으면 된다.

단백질을 먹어라

내 친구이자 하버드대학교의 연구원인 데이비드 루드윅 박사는 최근 인도에서 강연을 했다. 인도는 채식주의자가 많이 사는 국가다. 데이비드는 그 자리에서 왜 제2형 당뇨병, 대사 증후군, 심장 질환이 남아시아에서 증가하는 추세인지 설명했다. 고대 식단과 전통적인 식단도 지금처럼 채식 위주이기는 했다. 하지만 옛날 사람들은 현대의 채식주의자와 달리 녹말과 나쁜 지방을 많이 먹지 않았다. 따라서 녹말을 채소, 좋은 지방, 단백질로 대체하는 것이 비건에게 필수적이다.

단백질을 식물성 단백질로만 채우려면 (배에 가스가 차는 불편을 감수하고) 콩을 많이 먹어야 한다. 그래야 닭가슴살 한 덩이에 들어 있는 단백질의 양을 충족할 수 있다(닭고기 110그램에 들어 있는 양의 단백질을 식물로 먹으려면 콩 두 컵을 먹어야 한다). 게다가 식물성 단백질은 불완전하거나 몇몇 필수 아미노산의 수치가 낮다. 따라서 견과와 씨앗류, 통곡물, 콩을 먹어서 아미노산의 밸런스를 잡아줘야 한다.

완전한 단백질에는 필수 아미노산 9개가 다 포함되어 있다. 하지만 좋은 식물 단백질조차도 근육 합성에 필요한 가지사슬 아미노산의 함유량이 적다. 나를 찾아오는 비건 환자들(특히 운동선수들)이 단백질을 꾸준히 섭취할 수 있도록 나는 그들에게 단백질 셰이크를 권한다. 나는 완두콩, 호박, 헴프에 들어 있는 단백질을 좋아한다(내가 좋아하는 브랜드가 궁금하다면 342페이지에 실린 '추가 정보' 섹션을 참고하길 바란다). 단, 선택하는 단백질 파우더가 완전한 아미노산 프로필을 갖췄는지 확인해야 한다. 다른 가지사슬 아미노산(아이소류신, 발린)과 함께

류신의 함량이 총 2.5그램인지 살펴보자. 류신은 근육을 만들 때 가장 중요한 가지사슬 아미노산이다. 근육의 단백질 합성에 필요한 경로를 활성화하기 때문이다. 나이가 들수록 이 과정이 중요하다.

건강한 비건이 되려면 좋은 비건 단백질 파우더뿐만 아니라 비타민, 미네랄, 오메가3 지방산도 영양제로 챙겨 먹어야 한다(이미 형성된 상태의 DHA를 먹고 싶다면 해조류로 만든 영양제를 섭취하면 된다).

비건 식단을 따르면서 건강도 챙기려면 기본적인 원칙 몇 가지를 숙지해야 한다. 정제된 탄수화물에 들어 있는 녹말은 덜 먹고 단백질과 고품질 지방은 더 먹는 것이 좋은 출발점이다.

〈원칙 14〉에서 기억해야 할 점

★ 식단을 자연식품과 식물로 채우자.

페건 식단의 원칙을 적용해보자. 비건이든 아니든 식단이 녹말이 들어 있지 않은 채소로 가득해야 한다(목표는 전체 양의 75퍼센트다). 푸른 잎줄기채소, 피망, 오이, 브로콜리, 콜리플라워, 청경채 등 녹말이 들어 있지 않은 채소를 챙겨 먹자.

★ 통곡물 식품을 섭취하자.

가공한 곡물보다 통곡물이 낫다. 통곡물(현미, 와일드라이스, 퀴노아, 메밀 등)을 반 컵에서 한 컵 정도 식사에 추가해서 먹어보자.

★ 좋은 지방을 먹자.

아보카도, 견과, 씨앗류, 엑스트라 버진 올리브 오일 같은 좋은 지방을 먹으면서 인슐린 수치를 조절하고 허기를 달래자.

★ 단백질이 풍부한 비건 식품을 먹자.

내가 즐겨 먹는 비건 단백질로는 템페, 두부, 렌틸콩, 루피니빈, 검은콩 등이 있다.

★ 단백질 셰이크를 만들어 먹자.

완두콩, 호박, 헴프를 베이스로 만든 단백질 파우더를 먹어보자. 근육을 만들고 싶다면 가지사슬 아미노산BCAA 영양제를 곁들이는 것이 좋다. 아미노산 프로필이 완전한 채로 판매되는 단백질 파우더도 있다.

★ 영양제를 챙겨 먹자.

이상적으로는 멀티비타민, 비타민D, 오메가3 지방산, 아연, 요오드, 비타민 B_{12}를 먹는 것이 좋다. 생리 중인 여성이라면 철분 보충제도 먹자.

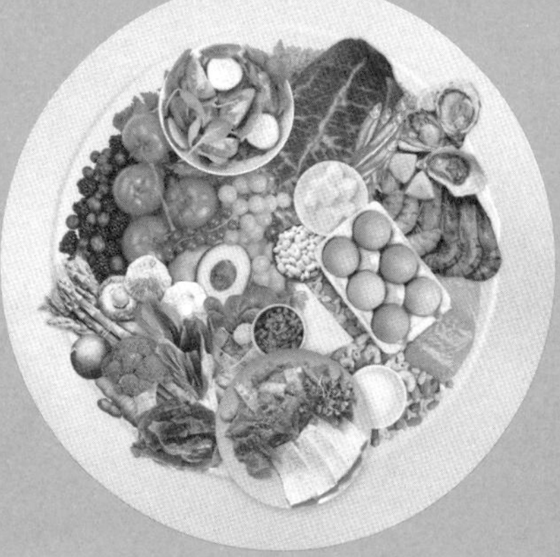

원칙 15:

장 건강을 생각해서 먹어라

15

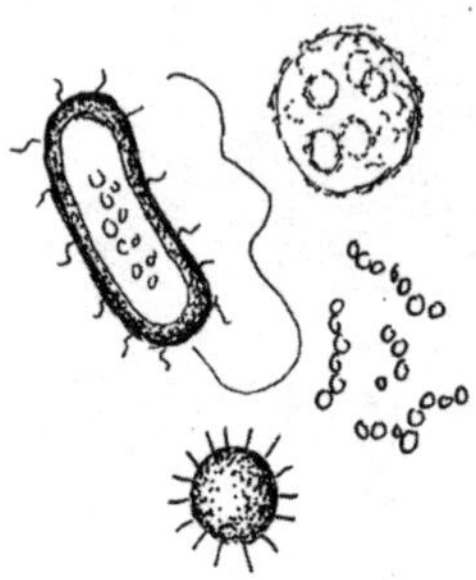

마이크로바이옴의 시대가 열렸다. 똥이 건강, 체중 감량, 장수의 비결일 줄 누가 알았을까? 하지만 히포크라테스는 이 사실을 알고 있었다. 그래서 "질병은 전부 장에서 시작된다"라는 말을 남겼다. 마이크로바이옴 연구는 아직 초기 단계에 있지만, 기능의학 의사들은 수십 년 동안 환자들의 장을 고쳐서 복잡한 만성질환을 치료했다. 자가면역 질환, 알레르기, 기분 장애, 당뇨병, 심장 질환, 암, 피부 문제, 두통, 체중 문제, 호르몬 불균형, 자폐증은 전부 장을 치료하면 증상이 나아진다. 예를 들어, 대변 이식fecal transplant을 하면 자폐증 증상이 50퍼센트나 줄어든다는 연구 결과도 있다. 이 연구에 의하면 이식의 효과는 오랫동안 이어졌다고 한다.[28]

마이크로바이옴은 우리의 전반적인 건강을 통제하는 가장 중요한 요인일 확률이 높은 것으로 밝혀졌다. 우리 몸속에는 미생물이 100조 마리나 살고 있다. 체내에 있는 세포들보다 10배나 많고 DNA보다는 100배나 많은 수다. 인간의 유전자는 약 2만 개다. 그런데 우리의 마이크로바이옴에는 무려 200만~500만 개의 미생물 유전자가 있다. 전부 단백질, 세포와 신호를 주고받는 물질, 건강이나 질병으로 이어지는 전달 물질을 생성하는 역할을 한다. 어떤 과학자들은 우리의 혈액에 있는 모든 분자의 3분의 1에서 절반은 미생물의 대사 산물에서 비롯되는 것으로 추정한다. 그런 대사 산물이 우리의 유전자, 호르몬, 면역계, 뇌 화학을 비롯한 모든 생리 과정에 관여하는 것이다. 인간의 장 속에 사는 미생물은 비타민K와 비오틴 같은 필수 비타민을 제공하기도 한다.

하지만 안타깝게도 인간의 마이크로바이옴은 예전처럼 좋은 상태가 아니다. 선조와 달리 현대인은 장을 망가뜨리는 음식과 약을 먹고 그런 생활방식을 고수한다. 장이라는 정원에 독성이 강한 잡초를 키우고 싶은가? 그렇다면 설탕과 녹말, 식품 첨가물, 글리포세이트가 많이 들어 있는 가공식품을 먹으면 된다. 글리포세이트는 마이크로바이옴을 파괴하는 제초제이며 모든 농작물의 70퍼센트에 뿌려진다.

우리가 먹는 식단에 장에 사는 유익균의 먹이가 될 만한 음식이 적은 것도 문제다. 유익균은 프리바이오틱스를 함유한 섬유질과 폴리페놀(식물의 세계에 있는 모든 형형색색의 약용 화합물)을 좋아한다. 우리는 장에 무리를 주는 항생제, 위산 분비 억제제, (애드빌 같은) 소염제, 호르몬, 스테로이드를 남용하기도 한다. 음식, 공기, 물에 환경 독소도 너무 많다. 이 모든 이유로 우리의 체내 정원은 질병을 유발하는 유해균은 너무 많고 몸을 치유하는 유익균은 너무 적은 안쓰러운 곳이 되어버렸다.

장내 유해균은 염증을 유발한다. 염증은 거의 모든 만성질환과 비만의 근본 원인이다. 우리 면역계의 60퍼센트는 장에 위치한다. 면역계는 세포 하나의 두께밖에 안 될 만큼 얇은 장의 내벽 바로 아래에 있다. 이 내벽을 잘 관리하지 않으면 장 누수 증후군이 나타난다. 음식 속에 있던 단백질, 미생물, 미생물의 독소가 혈류로 '새어 들어가서' 면역계가 침입자와 싸우도록 촉발하는 것이다. 그 과정에서 우리의 생리 기능은 괜한 피해를 입는다. 우리는 이것을 (공생과 반대되는 개념으로) 장내 세균 불균형이라고 부른다. 장의 마이크로바이옴이 균형을 잃은 상태를 말한다.

우리는 매일같이 만성질환과 장내 세균 불균형의 상관관계에 관해서 더 많은 정보를 얻는다. 이 관계를 이해하기 위한 나의 여정은 이론에서만 끝나지 않는다. 나는 실제로 장 때문에 고생을 많이 해서 무엇이 문제인지, 그리고 그 문제를 어떻게 해결할 수 있는지 몸소 많이 배웠다. 25년 전, 수은에 있는 독성 때문에 나의 장내 마이크로바이옴이 망가진 일이 있었다. 그래서 심각한 과민 대장 증후군, 복부 팽만, 설사에 시달렸다. 몸속에서 수은을 제거하고 장을 치유했더니 문제가 사라졌지만, 그 후에 장으로 또 고생하게 되었다.

나는 몇 년 전에 장 건강이 너무 많이 나빠졌다. 더할 수 없이 안 좋은 상황이었다. 치아 근관이 세균에 감염돼서 항생제 클린다마이신을 먹은 것이 재앙의 시작이었다. 거기서부터 일이 도미노처럼 줄줄이 벌어졌다. 클린다마이신은 클로스트리디움 디피실C. difficile로 알려진 대장염을 유발했다. 이 병은 매년 3만 명의 사망자를 양산할 만큼 치명적이다. 나는 하루 24시간 내내 통증을 느꼈고 혈변, 설사, 고열, 메스꺼움에 시달리다가 결국 궤양성 대장염에 걸렸다. 내가 그 시기에 팔도 부러지고 통증을 줄이려고 소염제를 먹었다가 심각한 위염에도 걸렸다고 말했던가? 내 소화기관은 장부터 항문에 이르기까지 끔찍한 염증 지대가 되어버렸다. 나는 5개월 동안 아무것도 하지 못했다. 일도 못하고, 집중하지도 못하고, 이메일에 답장을 보내지도 못했다. 체중도 13킬로그램이나 빠졌다. 나는 건강해지고 싶은 절박한 마음에 스테로이드인 프레드니손을 고용량으로 먹기도 했다. 하지만 효과는 없었다.

그래서 기능의학의 원칙을 활용해서 내 장을 치유하고 복구할 혁신적인 전략을 세우려고 노력했다. 마이크로바이옴 연구는 빠른 속도로 정말 많이 발전했다. 그 덕택에 나는 까다로운 장 문제를 해결하려고 마이크로바이옴을 겨냥한 강력한 새로운 방법을 고안했다. 그러고는 나 자신에게 적용해봤다. 그랬더니 그렇게 안 나아지던 대장염이 3주 만에 사라졌다. 이 방법은 식단과 기능의학의 다른 도구들과 함께 내가 환자들의 장을 치료하는 데 혁신적인 변화를 불러일으켰다. 가벼운 과민 대장 증후군부터 심각한 염증성 장 질환까지 전부 치료할 수 있었다.

장내 정원을 건강하게 가꾸면 장 누수 증후군의 치료에 도움이 된다. 장 누수 증후군은 거의 모든 염증성 질환과 만성질환의 근본 원인이다. 장이 튼튼해지면 비만에서 벗어나기도 더 쉽다. 식단에 아무런 변화를 주지 않은 상태에서, 날씬한 쥐의 장에 사는 세균을 뚱뚱한 쥐에 이식했더니 뚱뚱한 쥐의 체중이 줄어들었다. 건강한 사람에게서 당뇨병이 있는 사람에게로 대변 이식이 이루어지면 당뇨병 환자의 증상이 개선된다.[29] 하지만 우리 모두 대변 이식을 신청하진 않을 테니 더 건강한 장내 정원을 위해 아래의 세 단계를 밟아보자.

1) 잡초 뽑아내기: 장을 망가뜨리는 식품과 약을 제거하자.

장에 사는 유해균은 설탕, 녹말, 가공식품을 좋아한다. 장에 해를 끼치는 아래의 식품은 식단에서 제외하자.

- 초가공식품 또는 포장 식품
- 정제 곡물(특히 밀). 하지만 장내 세균 불균형이 심각하다면 모든 종류의 곡물과 콩
- 글루텐, 유제품, 민감증이 있을지도 모르는 다른 식품
- 설탕(특히 액상과당, 인공 감미료, 당알코올)
- 정제유와 지방, 특히 콩기름과 옥수수유
- 항생제(꼭 필요한 경우 제외)
- 스테로이드
- 소염제(이부프로펜, 나프록센, 아스피린)
- 역류성 식도염에 처방되는 위산분비 억제제
- 만성적인 스트레스 요인(스트레스를 많이 받으면 장 누수 증후군에 걸림)
- 환경 독소. 특히 글리포세이트를 뿌린 제품(밀과 산업적인 방식으로 재배한 콩과 옥수수 제품)

2) 씨앗 심기: 장에 유익균을 투입하자.

발효 식품이나 배양 식품을 식단에 포함하자. 예를 들면, 아래와 같은 식품들이 있다.

- 자연적으로 발효시킨 사우어크라우트
- 식초에 절인 채소(피클 등)
- 김치(발효시킨 채소나 과일)
- 케피르(발효시킨 우유. 염소나 양의 우유면 더 좋다. 무가당 우유여야 함)
- 된장
- 무글루텐 타마리 간장
- 템페(발효시킨 콩으로 만든 케이크)
- 두부(발효시킬 때도 있음)
- 자연적으로 발효시킨 간장
- 저온 살균을 하지 않은 사과 식초
- 코코넛 요거트(무가당)

3) 유익균에게 먹이 주기: 건강한 박테리아의 성장을 돕자.

장을 생각해서 프리바이오틱스와 섬유질이 풍부한 음식을 먹는 것이 좋다.

프리바이오틱스가 들어 있는 식품

(만일 소장 내 박테리아 과잉 증식으로 고생하고 있다면 이런 식품들을 식단에 천천히 도입하는 것이 안전하다. 프리바이오틱스가 들어 있는 식품을 한꺼번에 너무 많이 먹으면 증상이 나빠질 우려가 있기 때문이다.)

- 사과

- 아티초크

- 아스파라거스

- 민들레잎

- 돼지감자

- 양파, 마늘, 서양 대파(리크)

- 플랜틴 바나나와 설익은 바나나

- 폴리페놀이 풍부한 식품(크랜베리, 석류, 녹차 등)

- 해초

섬유질이 풍부한 식품

- 아보카도

- 콩

- 베리류

- 브로콜리

- 방울양배추

- 양배추

- 셀러리

- 오이

- 무화과

- 케일

- 렌틸콩

- 견과류와 씨앗류(특히 발아한 것)

- 올리브와 올리브 오일

- 호박
- 시금치
- 딸기

나처럼 장내 세균 불균형이 심각하다면 슈퍼 셰이크를 만들어 먹길 추천한다. 이 셰이크는 기능에 문제가 생긴 장을 신속하게 치유하기 위해 만들어졌다. 나는 이 셰이크 덕택에 대장염이 몇 주 만에 나았다. 나는 30년 동안 환자를 치료한 경험과 마이크로바이옴에 관한 최신 과학 정보를 결합해서 장을 치유하는 셰이크를 만들었다. 이 셰이크를 마시면 장 건강에 중요한 역할을 하는 박테리아, 특히 아커만시아 뮤시니필라Akkermansia muciniphila의 성장이 촉진된다. 아커만시아는 장 누수 증후군을 예방해주는 보호용 점막에 도움이 된다. 이 박테리아의 수가 적으면 자가면역 질환, 비만, 당뇨병, 심장 질환, 암에 걸릴 위험이 있다는 증거가 있다. 나는 장내에 아커만시아가 전혀 자라고 있지 않았다. 섬유질이 풍부한 식품도 아커만시아의 성장에 도움이 되지만 아커만시아는 크랜베리, 석류, 녹차에 들어 있는 폴리페놀을 먹을 때 무럭무럭 자라는 것으로 밝혀졌다.

장에 좋은 나만의 슈퍼 셰이크는 주재료가 폴리페놀이다. 폴리페놀은 장내 유익균의 먹이가 되고 유해균의 성장을 저해한다. 나는 이 셰이크를 환자 수백 명에게 처방했다. 이 셰이크는 만성질환을 치료하다가 다른 모든 방법이 실패했을 때 유용하게 쓰는 비장의 카드다. 장 건강을 최적화하고 싶은 그 누구라도 이 셰이크를 만들어 먹을 수 있다.

마크 하이먼 박사의 장 치유 셰이크

재료

- NuMedica의 ImmunoG PRP 또는 Orthomolecular Products의 SBI Protect(유제품이 들어 있지 않음) 한 숟갈(소의 면역 글로불린, 즉 초유)
- 아카시아 섬유질(프리바이오틱스) 한 숟갈
- 석류 농축물 1테이블스푼(나는 Lakewood의 유기농 제품을 선호한다.)
- 크랜베리 농축물 1테이블스푼(나는 Lakewood의 유기농 제품을 선호한다.)
- 말차 녹차 가루 1티스푼(나는 Navitas 제품을 선호한다.)
- Xymogen의 ProbioMax 350 DF(또는 고농도 프로바이오틱스) 스틱 한 개
- 콜라겐 파우더 한 숟갈

방법

모든 재료를 믹서에 갈거나 물과 섞어서 마시면 된다.

기능의학 의사들은 전부 장 전문가다. 따라서 기능의학 의사의 도움을 받으면 까다로운 증상으로 고생하는 환자도 장의 기능을 복구하는 데 큰 효과를 볼 수 있다. 어쩌면 박테리아나 곰팡이의 과잉 증식이 문제일 수도 있다. 아니면 장에 기생충이 있거나 다량의 수은이 숨어 있을지도 모른다. 그것도 아니라면 장에 약간의 추가적인 지원이 필요할지도 모른다.

기능의학 의사는 다양한 검사를 활용해서 환자의 장 상태를 살펴볼 수 있다. 대변 검사, 유해균의 과잉 증식 여부를 알아보기 위한 호흡 검사, 식품 민감증 검사 같은 것들이다. 의사가 환자에게 꼭 맞는 식단과 치료법을 제공할 수도 있다. ultrawellnesscenter.com에 접속해서 나와 함께 일하는 팀의 도움을 받아보길 권한다.

<원칙 15>에서 기억해야 할 점

★ 장내 정원의 잡초를 뽑아내자.

페건 식단을 따르면서 설탕, 인공 감미료, 녹말이 들어 있는 식품, 글루텐과 밀, 가공 식품을 전부 끊도록 하자.

★ 장내 정원에 씨앗을 심자.

프로바이오틱스가 풍부한 식품을 먹도록 하자. 템페, 사우어크라우트, 된장, 김치를 먹으면 된다. 아니면 프로바이오틱스 영양제를 매일 먹어도 좋다.

★ 장내 유익균에게 먹이를 주자.

프리바이오틱스와 섬유질이 풍부한 식품을 먹자. 마늘, 양파, 아보카도, 푸른 잎줄기 채소를 먹으면 된다. 만일 박테리아 과잉 증식이 심각하다면 이런 식품을 식단에 천천히 도입하자. 채소를 약한 불로 조리해서 먹으면 소화가 더 잘된다. 따라서 생으로 먹는 대신 찌거나 살짝 튀기거나 볶는 것이 좋다.

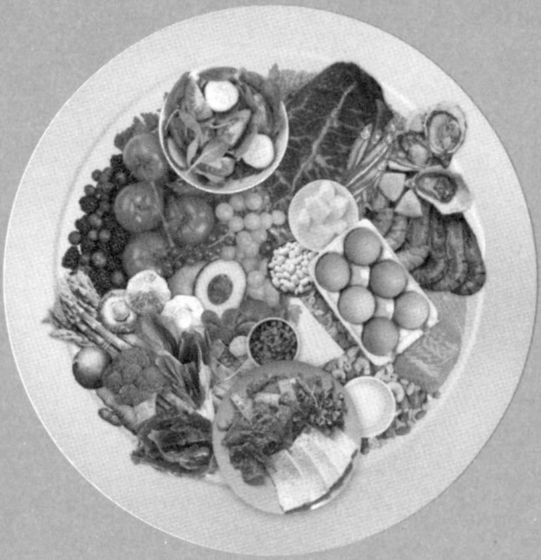

원칙 16:

장수를 목표로 먹어라

16

THE PEGAN DIET

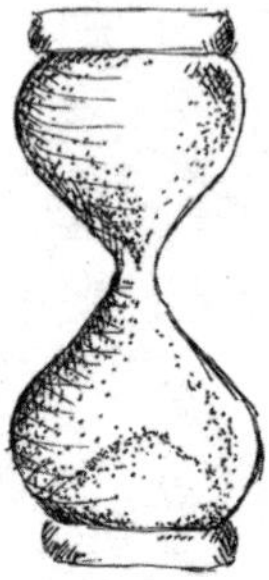

60살이 되자 나는 장수에 관한 관심이 더 커졌다. 나는 최대한 오랫동안 최대한 건강하게 살고 싶다. 여러분 중에도 이런 바람이 있는 사람이 많을 것이다. 이왕이면 활동적이고 건강하게 다양한 활동에 참여하면서 오래 살다가 최대한 늦게 고통 없이 떠나고 싶을 것이다.

신체 수명 vs. 건강 수명

거의 모든 사람이 인생의 마지막 몇십 년 이상을 기능 장애, 장애, 예방하고 되돌릴 수 있는 각종 질병으로 고생한다. 약도 끝없이 먹는다. 인류는 그 어느 때보다도 아프다. 역사상 처음으로 인류의 허리둘레가 늘어나면서 기대 수명이 줄어들고 있다.

공공 의료, 수술, 약의 발달 덕택에 인간의 신체 수명이 늘어나고 있다. 하지만 우리의 건강 수명은 어떨까? 신체 수명은 총 몇 년을 사는지 따지는 것이고, 건강 수명은 건강하고 활기찬 삶을 몇 년 동안 사는지 따지는 것이다. 따라서 건강 수명과 신체 수명이 똑같은 것이 가장 이상적이다.

장수를 둘러싼 최신 과학은 기능의학에 바탕을 두고 있다. 이런 과학은 건강과 복구 · 재생 의학을 다룬다. 장수 의학은 질병을 치료하는 것뿐만 아니라 장기적으로 몸의 회복력과 활력을 끌어올리는 방법도 연구한다. 만일 유전적으로 몸이 약하게 태어났다고 생각한다면 건강을 증진하는 과학에 관심을 더 많이 가져야 한다.

유럽에서 'EPIC'이라는 대규모 연구를 진행한 적이 있다. 그 연구에 따르면 간단한 행동 네 가지만으로도 노화로 인한 질병(알츠하이머, 당뇨병, 심장 질환, 암)에 걸릴 확률이 극적으로 낮아질 수 있다고 한다. 그 네 가지는 담배 안 피우기, 일주일에 3시간 반씩 운동하기, 건강한 식단 따르기, 건강한 체중 유지하기다. 이런 습관만 잘 들여도 당뇨병의 93퍼센트, 심장마비의 81퍼센트, 뇌졸중의 50퍼센트, 종류와 관계없이 모든 암의 36퍼센트를 예방할 수 있다는 것이다.[30] 지구상의 그 어떤 약으로도 이런 놀라운 효과를 보지 못한다. 따라서 우리 모두 이런 기본적인 습관을 들이는 것을 출발점으로 삼아야 한다.

어떤 사람들은 더 오래 살면 만성질환과 장애에 더 오래 시달리고 병원에 들락날락하는 시간도 더 길어질 것이라고 말한다. 그러면 사회와 의료 서비스 시스템에 부담이 더 커진다고 주장한다. 하지만 이것은 사실이 아니다. 제임스 프라이스James Fries 박사의 유명한 스탠퍼드대학교 연구에 따르면 이상적인 체중을 유지하고, 운동하고, 흡연하지 않으면 오랫동안 건강하게 살 확률이 높다고 한다. 죽을 때도 고통 없이 빠르고 저렴하게 떠날 수 있다고 한다.

노화를 둘러싼 이론의 통일

노화(그리고 나이와 관련된 거의 모든 질병)의 가장 큰 원인을 거의 모든 의사가 진단하거나 치료할 줄 모른다. 하지만 그 원인은 거의 100퍼센트 되돌릴 수 있는 문제다. 바로 '인슐린 저항성'이다.

인슐린 저항성은 심장 질환, 당뇨병, 암, 치매의 근본 원인이다. 인슐린 저항성이 있으면 나이 들수록 근육 손실도 빠르게 일어난다. 그러면 근육 감소증에 걸려서 신진대사에 큰 문제가 생기고 장애가 발생할 우려가 있다. 인슐린 저항성은 정도의 차이는 있지만 미국인의 88퍼센트에 영향을 미친다. 안타깝게도 근육 감소증을 앓고 있는 사람의 90퍼센트가 의사의 진단을 받지 못해서 자신에게 그런 병이 있는 줄도 모른다.

우리는 질병을 약으로 치료하는 방법을 연구하기 바쁘다. 하지만 그것은 싱크대에서 물이 넘쳐흐르는데도 바닥의 물만 훔치는 꼴이다. 그 시간에 수도꼭지를 잠그는 것이 더 현명하다. 이것은 노화를 둘러싼 통일된 이론이다. 혁신적인 여러 치료법(줄기세포, 엑소좀, 펩타이드, 고압 산소, 오존, 미토콘드리아 부스터, 영양제 등)이 우리의 생리 기능을 업그레이드하고 노화 과정을 최적화할 수 있다. 하지만 인슐린 저항성을 먼저 개선하지 않으면 질병과 기능 장애의 홍수 속에서 몸을 가

누기 어려울 것이다.

그렇다면 인슐린 저항성은 어떻게 생길까? 간단하다. 어떤 형태로든 녹말(밀가루, 파스타, 빵, 쌀, 정제된 곡물)과 설탕을 너무 많이 먹으면 췌장에서 다량의 인슐린이 분비된다. 그러면 몸속 세포들에는 인슐린의 영향에 대한 저항성이 생긴다. 그 말은 인슐린이 점점 더 많이 분비되어야만 혈당을 정상 수치로 유지할 수 있다는 뜻이다. 그러면 췌장이 더 이상의 인슐린을 분비하지 못하는 시점이 오고 결국 제2형 당뇨병이 찾아온다. 복부 지방의 증가, 근육 손실, 염증, 호르몬 불균형, 뇌 손상과 같은 다른 여러 가지 문제도 발생한다.

우리는 매년 1인당 평균적으로 설탕을 69킬로그램, 밀가루를 60킬로그램씩 먹는다. 전체적으로 보면 우리가 섭취하는 칼로리의 무려 60퍼센트가 가공식품이다. 그것이 바로 60세가 넘는 미국인의 절반이 인슐린 저항성으로 고생하는 이유다.

인슐린 저항성은 점점 젊은 층에게 마수를 뻗치고 있다. 이제는 세 살짜리 아이에게서도 제2형 당뇨병을 발견할 수 있다. 지방간은 예전에는 나이가 많은 환자나 알코올 중독인 환자만 앓는 질병이었다. 하지만 이제는 탄산음료를 물처럼 마셔대는 10대 청소년도 지방간 때문에 간 이식 명단에 이름을 올리는 실정이다. 이런 아이들은 17세인데도 70세처럼 살고 있다. 혈당과 인슐린을 정상 수치로 유지하는 것이 오랫동안 건강하게 사는 최고의 방법이다.

하버드대학교의 저명한 심장병 전문의는 한때 이런 말을 했다. 만일 100세 이상인 노인 중에 동맥이 완벽하게 깨끗한 사람들이 있다면 그들 사이에 한 가지 공통점이 있을 것이라고. 그들이 전부 인슐린 민감도가 높아서 아주 소량의 인슐린만으로도 혈당을 쉽게 관리할 수 있으리라는 추측이었다. 환자의 공복 인슐린 수치나 환자가 설탕을 잔뜩 먹고 난 후의 인슐린 수치를 확인하는 의사는 거의 없다. 자신이 어떤 식으로 늙어가고 있는지 알고 싶은가? 그러면 이런 인슐린 수치 검사를 받으면 된다.

페건 식단은 인슐린 민감도를 높이기에 완벽한 식단이다. 이미 신진대사 건강이 좋지 않다면 몇 달 또는 1년 동안 녹말과 설탕을 완전히 끊고 신진대사를 손봐야 할지도 모른다. 시간이 지나면 이런 식품을 식단에서 제외한 덕택에 인슐린 민감도가 높아질 것이다. 그러면 녹말이 들어 있는 채소, 과일, 콩, 통곡물을 다시 조금씩 먹으면 된다.

녹말과 설탕을 끊는 것 외에도 몸을 보호하고 질병에 맞서 싸우는 식품과 좋은 지방을 더 많이 먹어야 한다. 이 책에서 함께 살펴본 폴리페놀이 풍부한 여러 식품은 DNA 복구, 줄기세포 생산 촉구, 염증 감소, 면역력 향상, 미토콘드리아(건강하게 늙는 데 필수적인 에너지 공장)의 강력한 충전에 도움이 된다.

단백질을 먹으면 젊어진다

인간은 나이가 들면서 몸에 근육은 줄어들고 지방은 늘어난다. 체중에 큰 변화가 없더라도 말이다. 마블링이 잘된 꽃등심과 지방이 거의 없는 안심 스테이크의 차이를 생각해보자. 근육 감소는 인슐린 저항성의 원인이자 결과다. 식단은 근육 건강에 매우 중요한 역할을 한다. 체내에 고품질 단백질이 충분하지 않으면 근육을 만들 수 없다. 나이가 들수록 그런 문제가 더 두드러지게 나타난다. 여러 연구가 건강한 노화와 고단백질 식단을 통한 근육량의 보존 사이의 상관관계를 밝혀냈다. 결과는, 고기가 효과가 가장 좋다.[31] 그다음이 닭고기, 그다음이 생선이다. 콩은 목록의 맨 마지막에 있다. 식물 단백질만 먹어서는 충분하지 않으며 아미노산을 추가로 먹거나 동물성 단백질을 곁들여야 근육을 만들 수 있다. 운동하는 것과 단백질을 섭취하기 직전에 오메가3 지방산을 먹는 것도 근육의 합성률을 높일 수 있다.[32] 염소 유청 단백질 분말은 소젖으로 만든 유제품과 고기를 먹고 싶지 않은 사람들을 위한 좋은 대안이다.

마지막으로, 노화의 생화학적 특성과 늙어가는 신체의 신진대사를 되돌릴 비법을 몇 가지 살펴보자. 이런 방법으로 인슐린 저항성을 되돌리고, 염증을 줄이고, 항산화 작용을 향상할 수 있다. 또한 미토콘드리아를 더 활성화하고, 줄기세포 생산량을 늘리고, 인지 기능을 끌어올리고, 근육을 만드는 등 다양한 효과를 볼 수 있다. 우리가 무엇을 먹는지는 큰 상관이 없다. 중요한 것은 언제 먹는지다. 〈원칙 13〉에서 살펴본 것처럼 시간제한 식사법, 간헐적 단식, 칼로리 제한 식사법은 전부 우리 몸의 거의 모든 항노화 메커니즘을 활성화하는 것으로 밝혀졌다. 기능의학 의사를 찾아가서 이런 방법이 자신에게 적합한지 상의해보자. 일단 저녁 식사와 아침 식사 사이에 최소 12시간 동안 단식하는 것부터 시작하자.

지금 나이가 몇 살이든 장수를 목표로 삼고 힘, 활기, 에너지를 유지하는 데 신경을 써야 한다.

〈원칙 16〉에서 기억해야 할 점

★ 인슐린 저항성을 개선하는 데 초점을 맞추자.

공복 혈당 수치가 100~125mg/dL이거나 헤모글로빈 A1c(당화혈색소) 수치가 5.7~6.5퍼센트면 당뇨병 전 단계에 해당한다. 이상적인 혈당 수치는 70~85mg/dL이다. 의사에게 공복 인슐린 수치를 검사해달라고 요청하자. 5μIU/dL 미만이어야 정상이다. 글루코스가 75그램 들어 있는 음식을 먹고 나서 1~2시간 후의 인슐린 수치도 측정해보자. 30μIU/dL 미만이어야 정상이다. 자신의 신진대사 건강이 조금이라도 걱정된다면 이런 검사를 적극적으로 요청하길 권한다.

검사 결과가 비정상으로 나온다면 당장 조치를 취해야 한다. 식단에서 설탕과 정제된 녹말을 전부 빼버리자. 여기에는 빵, 파스타, 쌀, 감자도 포함된다. 스트레스도 인슐린 저항성을 유발한다. 따라서 명상이나 요가 또는 긴장을 풀어주는 다른 기술을 배우길 바란다. 몸을 움직이고, 웨이트 트레이닝에도 도전해보자. 고강도 인터벌 트레이닝HIIT을 하거나 전력 질주 같은 최고 강도의 운동을 짧게 나눠서 해보자. 역기나 체중을 이용해서 근육을 만드는 것도 중요하다. 이런 운동들이 신진대사 건강을 최적화하고 근육을 보존하고 새로 만드는 데 핵심적인 요소다.

★ 질병에 맞서 싸우는 음식에 집중하자.

페건 식단을 따르면서 질병에 맞서 싸우는 음식과 몸을 보호해주는 음식을 많이 먹으려고 노력하자. 나는 푸른 잎줄기채소와 폴리페놀이 풍부한 식품(크랜베리, 블랙베리, 유기농 블루베리, 석류, 녹차)을 좋아한다. 색이 진한 식물성 식품이 우리 식단의 대부분을 차지해야 한다. 이런 식품에 들어 있는 다양한 화합물이 장수에 꼭 필요하기 때문이다. 줄기세포의 생산량을 늘리고, DNA 손상을 복구하고, 면역력 향상을 돕는 음식도 챙겨 먹자. 강황, 비타민C가 풍부한 식품, 십자화과 채소(브로콜리 등), 굴을 먹으면 된다.

★ 근육을 키우자.

나는 옛날에 헬스장을 한 번도 좋아한 적이 없었다. 야외에서 운동하는 것이 훨씬 좋았다. 하지만 60살이 되었을 때 이를 악물고 트레이너를 구했다. 그때부터 웨이트 트레이닝을 본격적으로 시작했다. 웨이트 트레이닝을 하면서 내가 힘이 얼마나 세졌는지, 근육량이 얼마나 늘었는지 알고서는 깜짝 놀랐다. 코어 힘이 강해지자 요통도 사라졌다.

우리는 나이가 들면서 넘어지고 다칠 확률이 높아진다. 30~40대에 이미 근육 감소증(근육 손실)으로 인한 여러 증상이 나타나기 시작한다. 근육이 더 약해지고, 신체 기능이 더 떨어지며, 성호르몬 수치가 낮아진다. 인슐린 수치는 높아지고, 콜레스테롤 수치는 나빠지며, 혈당은 높아진다. 이런 일을 예방할 유일한 방법은 웨이트 트레이닝을 하는 것이다. 트레이너를 구하거나 동네에 있는 헬스장에서 도움을 받아보자. 처음에는 가벼운 역기부터 시작해서 무게를 점차 늘려나가는 것이 좋다. 밴드와 체중을 활용한 운동도 근육을 만드는 데 효과적이다.

★ 식사를 제한하거나 간헐적인 단식에 도전하자.

매일 12시간씩 단식을 해보자. 저녁 식사를 마치고 나면 잠들 때까지 아무것도 먹으면 안 된다. 그다음 날 아침 식사를 하기 전까지 12시간 동안 공복 상태를 유지하는 것이 좋다. 일주일에 두 번은 16시간 단식에도 도전해보자. 단식이 자신과 잘 맞는 것 같으면 더 자주 시도해도 된다. 나는 한 달에 한 번은 24시간 동안 단식하길 권한다. 특히 과체중이거나 체지방 과다 상태(겉으로는 날씬해 보여도 체내에 지방이 많은 상태)이거나 신진대사가 원활하지 않은 사람에게 추천한다.

이런 네 가지 습관을 들인다면 더 건강해지는 여정이 시작된 것이다. 어떤 나이든간에 지금보다 더 젊어질 것이다.

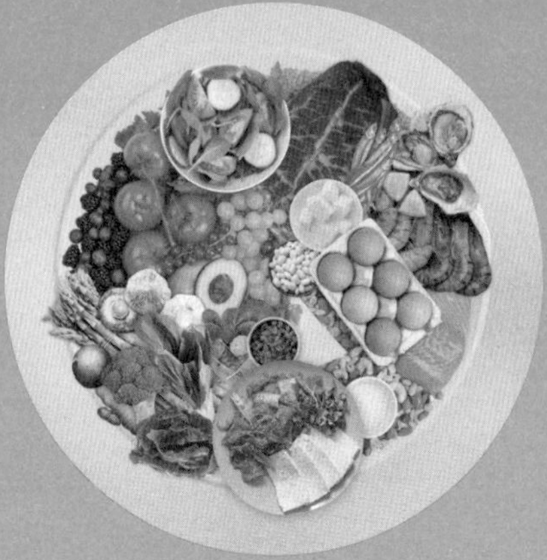

원칙 17:

기분이 나아지는 것을 목표로 먹어라

17

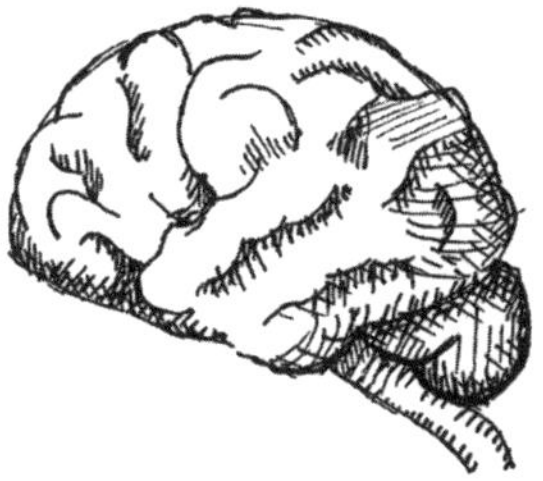

코로나 시기를 겪으면서 인류는 여러 장애물과 마주했다. 팬데믹, 결함이 있는 의료 서비스 시스템, 경제적 사회적 인종적 불균형 등 많은 문제에 시달렸다. 많은 사람들이 일자리를 잃고 사업을 접어야 했다. 비극적인 질병으로 고생한 사람들도 있었다. 우울증은 이제 세계에서 네 번째로 흔한 질병이 되어버렸고 장애를 유발하는 주된 요인이기도 하다. 우리 모두 큰 시련을 겪은 만큼 자신을 돌볼 때가 왔다. 사람들이 믿든 안 믿든 음식은 우리의 기분과 뇌의 건강을 개선하는 강력한 도구가 될 수 있다. 음식을 잘 활용하면 실제로 더 행복해질 수 있다는 뜻이다.

과학계에서도 식단과 뇌 건강 사이의 상관관계를 확인하는 일이 점점 늘어나고 있다. 뇌의 기능 장애(우울증, 불안증, ADHD, 자폐증, 치매, 행동 문제, 폭력, 브레인 포그)는 전부 식단과 관련이 있다. 뇌의 문제는 식단이 장내 마이크로바이옴에 미치는 영향과도 연관되어 있을 때가 많다. 그런데도 우리가 먹는 것과 뇌 기능 사이의 깊은 관련성을 알아차리는 사람은 드물다. 우리의 몸과 마음은 하나의 역동적인 쌍방향 시스템이다. 우리가 몸과 마음, 둘 중 하나에 하는 행동이 다른 것에 어마어마한 영향을 미친다. 따라서 모든 인풋을 최적화하고 나쁜 영향을 줄 만한 요소는 전부 제거해야 한다.

어쩌면 나를 찾아왔던 한 환자만큼 문제를 쉽게 해결할 수 있을지도 모른다. 그 환자는 매일같이 오후 3시가 되면 패닉 상태에 빠졌다. 그는 뉴욕에 사는 금융맨이었다. 온종일 일하고 먹고 술 마시고 밤새 파티를 즐기는 인생을 살고 있었다. 밤에 어찌나 많이 먹는지 그다음 날 늦은 시간이 되어서야 배가 고플 정도였다. 그 환자는 복부 지방이 많았고, 인슐린 저항성이 있었으며, 저혈당이 나타나는 등 혈당이 급격하게 오르내렸다. 혈당이 크게 떨어지면 몸이 패닉 상태에 빠졌다는 것을 알려주는 온갖 증상이 나타난다. 심박수가 증가하고 호흡이 가빠지며 땀이 나고 죽을 것 같은 기분이 든다. 이때 음식을 빨리 먹지 않으면 정말 위험해질 수 있다. 나는 그 환자가 밤이 아닌 낮에 음식을 먹도록 설득해야 했다. 그는 설탕과 녹말을 끊고 술도 덜 마셨다. 그랬더니 패닉 상태가 금세 사라져버렸다.

영양, 기분, 행동의 상관관계

나는 《ADHD 우울증 치매 이렇게 고쳐라》라는 책에서 우리 몸이 마음에 영향을 미치는 방법을 다뤘다. 그 후로 새로운 연구 및 학술 분야가 활발하게 생겼다. 이제 하버드대학교에는 영양 정신의학과가 있고, 스탠퍼드대학교에는 신진대사 정신의학과가 있다. 여러 연구 결과 가공식품, 설탕이 들어 있는 식품, 녹말을 함유한 식품 대신 자연식품(과일, 채소, 올리브 오일, 견과와 씨앗류, 콩과 식물, 약간의 고기. 페건 식단을 생각하면 된다)을 먹기만 해도 우울증을 치료하는 데 효과가 있다고 한다. 이런 식단이 전형적인 서양 식단보다 우울증 치료 효과가 400퍼센트나 좋다.[33]

다른 연구를 살펴보면, 폭력적인 행동을 보이던 아이들도 가공식품 대신 자연식품을 먹으면 행동에 변화가 나타난다는 것을 알 수 있다. 폭력성이 강한 청소년을 대상으로 실시한 한 연구에서는 아이들에게 단순히 비타민과 미네랄 보충제만 먹여도 대조군과 비교했을 때 폭력적인 행동이 91퍼센트나 줄어든다는 사실을 확인했다.[34] 그 아이들이 폭력적이었던 이유는 무엇일까? 뇌에 영양소가 부족했기 때문이다. 기분과 행동을 조절하는 아연, 마그네슘, 비타민 B_{12}, 엽산 등이 고갈된 것이 문제였다.

의료 현장이 모든 의학 연구의 속도를 따라가지는 못한다. 하지만 몸 상태가 더 나아지고, 더 침착해지고, 더 행복해지기 위해서 기다릴 필요는 없다. 오늘 당장 무엇을 먹는지에 따라서 우리의 기분, 판단력, 동정심에 긍정적인 변화가 나타날 수 있다. 안타깝게도 이런 정보를 적극적으로 활용하는 사람은 많지 않다. 우리는 식단을 바꾸는 대신 의사를 찾아간다. 그러면 의사가 우울증에 걸렸다고 진단하면서도 그 이유는 알려주지 않는다. 환자는 결국 항우울제를 처방받지만, 우울증은 항우울제에 들어 있는 성분이 체내에 부족해서 걸리는 병이 아니다. 약이 어떤 우울증 환자에게는 큰 도움이 될 수 있다. 하지만 우울증이 약하게 또는 중간 정도로 온 환자에게는 항우울제가 별다른 효과를 발휘하지 못한다. 약에 의지하기보다 우울증의 근본적인 원인을 캐내는 것이 더 효과적이지 않을까?

우울증과 불안증은 특정한 증상들을 묶어놓고 거기에 붙인 이름일 뿐이다. 둘 다 다양한 요인이 발병 원인으로 작용할 수 있다. 비타민 B_{12} 결핍, 갑상샘 항진증 또는 저하증, 비타민D 수치 부족, 장내 세균 불균형 등이 우울증이나 불안증으로 이어진다. 최신 연구를 살펴보면 우울증과 불안증이 뇌 염증과 명확한 관계가 있다는 것을 알 수 있다. 치료의 핵심은 증상을 억누르는 것이 아니라 근본 원인을 찾아내는 것이다.

체내에 염증이 생기는 이유는 무엇일까? 주된 이유 두 가지는 가공식품, 설탕이 많이 들어 있는 식품, 녹말을 많이 함유한 식품을 먹는 것과 장내 마이크로바이옴의 불균형이다. 이런 불균형은 식단, 환경독소(글리포세이트 등), 특정한 약물의 남용으로도 발생할 수 있다. 물론, 필요할 때는 약을 써야 한다. 하지만 필요성이 덜할 때는 다른 방식으로 몸을 치료하자. 연구 결과는 명확하다. 식단과 운동이 약보다 효과가 더 좋을 때가 많다. 부수적으로 나타나는 효과도 전부 좋은 것들이다. 기능의학 의사를 찾아가서 약 말고 다른 방식으로 도움을 받아보자.

뇌의 기능을 향상하는 식단을 따르자

인간의 뇌는 회복력이 뛰어나다. 그래서 적절한 환경만 갖춰지면 상태가 나아지고 치유될 수 있다. 나는 환자 수천 명에게서 이런 회복세를 끊임없이 지켜봤다. 우리는 기분과 뇌에 염증을 유발하는 안 좋은 습관이 많다. 우선 설탕, 정제된 탄수화물, 나쁜 지방은 많이 먹고 좋은 지방, 몸을 보호해주는 식품, 영양소는 충분히 먹지 않는다. 우리는 잠을 너무 조금 자고, 너무 늦게까지 깨어 있으며, 스트레스를 너무 많이 받기도 한다. 그렇다면 체내에 염증을 일으키는 불을 어떻게 끌 수 있을까?

정제된 설탕, 가공된 탄수화물, 인공 감미료를 끊는 것부터 시작하자. 혈당이 균형을 유지하는지 따져보자. 이 말은 밤늦게 먹지 말고 낮에 먹으라는 뜻이다. 혹시 자신의 혈당이 불균형 상태라고 생각한다면 끼니를 거르지 않도록 주의해야 한다. 한 끼 안 먹었다가 신경이 곤두서고 피곤한 경험을 한 적이 있는가? 가슴이 두근거리고, 어지럽고, 집중력이 떨어진 적이 있는가? 이때 우리 몸은 우리가 죽어간다고 착각한다. 따라서 아침, 점심, 저녁으로 균형 잡힌 식사를 할 수 있도록 시간을 들여서 음식을 준비해라.

끼니마다 건강한 단백질, 자연식품에 들어 있는 탄수화물, 좋은 지방을 먹는 것이 좋다. 좋은 지방을 먹으면 음식에 대한 갈망이 줄어들고 혈당이 급격하게 떨어지는 일도 방지할 수 있다. 술과 카페인이 많이 들어간 음료를 피하는 것도 고려해보자. 만일 시간제한 식사법에 도전한다면 식단에 지방과 단백질처럼 느린 속도로 연소하는 연료가 충분히 있어야 한다.

나는 환자가 뇌의 기능 장애(불안증, 우울증, 기억 상실, ADHD)로 찾아오면 영양 결핍 문제를 가장 먼저 들여다본다. 필수 영양소 중 하나만 부족하더라도 쉽게 낫지 않는 여러 가지 증상을 유발할 수 있기 때문이다. 따라서 기능의학 의사를 찾아가서 포괄적인 혈액 검사를 받는 것이 중요하다. 뇌의 기능 장애와 관련된 가장 흔한 결핍증은 오메가3 지방산, 마그네슘, 비타민D, 아연, 셀레늄, 비타민B군 등이 부족한 경우다. 특히 오메가3 지방산은 뇌 건강에 매우 중요하다. 뇌의 60퍼센트는 DHA로 이루어져 있다. DHA는 항염 작용을 하는 필수 오메가3 지방산이다. 만일 뇌에 불이 나고 있다면 지방이 부족할 확률이 높다. 오메가3 지방산은 세포막의 기본적인 구조를 형성한다. 세포막이 건강하지 않으면 몸의 전달 분자들이 소통하지 못할 것이고 건강이 나빠지게 될 것이다.

만일 우울증, 불안증, 기분 장애, 조급증, ADHD가 있다면 영양 결핍에 시달리지는 않는지 반드시 확인해야 한다. 나는 이런 증상을 보이는 환자의 90퍼센트가 중요한 영양소 1가지 이상이 결핍된 것을 직접 목격했다.

페건 식단을 따르면 채소를 마음껏 먹을 수 있다. 과일(특히 당도가 낮고 영양 밀도가 높은 것)도 좀 먹고, (밀가루가 아닌) 통곡물, 견과와 씨앗류, 녹말 함유량이 적은 콩이나 콩과 식물도 먹어보자. 고기도 어느 정도 먹는 것이 좋다. 고품질 고기, 가금류의 고기, 생선을 챙겨 먹자. 뇌 건강에 도움이 되는 음식에도 집중해야 한다. 기분에 영향을 미치고 우울증과 불안증의 다양한 증상을 완화하는 것으로 밝혀진 식품들이 있다. 오메가3 지방산, 아연, 마그네슘, 비타민D, 산화 방지제, 비타민B군이 들어 있는 음식을 먹으면 된다.

아래에 기분을 좋게 해주는 식품 중에서 내가 가장 즐겨 먹는 것들을 소개한다.

식품	뇌에 미치는 좋은 영향
지방이 많은 생선과 해산물(연어, 굴)	생선은 뇌에 좋은 음식이다. 생선에 들어 있는 오메가3 지방산(EPA와 DHA)을 먹으면 우울증과 다른 뇌 기능 장애가 개선되는 것으로 밝혀졌다.
	굴에는 비타민 B_{12}, 아연, 오메가3 지방산이 풍부하다.
베리류	베리의 색이 짙은 보라색과 파란색인 것은 바로 안토시아닌 때문이다. 안토시아닌은 우울증 증상의 감소와 인지 기능 향상에 효과적인 것으로 밝혀졌다. 나는 매일 블루베리나 블랙베리를 먹으려고 노력한다.
섬유질이 풍부한 식품과 발효 식품	장은 제2의 뇌라고 불린다. 장과 뇌의 관계를 최적화하려면 장을 치유하는 식품에 집중하자. 푸른 잎줄기채소와 발효 식품 같은 것을 먹으면 된다.
녹차	녹차에 들어 있는 페놀 성분은 우울증 증상을 완화할 수 있다. 폴리페놀을 다량으로 섭취하고 싶다면 녹차를 매일 마시자.
견과와 씨앗류	견과와 씨앗류는 트립토판을 함유한다. 트립토판은 우리를 행복하게 해주는 신경 전달 물질인 세로토닌으로 변환된다. 트립토판은 우리를 잠들게 해주는 멜라토닌으로도 변환된다. 트립토판이 있어야 밤에 숙면을 취할 수 있다. 트립토판은 뇌 건강에 매우 중요하다!

〈원칙 17〉에서 기억해야 할 점

★ 혈당의 균형을 맞추자.

끼니를 거르면 안 된다. 끼니마다 손바닥만한 크기의 단백질, 건강한 지방, 식물성 식품을 섭취하는 것이 좋다. 혈당의 불균형만으로도 우울증, 불안증, 건망증, 산만함 같은 증상이 나타날 수 있다.

★ 뇌의 기능을 올리는 식품을 먹자.

생선, 베리류, 섬유질이 풍부한 식품, 견과와 씨앗류에 들어 있는 지방과 녹차(체질적으로 카페인을 감당할 수 있다면)에 초점을 맞춰보자.

★ 더 깊이 파고들자.

기능의학 의사를 찾아가서 영양 결핍증이 있는지 알아보자. 체내에 영양소가 부족하면 뇌에 기능 장애가 생길 때가 많다.

★ 좋은 멀티비타민 영양제를 고르자.

비타민B , 엽산, 비타민B_{12}가 들어 있는 것이 좋다. 비타민D, 마그네슘, 오메가3 지방산도 영양제로 먹어보자.

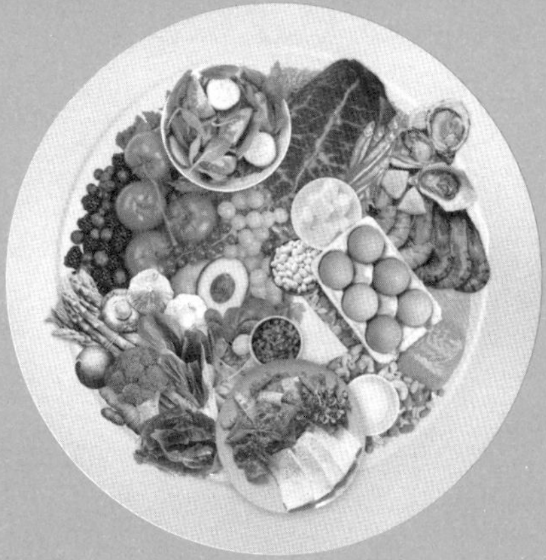

원칙 18:

건강하게 먹으면서
돈도 아껴라

18

THE PEGAN DIET

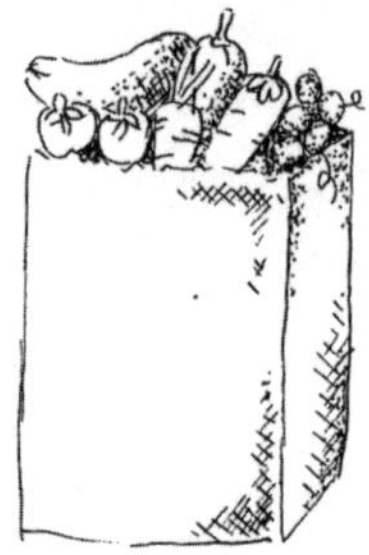

건강하게 먹는 것은 돈과 시간이 많이 들고, 불편하고 어렵다는 인식이 강하다. 건강한 식습관은 엘리트주의적이라는 시각도 있다. 식품업계도 사람들의 이런 인식을 부추기고 전파하는 실정이다. "오늘은 좀 쉬어가세요!"라고 말하던 맥도널드의 광고 문구를 기억하는가? 그런 문구에 현혹되지 말자. 이런 인식 때문에 우리는 편하다는 이유로 계속 패스트푸드와 포장된 정크푸드를 사고 만다. 그 결과, 만성질환과 장애에 시달리게 되었고 여러 종류의 약에 대한 의존도도 높아졌다. 전혀 편리하거나 비용이 적게 드는 상황이 아니다.

가공식품이 칼로리를 저렴하게 제공하는 것은 맞다. 하지만 칼로리가 아닌 영양 밀도를 기준으로 식품의 가치를 평가하면 치토스 한 봉지는 사치스러운 식품이 될 것이다. 콩, 콜라드, 풀을 먹고 자란 소의 고기로 만든 스테이크가 오히려 저렴할 것이다. 치토스에는 영양소가 들어 있지 않다. 하지만 자연적인 식물성 식품과 동물성 식품에는 비타민, 미네랄, 섬유질, 단백질, 식물 영양소가 풍부하다.

언젠가는 건강하게 먹는 것이 훨씬 저렴한 날이 올 것이다. 하지만 지금도 한정적인 예산으로 진짜 식품만 먹고 살 수 있다.

건강한 식단이 정말로 돈이 많이 들까?

여러 연구에 따르면 건강한 식단은 미국 표준 식단보다 매일 1~2달러 정도 더 든다고 한다.[35] 어떤 연구에서는 매일 50센트만 더 내도 식단의 질을 향상할 수 있다고 한다. 값싼 가공식품의 실질적인 비용을 따져보면, 진짜 식품과 자연식품을 먹는 것이 우리의 몸과 지갑을 위해 훨씬 저렴한 선택이라는 것을 알 수 있다. 나는 사람들이 아보카도 두 개를 5달러에 사면서 너무 비싸다고 불평하는 것을 들을 때마다 깜짝 놀란다. 그런 사람들이 가족에게 먹이겠다며 패스트푸드를 왕창 사고 스타벅스에서 커피도 매일 사 마신다. 돈을 내는 순간에는 더 '저렴하게' 느껴질지 몰라도 외식을 자주 하다 보면 결국 식비가 많이 든다. 4인 가족이 저녁 식사를 밖에서 사 먹는 것보다 집에서 통닭구이, 구운 고구마, 샐러드를 먹는 것이 더 저렴하다. 진짜 식품, 자연식품을 사서 집에서 요리하면 큰돈 들이지 않고도 건강하고 즐겁게 식사할 수 있다.

나는 〈페드 업Fed Up〉이라는 영화 제작에 참여한 적이 있다. 급속도로 퍼져나가는 비만이라는 재앙에서 설탕과 식품업계가 하는 역할을 다룬 영화다. 이 영화를 촬영하는 동안 나는 사우스캐롤라이나주에 사는 한 가족을 찾아갔다. 그곳은 미국 최악의 식품 사막(신선한 식품을 저렴하게 구매하기 어려운 지역 -역주)으로 알려진 곳 중 하나였다. 그 5인 가족은 정부가 제공하는 식량 카드와 장애 수당으로 살아가고 있었다. 그들은 전부 아프고 비만이었다. 아버지는 42세에 벌써 제2형 당뇨병의 여파로 신장 투석을 받고 있었다. 어머니와 10대 아들 한 명은 심각한 비만에 시달리고 있었다. 그 가족은 온갖 종류의 '다이어트' 가공식품을 먹고 살았고 요리하는 법도 전혀 몰랐다. 그래서 그때 나와 함께 신선한 자연식품을 이용해서 요리하는 시간을 가졌다. 나는 그 가족에게 내 요리책 한 권과 환경 워킹 그룹EWG에서 발표한 가이드《빠듯한 예산으로 좋은 음식 구하기Good Food on a Tight Budget》를 선물했다. 가이드에는 우리, 우리 지갑, 지구를 위해 건강하게 먹는 방법이 나와 있었고, 그 가족은 전부 합쳐서 체중을 90킬로그램이나 줄였다. 그때 16살이었던 아들은 결국 체중을 63킬로그램이나 줄였고 지금은 의과대학교에 진학한 상태다.

가성비에 신경 쓰자

나는 레지던트 생활을 하는 동안 매년 2만 7,000달러를 벌면서 4인 가족을 부양했다. 그때는 식료품 할인점에서 신선한 진짜 식품을 대량으로 사곤 했다. 우리 가족은 매일같이 저녁 시간에 함께 맛있고 건강한 식사를 준비했다. 그래서 나는 시간과 비용이 부담스럽더라도 건강한 자연식품을 챙겨 먹을 수 있다는 사실을 안다. 나는 한정적인 예산으로 건강하게 먹는 방법을 배운 것의 중요성을 절대로 잊지 않을 것이다. 나는 지금도 그때 세운 전략들을 생활에 적용하고 있다. 지금부터 적은 돈으로도 건강하게 먹는 비법을 소개하려고 한다.

첫째, 가공식품을 먹지 말자. 가공식품과 포장 식품은 진짜 식품, 자연식품보다 더 비싸다. 미국에서는 8달러를 내면 냉동 레토르트 식품 1인분을 살 수 있다. 하지만 돈을 조금만 더 들이면(조금 덜 들여도 될 때도 있다) 더 좋은 재료를 이용한 똑같은 식사를 온 가족에게 먹일 수 있다. 과일과 채소는 가격에 비해 영양소를 많이 함유한다. 접시의 75퍼센트를 녹말이 들어 있지 않은 채소로 채워야 한다는 사실을 잊지 말자. 필요하다면 상대적으로 저렴한 채소를 선택해도 좋다. 예를 들면 양배추, 당근, 비트, 녹색 채소, 양파, 고구마는 값이 싼 편이다.

못난이 채소를 구매하는 것도 좋은 방법이다. 이런 채소는 원래 쓰레기 매립지로 직행할 운명이지만 농장에서 직접 사거나 미스핏츠Misfits나 임퍼펙트 푸드Imperfect Foods에서 구할 수 있다. 지역사회 지원 농업CSA 프로그램에 참여하면 자기 지역에 있는 농장에서 곧바로 유기농 채소와 과일을 좋은 가격에 살 수 있다. 통곡물과 콩도 추천한다. 이런 식품은 영양 밀도는 가장 높고 값은 가장 저렴한 식품에 속한다. 콩과의 식물, 렌틸콩, 현미, 와일드 라이스를 먹는다고 해서 통장이 거덜 나지는 않는다. 거기에 브로콜리나 다른 녹색 채소를 곁들이면 저렴하면서도 영양가 있는 식사가 완성된다.

만일 고기를 먹는다면 유기농 고기, 방목한 가축의 고기, 풀을 먹고 자란 가축의 고기, 재생 농업으로 생산한 동물성 식품을 온라인에서 찾아보자. 돈을 아끼려면 상대적으로 값이 싼 부위를 고르는 것이 좋다. 미국에 산다면 스라이브 마켓Thrive Market, 부처 박스Butcher Box, 마리포사 목장Mariposa Ranch을 추천한다. 혹시 냉동고가 없으면 냉동고를 하나 사라. 소 공유 프로그램cow share에 참여하거나 소 반 마리를 한꺼번에 사서 냉동고에 보관하자. 재생 농업으로 생산한 고기는 평균적으로 450그램에 8달러 정도 된다. 110그램짜리 1인분만 따지면 2달러밖에 안 된다. 1인분당 가격이 빅맥Big Mac보다 저렴한 셈이다. 빅맥은 고기(엄밀히 말하면 고기와 유사한 물질) 90그램에 3.99달러나 받는다!

둘째, 돈이 어디에 드는지 추적해라. 스타벅스에서 매일 마시는 커피나 술집에서 매주 즐기는 해피 아워가 얼마나 돈을 많이 잡아먹는지 알면 놀랄 것이다. 코로나바이러스-19가 한창일 때 우리 모두 집에서 돈도 아끼면서 즐겁게 밥 먹고 친구도 몇 명 초대했던 것을 기억할 것이다. 비싸지 않으면서도 자주 먹는 음식은 미리미리 사두자. 엑스트라 버진 올리브 오일, 아보카도 오일, 식초, 바닷소금, 후추, 향신료, 소스, 넛버터, 넛밀크, 냉동 과일 같은 식품은 집에 항상 있으면 좋다. 이런 식품은 온라인에서 구매해도 된다.

스라이브 마켓 같은 새로운 온라인 식료품점에서는 고품질의 유기농 재료를 소매가보다 25~50퍼센트 저렴하게 판매한다. 스라이브 마켓의 회원이 되면 3,000개가 넘는 유기농 식품과 상품을 도매가로 사서 집까지 빠르게 배송 받을 수 있을 것이다. 나는 아몬드 버터, 강황, 바닷소금, 아보카도 오일을 온라인으로 사서 필요할 때 바로바로 쓴다. 트레이더 조스Trader Joe's, 코스트코, 월마트, 샘스 클럽Sam's Club 같은 식료품 할인점에서도 놀랍도록 싼값에 채소, 배양육, 과일, 견과,

콩, 생선, 올리브 오일 등을 살 수 있다.

좋은 가격에 건강하게 먹고 싶다면 '더티 더즌'과 '클린 피프틴' 목록을 참고하길 권한다. 누구나 100퍼센트 유기농 식품을 살 돈이 있는 것은 아니다. 하지만 식비에 투자하면 할수록 유전자 변형 식품 또는 살충제와 글리포세이트가 들어간 식품을 더 많이 피할 수 있을 것이다. 그러면 결국 더 건강해질 수 있다. '더티 더즌(오염이 가장 많이 된 과일과 채소)'과 '클린 피프틴(오염이 가장 덜 된 과일과 채소)'에 관해 더 자세히 알고 싶다면 〈원칙 2〉를 참고하자. 그러고 나서 오염이 덜 된 식품을 사면 된다.

나는 레지던트 생활을 하면서 돈과 시간이 부족했을 때 매주 같은 요리를 만들어 먹었다. 나는 이것을 '마스터 파이브Master Five' 원칙이라고 부른다. 바빠지거나 돈이 부족해질 때 쉽게 해 먹을 수 있는 간단한 요리 다섯 가지를 마스터하라는 뜻이다. 이런 요리를 하는 데 필요한 재료는 미리미리 사두자. 그러면 몸 상태를 나빠지게 하는 패스트푸드나 배달 음식을 먹지 않아도 된다. '마스터 파이브' 원칙을 따르려면 계획을 세워야 하지만 그럴 가치가 충분하다. 책의 뒷부분에 나오는 '레시피' 섹션에 내가 저렴하게 즐겨 먹는 요리 다섯 가지의 레시피를 실었다. '마스터 파이브' 요리라고 레시피 소개에 써뒀으니 참고하길 바란다.

또 한 가지 팁을 주자면 한꺼번에 많은 양의 음식을 조리해두고 얼려두는 방법이 있다. 나는 퀴노아나 현미는 한 번에 많이 요리해둔다. 닭 한 마리를 통째로 구워서 최소 두세 번에 나눠서 먹을 때도 있다. 수프나 스무디를 많이 만들어서 냉동고에 보관하는 방법도 추천한다. 만일 고기를 한 번에 많이 사게 된다면 당장 먹지 않을 부분은 곧바로 얼려서 쓸데없이 음식물 쓰레기를 만들지 말자.

장을 보러 가기 전에 어떤 요리에 필요한 재료를 살지 계획을 세우자. 쇼핑 리스트 없이 마트에서 두리번거리다가 돈과 시간을 낭비하는 사람이 많다. 마트에 가기 30분 전에 그 주에 필요한 식품이 무엇인지 생각해보자. 적어도 며칠 동안 아침, 점심, 저녁으로 무엇을 먹을지 정하는 습관을 들이는 것이 좋다. 필요한 식품이 무엇인지 알아내면 돈을 덜 쓰게 될 것이다. 그냥 버리게 될 음식도 더 이상 사지 않게 될 것이다.

자연식품을 건강하게 먹는 일은 통장을 거덜 내지 않고도 충분히 가능할 뿐만 아니라 어렵지도 않다. 이 사실을 잊지 말자. 나는 이미 건강하게 먹고 있다. 여러분도 몇 가지 팁을 활용하고 식사 계획을 신중하게 세우면 알뜰하고 건강하게 먹을 수 있을 것이다.

〈원칙 18〉에서 기억해야 할 점

★ 진짜 식품, 자연식품을 고집하자.

가공식품과 포장 식품을 먹으면 장기적으로 돈이 더 든다. 나중에 건강이 나빠졌을 때 치료비가 많이 들 것이기 때문이다. 하지만 채소, 과일, 콩, 통곡물, 몇 가지 고품질 동물성 식품을 고집하면 돈을 아낄 수 있을 것이다.

★ 식사 계획에 시간을 투자하고, 식비 지출을 체크하자.

이 두 가지 습관의 중요성을 간과하는 사람이 많다. 하지만 식비를 아끼고 싶다면 이런 습관을 들이는 것이 좋다. 재료비가 많이 들지 않고 매주 써먹을 수 있는 레시피 다섯 개를 마스터하길 권한다.

★ 온라인과 식료품 할인점에서 장을 보자.

월마트, 코스트코, 트레이더 조스, 스라이브 마켓을 추천한다. 현지의 신선한 농산물을 구하고 싶다면 지역사회 지원 농업CSA 프로그램에 참여하면 된다. 건강하게 먹으면서 돈도 아끼는 방법에 관한 안내가 필요하면 《빠듯한 예산으로 좋은 음식 구하기(ewg.org)》와 같은 가이드를 이용하자. 그러면 최고의 가격에 최고의 식품을 구할 수 있을 것이다.

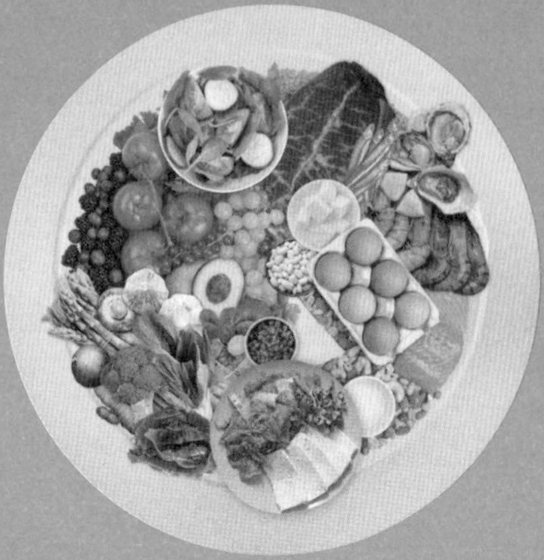

원칙 19:

당신이 먹는 것을 아이들에게도 먹여라

19

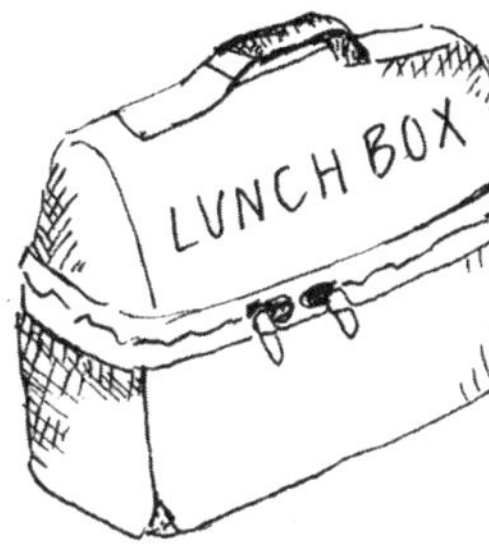

아이를 건강하게 먹이는 일은 일찍 시작된다. 사람들이 생각하는 것보다도 더 일찍 시작된다. 후성 유전학은 우리의 유전자가 환경의 영향을 받아 어떤 식으로 프로그램되는지 연구하는 학문이다. 아이가 유전적으로 건강할지 아플지는 엄마의 자궁 속에서 이미 결정된다. 엄마가 설탕과 정크푸드를 많이 먹으면 아이의 유전자는 아이가 비만, 심장 질환, 당뇨병, 암에 걸리도록 프로그램된다. 따라서 아이의 생리 기능과 아이가 커서 선호할 식습관을 좋은 방향으로 형성하려면 준비를 일찍 시작해야 한다. 어린이용 음식과 어린이용 식사는 식품업계가 만들어낸 것이다. '해피밀'은 결코 아이들에게 행복을 안겨주지 못한다!

함께 건강한 습관을 만들자

내가 아빠가 된 지는 30년도 넘었다. 아이들이 태어났을 때 나는 아이들을 건강하게 키우겠다고 결심했다. 우리 가족은 집에서 텃밭을 가꿨다. 한번은 딸아이가 가지를 너무 일찍 따버렸다. 그러고는 가지가 아직 딱딱한 것을 보고 깜짝 놀랐다! 또 한번은 아이가 세 살일 때 방울양배추를 폭식하는 일도 있었다. 우리 아이들은 말을 배우기도 전에 부엌에서 말썽도 부리고 음식도 만들면서 놀았다. 나는 매주 최대 80시간씩 일하는 바쁜 수련의였다. 하지만 가족과 함께 진짜 식품, 자연식품으로 요리하는 일은 빼먹지 않으려고 애썼다.

여러 연구에 의하면, 함께 요리하고 식사하는 가족이 건강한 습관도 함께 만든다고 한다. 그런 가족이 채소를 먹을 확률이 더 높고, 다 함께 요리하면서 사회성, 자존감, 학습 능력도 향상할 수 있다. 이렇게 가족이 함께 요리하면 아이들이 행복감을 더 많이 느끼고 온 식구가 비만이나 식이 장애로 고생할 위험이 적어진다. 아이들에게 평생 갈 건강한 습관을 가르치고 싶다면 모범을 보이는 것이 가장 좋은 방법이다. 장을 보러 갈 때 아이들을 데려가고, 요리를 재미있는 활동으로 만들자.

우리 가족은 《상상 속 수프Pretend Soup》(국내 미출간)라는 요리책을 애용했다. 이 요리책에는 자연식품으로 만든 어린이용 레시피 65개가 실려 있다. 건강에 좋은 음식을 함께 먹는 행위는 단순히 영양소를 잘 챙겨 먹는 활동이 아니다. 가족 식사는 단결, 유대감, 의식, 정체성, 의미와 관련된 활동이기도 하다. 아이들은 어른보다도 루틴을 즐기고 필요로 한다. 장 보기, 요리하기, 가족과 함께 식사하기가 그 루틴의 중요한 부분이 될 수 있다.

구성원이 각각 다른 음식을 먹는 가족도 심심치 않게 찾아볼 수 있다. 이때 말하는 음식은 주로 각기 다른 공장에서 생산된 박스나 포장 용기에 들어 있는 식품을 뜻한다. 이런 음식을 먹는 사람들은 TV나 스마트폰 앞에서 20분도 안 돼서 식사를 허겁지겁 끝낼 것이다. 물론 음식 알레르기가 있다면 이해할 수 있다. 하지만 우리 집도 레스토랑은 아니었다. 아이들이 자랄 때 메뉴에는 딱 두 가지만 있었다. '먹기' 또는 '먹지 않기'만 고를 수 있었다.

아이들은 부모가 먹는 것과 거의 똑같은 음식을 먹어야 한다. 대신 매운 음식이나 맛과 식감이 복잡한 음식은 천천히 먹기 시작해도 된다. 하지만 누구나 진짜 식품, 자연식품을 어느 나이에나 먹을 수 있어야 한다. 식품의 선택과 식사 시간에 관해서 현실적인 규칙을 정하는 것이 중요하다. 부모가 아이에게 어떤 음식을 언제 어디서 먹일지 정하고, 아이들이 직접 그 음식을 먹을지 말지, 그리고 얼마나 먹을지 정하게 하자. 처음에는 아이들이 어른들이 먹는 음식을 먹기 싫어할지도 모른다. 그래도 괜찮다. 아이들에게 적응할 시간을 주자. 그러면 우리가 무엇을 먹고 있는지 서서히 궁금해 할 것이다. 아니면 내 어머니의 비법을 시도해보는 것도 나쁘지 않다. 어머니는 내 여동생이 아침식사로 달걀을 먹기 싫어할 때 강요하지는 않으셨다. 대신 점심에도 똑같은 달걀을 내놓으셨고, 동생이 안 먹자 저녁에도 그 달걀을 또 내놓으셨다. 결국, 동생은 달걀을 먹었고 그 뒤로는 어떤 음식이 주어지든 곧잘 먹었다.

식사 계획 짜기, 장 보기, 식사 재료 준비하기, 요리하기(그럴 나이가 되면), 음식 서빙하기, 뒷정리하기를 아이들과 함께하자. 좋은 음악을 틀어놓고, 식사를 준비하는 시간과 식사 시간이 즐거울 수 있도록 신경 쓰자. 아이들이 편안한 마음으로 재미를 느껴야 한다. 가족이 모두 함께 시간을 보내는 좋은 기회가 되길 바란다. 아이들과 이야기를 나누고 긍정적인 태도를 유지하자. 스트레스를 받은 상태에서 밥을 먹으면 소화, 영양소의 흡수, 신진대사에 좋지 않다. 마찬가지로, 음식을 이용해서 아이들을 칭찬하거나 벌주지 마라. 음식은 영양이다. 음식을 어떤 식으로든 다르게 이용하면 아이가 자라면서 식이 장애에 시달릴 우려가 있다.

부모가 유연하게 대처해야 할 때를 아는 것도 중요하다. 휴가와 생일 때는 자신에게 너무 가혹하게 굴지 말자. 아이들이 가끔 건강하지 않은 음식을 먹게 놔두자. 하지만 아이들이 아플 때 설탕이 잔뜩 들어간 간식을 주는 것은 좋지 않다. 건강해지고 나면 아이들이 고마워할 것이다. 어린 아이들도 자기가 얼마나 배고픈지, 그리고 얼마나 배부른지 자연스럽게 알아차릴 기회를 주자. 가공되지 않은 자연식품을 출발점으로 삼으면 아이들이 장기적으로 성공적인 식습관을 잘 따를 가능성이 커진다. 설령 10대가 돼서 반항기에 접어들더라도 어렸을 때 건강한 식습관에 관해서 배웠던 것들로 나중에 되돌아갈 것이다.

그럼 이제부터는 아이들의 몸과 뇌를 위해 어떤 음식을 먹여야 하는지 살펴보자!

아이들을 먹이는 방법

아이가 고형식을 먹을 준비가 되었다면 천천히, 그리고 간단히 시작하자. 보통 6개월 정도 되면 고형식을 먹을 수 있지만, 아이에 따라 시기는 조금씩 달라진다. 새로운 음식을 한 번에 하나씩만 먹이자. 다른 새로운 음식을 시도하기 전에 3~5일 동안 기다리면서 부작용이나 식품 민감증이 나타나지는 않는지 지켜보길 권한다. 만일 아이의 반응이 좋지 않거나 아이가 음식 알레르기 증상을 보이면 그 음식은 당장 그만 먹여야 한다.

아이에게 곡물을 먹여보기 전에 채소와 과일부터 도전하자. 채소와 과일이 소화하기가 조금 더 쉽다. 으깬 아보카도도 훌륭한 선택이다. 아이에게 곡물을 먹이고 싶다면 퀴노아나 현미처럼 자극이 적은 것으로 고르자. 조리한 음식에 모유를 조금 섞어서 퓌레로 만들거나 으깨도 좋다. 이것이 바로 집에서 아기 음식을 직접 만드는 방법이다. 사냥과 채집을 하던 우리 선조가 마트에 가서 이유식을 구할 수 있었을까? 당연히 아니다. 아기에게 먹일 음식을 안전하게 만들려면 조리도구를 소독하고 음식을 만든 날짜를 라벨에 적어서 음식에 붙이자. 3일이 지난 음식은 버리고, 소독한 용기에 새로운 음식을 넣고 라벨을 붙인 다음 냉장고나 냉동고에 제대로 보관하자.

아기가 조금 더 크면 먹이는 음식을 조금씩 더 늘린다. 조리한 채소를 작게 썰어서 주면 좋다. 당근, 호박, 고구마 같은 채소를 먹이면 된다. 쓴맛이 약간 나는 채소와 단맛이 조금 더 나는 채소를 섞어서 주자. 과일을 작게 잘라 주거나 콩, 완두콩, 렌틸콩을 먹이는 것도 추천한다. 수수, 퀴노아, 현미, 아마란스처럼 글루텐을 함유하지 않은 통곡물도 선택하자. 아기에게 단백질을 먹이고 싶다면 생선, 가금류의 고기, 고기, 두부, 간 고기를 조금 준비하면 된다.

오늘날 시중에 나와 있는 거의 모든 어린이 식품에는 인공 재료와 설탕이 가득하다. 나는 정제된 감미료, 사탕, 주스를 아이들에게 제한적으로 먹이길 추천한다. 후식을 먹이고 싶다면 과일을 주는 것이 낫다. 집에서 만든 머핀, 스무디, 간식에 채소를 숨기는 방법도 있다. 호박, 당근, 고구마, 시금치는 집에서 구운 빵에 숨기기 좋다. 수프, 소스, 스프레드, 스무디도 채소를 숨기기 좋은 음식이다.

그럼 유제품은 어떨까? 나는 아이가 적어도 만 2세가 되기 전에는 모든 우유, 치즈, 다른 유제품을 먹이지 않길 권한다. 연구에 의하면, 유제품을 너무 일찍 섭취하면 알레르기, 호흡기 감염, 면역력 저하가 나타날 수 있다고 한다. 염소나 양의 제품이 소화하기 더 나을지도 모른다. 유제품은 양젖으로 만든 요거트로 시작하는 것이 안전하다. 혹은 풀을 먹고 자란 가축의 유제품만 이용하자. 혹시 소의 유제품을 먹이고 싶다면 A2 소의 유제품을 찾아보길 바란다.

아이들이 더 자라면 부모와 함께 먹을 음식을 고르고 식사 계획을 짜는 것이 좋다. 아이들의 참여율이 높을수록 스스로 다양한 음식과 맛을 시험해볼 것이다. 성장하는 아이들은 영양 밀도가 높은 식품으로 구성된 균형 잡힌 식단이 필요하다. 아이들도 페건 식단을 따를 수는 있지만 칼로리를 제한하지는 말아야 한다. 아이들이 파스타를 좋아한다면 렌틸콩이나 병아리콩을 넣은 파스타를 만들어보자. 아이들이 피자를 좋아한다면 진짜 재료를 이용해서 집에서 한번 만들어보

자. 피자 크러스트를 콜리플라워로 만들어보는 건 어떨까? 만일 아이들이 감자튀김을 좋아한다면 오븐을 이용해서 고구마튀김을 만들어 보자. 아이들이 밀크셰이크를 좋아한다면 냉동 과일과 염소나 양의 우유를 섞어서 주면 된다. 이 책의 뒷부분에 온 가족이 즐길 수 있는 건강한 레시피가 풍성하게 실려 있다.

<원칙 19>에서 기억해야 할 점

★ 부모가 먹는 음식을 아이들에게도 먹이자.

아이들도 당신이 먹는 음식을 똑같이 먹어야 한다. 어린이용 메뉴는 따로 필요는 없다. 아이들이 커갈수록 페건 식단의 원칙을 따르도록 격려해주자.

★ 아기가 6개월일 때부터 과일과 채소를 으깨서 먹이자.

아보카도는 아기가 처음으로 먹기 좋은 식품 중 하나다. 이상한 재료를 넣지 않고도 집에서 아기에게 먹일 음식을 직접 만들 수 있다.

★ 아이들과 함께 식사를 계획하고 준비하자.

장보기, 요리하기, 식사하기를 긍정적이고 재미있는 경험으로 만들자. 아이들이 식사 준비와 식품 선택에 많이 참여할수록 더 건강해질 것이다.

★ 나쁜 음식은 나쁜 행동으로 이어진다.

아이들의 지능 발달을 저해하기도 한다. 자연식품에는 비타민, 미네랄, 섬유질, 좋은 지방, 파이토케미컬이 풍부해서 아이들의 폭력성을 줄이는 힘이 있다. 자연식품은 아이들의 행동과 성적에도 도움이 될 것이다. 가끔은 아이들에게 영양을 더 많이 공급해야 할 때도 있다. 소아청소년과 의사를 찾아가서 아이의 나이에 적합한 멀티비타민, 어유, 비타민D를 먹이는 것에 관해 상담해보자.

★ 아이들에게 뇌에 좋은 음식을 먹이자.

내가 건강한 뇌 기능을 위해 즐겨 먹는 음식은 달걀, 크기가 작고 지방이 많은 생선, 녹색 채소, 견과와 씨앗류, 베리류 등이다. 건강한 지방, 특히 오메가3 지방산은 뇌의 회복력을 향상하는 데 꼭 필요한 영양소다.

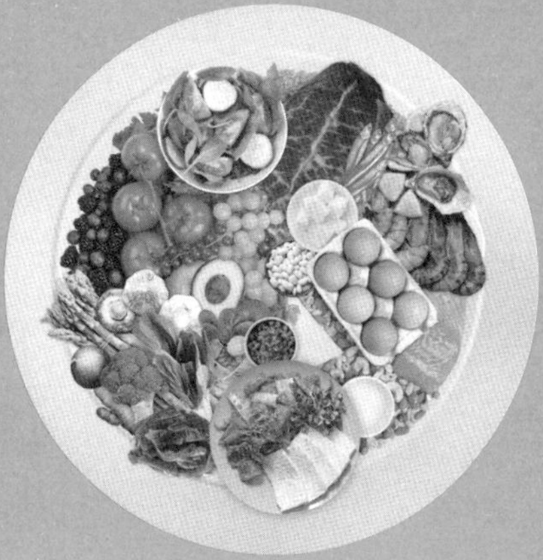

원칙 20:

건강한 습관을 정착시켜라

20

THE PEGAN DIET

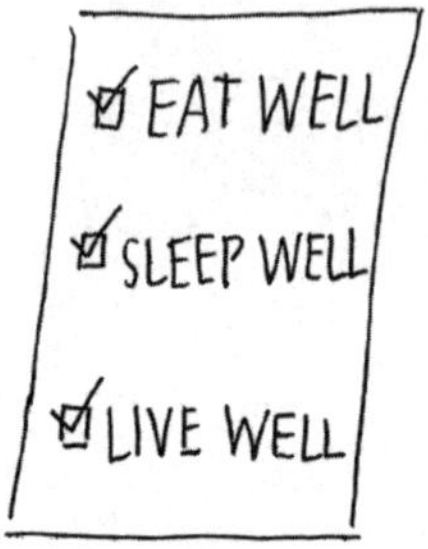

이 책을 읽고 있다면 여러분은 건강하게 먹고 건강하게 지내는 생활에 관심이 많을 것이다. 하지만 그런 삶을 원하는 것과 실제로 그렇게 사는 것은 엄연히 다른 문제다. 정보만 알아서는 충분하지 않다. 그렇다면 기존 습관을 어떻게 바꾸고 좋은 습관을 새로 들일 수 있을까?

다행히 행동 변화에 관한 과학적인 연구가 정말 활발하게 이루어지고 있다. 행동에 변화를 주고 새로운 습관을 유지하는 방법을 이해한다는 것은 무슨 뜻일까? 예전과 다르게 행동하겠다는 의도와 행동의 실질적인 변화 사이에 필요한 단계를 전부 파악한다는 뜻이다. 파악이 끝나고 나면 그런 단계를 실생활에 적용하면 된다. 우리의 행동은 생활방식에 영향을 주며 우리가 조기 사망할 확률을 50퍼센트 이상 좌우한다. 우리가 매일 하는 행동은 대단히 중요하다. 결혼 생활을 잘하거나 새로운 기술을 익히는 것과 마찬가지로 정말 건강해지려면 각자의 방식으로 노력해야 한다. 이런 일은 지극히 개인적이고 모두가 약간 다른 방식으로 도전하겠지만, 노력이 필요한 것은 맞다. 건강하게 살고 싶다면 매일 노력을 기울이겠다고 다짐하고 그런 다짐을 실천에 옮겨야 한다.

나는 거의 평생 건강한 생활방식을 유지하는 데 집중하면서 지냈다. 하지만 아직도 운동, 명상, 수면, 요리를 의식적으로 챙겨서 해야 한다. 어떤 날은 큰 노력을 들이지 않아도 되고, 어떤 날은 차라리 아내와 넷플릭스나 실컷 보고 싶은 마음이 든다. 하지만 관리를 하면 할수록 노력하기가 더 쉬워지기는 한다. 특히 효과가 나타나기 시작하면 저절로 더 열심히 하게 된다. 우리가 하는 작은 행동과 하루하루의 선택이 큰 차이를 낳는다. 나를 찾아온 환자 한 명은 도리토스Doritos 과자를 끊길 원하지 않았다. 하지만 하루에 감자칩을 한 개씩 덜 먹겠다고 결심했고, 결국에는 과자를 완전히 끊을 수 있었다.

변화가 쭉 이어지게 하는 3단계 비법

건강을 최적화하는 첫 번째 단계는 자신이 건강하게 살고 싶은 이유를 파악하는 것이다. 왜 건강하게 살고 싶은가? 내 이유는 간단하다. 나는 에너지, 집중력, 힘이 넘쳐나서 하루하루를 완전하게 살아내고 싶다. 아무런 제약 없이 하고 싶은 것을 마음껏 하고 싶다. 어디 아프지 않고 밤새 춤추고 등산하고 새로운 언어를 배우고 스포츠를 즐기고 싶다. 머리도 잘 돌아갔으면 좋겠다. 나는 여전히 읽거나 쓰고 싶은 책이 정말 많다. 가장 중요한 이유는 내가 사랑하는 사람들을 위해서, 그리고 내 일과 소명을 위해서 매 순간 완전히 존재하고 싶다는 것이다. 무엇이 자신에게 동기 부여가 되는지 생각해보자. 아이를 키우고 싶고 아이가 평생 건강하게 지낼 수 있도록 돕고 싶은가? 아니면 일이나 학업 때문에 뇌 건강이 더 좋아지길 바라는가? 그것도 아니면 스포츠를 즐기고 하이킹하고 바다에서 헤엄치고 싶은가? 건강하다는 것은 단순히 질병을 예방하는 데서 그치지 않고 활기차고 에너지 넘치는 삶을 사는 것이다. 우리가 좋아하는 것을 단 하루도 빠짐없이 하려면 반드시 건강해야 한다.

건강해야 할 자신만의 이유를 찾아내고 나면 도움을 요청하자. 내가 일하는 클리블랜드 클리닉의 기능의학 센터Cleveland Clinic Center for Functional Medicine에서는 건강 관리를 위한 그룹 프로그램을 진행한다. 개인으로 하는 프로그램보다 효과가 훨씬 빠르고 좋을 때가 많기 때문이다. 예전에 재니스Janice라는 환자가 있었다. 그녀는 심부전, 제2형 당뇨병, 관상 동맥 질환, 신부전, 지방간, 갑상샘 기능 저하로 고생하고 있었다. 이렇게 많은 질병을 '관리'하려고 약도 잔뜩 먹고 있었다. 재니스는 의사도 여러 명 찾아가서 각종 저칼로리 · 저염 식단을 먹으라는 이야기를 들었다. 하지만 아무런 효과도 보지 못했다. 다행히 내가 추천한 '기능의학으로 평생 건강하기' 그룹 프로그램은 재니스의 건강에 눈에 띄게 도움이 되었다. 그녀는 프로그램을 시작한 지 단 3일 만에 인슐린 주사가 필요 없어졌다. 혈당, 혈압, 콜레스테롤도 결국 정상 수치로 돌아왔고 체중도 45킬로그램 이상 줄었다. 간과 신장의 기능도 다시 정상이 되었고, 울혈성 심부전도 되돌릴 수 있었다. 재니스의 이야기가 기적처럼 들리겠지만, 그것은 기적이 아니었다. '음식을 약으로 쓰는 것에 관한 과학'과 '행동의 변화에 관한 과학'의 합작품이었을 뿐이다. 알고 보니, 건강해지는 것은 하나의 팀 스포츠였다.

'기능의학으로 평생 건강하기' 프로그램은 클리닉에 머물면서 받는 10주짜리 그룹 프로그램이다. 이 프로그램을 신청하면 의사, 영양사, 건강 코치, 행동 치료사의 도움을 받을 수 있다. 거의 모든 참가자가 이런 집단적인 노력이 성공이 오래가게 하는 중요한 열쇠라고 생각했다.

인간의 행동은 개인의 습관에만 국한되지 않는다. 사회적인 환경도 우리의 행동에 영향을 준다. 전염성이 없는 질병도 사실은 전염성이 매우 강한 셈이다. 같이 어울리는 친구들이 비만이면 가족이 비만일 때보다 비만이 될 확률이 높아진다. 만일 친구들이 요가를 다니고 그린 주스를 챙겨 먹으면 여러분도 그들을 따라 할 확률이 높다. 하지만 친구들이 피자와 햄버거를 즐겨 먹고 밤마다 술집에서 열리는 해피 아워에 참여한다면 아마 여러분도 그렇게 살아갈 가능성이 클 것이다. 행동에 변화를 주기 위한 필수 요소 중 한 가지는 우리가 속할 수 있는 건강한 사회적 그룹이다. 그렇다고 해서 오래된 친구들과 관계를 끊으라는 말은 아니다(건강을 향한 우리의 여정을 응원해주지 않는 친구들이라면 모르겠지만 말이다). 하지만 건강한 친구가 주변에 없다면 건강한 친구를 새로 찾길 바란다. 어디서 시작해야 할지 모르겠다면 내 친구 루이스 하우즈Lewis Howes의 말처럼 "사람들이 성장하는 곳으로 가라."

그렇다면 사람들이 성장하는 곳은 어디일까? 요가 학원, 헬스장, 건강 음료를 파는 카페, 주스 가게, 서점 같은 곳들이다. 우리와 비슷한 사람들을 찾기 가장 좋은 곳 중 하나는 바로 온라인이다. 나의 '10일 리셋 프로그램'은 페이스북에 온라인 지원 모임을 두고 있다. 사람들은 거기서 우정도 쌓고 레시피도 주고받는 등 다양한 활동을 함께한다. 더 많은 정보가 궁금하다면 342페이지에 실린 '추가 정보' 섹션을 참고하길 바란다.

개인의 의지보다 친구들과 함께하면서 얻는 힘이 훨씬 더 강하다. 사람들이 응원해주고, 우리가 제대로 사는지 지켜보고, 함께 건강을 위해 노력하면 긍정적인 변화를 끌어낼 가능성이 훨씬 커진다. 새해에 무엇인가를 결심하는 사람들도 주변의 응원이 있을 때 2년 뒤 또는 6년 뒤에도 그 결심이 흔들리지 않을 확률이 높아진다. 혼자서 해내려고 애쓰지 말자. 적어도 친구 한 명의 도움은 받는 것이 좋다. 누구나 친구가 필요하다.

만일 생활에 큰 변화를 주는 데 어려움을 겪고 있다면 작은 변화부터 시작해보자. 가끔 보면 식단을 너무 엄격하게 통제하고 자신에게 압박감을 너무 많이 주는 사람들이 있다. 그러면 안 좋은 음식을 몰래 먹게 되고 죄책감과 수치심을 느낄 우려가 있다. 이런 감정은 우리의 정신 건강이나 신체 건강에 전혀 도움이 되지 않는다(이 문제는 〈원칙 21〉에서 더 자세히 다룬다).

환자가 찾아오면 나는 그 환자의 현재 상태를 시작점으로 삼는다. 처음에는 환자에게 간단한 것만 바꿔 보길 권한다. 아침으로 머핀과 베이글처럼 탄수화물이 가득한 음식을 먹는 대신 스무디(책 뒷부분의 '레시피' 섹션 참고)를 먹어 보라고 추천한다. 주요리에 빵 대신 채소를 곁들이고 탄산음료 대신 물을 마시는 것도 좋은 방법이다. 이런 작은 변화는 점점 쌓여가면서도 우리를 압도하지 않아서 좋다. 우리는 대체로 하루 만에 할 수 있는 일은 과대평가하고 1년 동안 할 수 있는 일은 과소평가한다. 처음부터 너무 빡빡하게 진행하지 말고 작은 변화부터 시작해보자. 그러면 머지않아 건강하게 먹고 건강하게 생활하는 일이 자연스럽게 느껴질 것이다.

〈원칙 20〉에서 기억해야 할 점

★ 매일 의식적으로 선택하고 나만의 '이유'를 생각하자.

우리에게 건강이 왜 중요한가? 그 '이유'가 건강해지는 '방법'보다 더 중요하다. 자신만의 '이유'를 등불로 삼고 목표를 향해서 꾸준히 나아가자. 매일 아침에 일어나서 내 '이유'를 떠올리자. 이유를 아예 출력해서 부엌, 침실, 사무실 같은 데 붙여놓는 것도 좋은 방법이다. 어제의 굳은 다짐도 오늘이 되면 흔들리기 쉽기 때문이다. 자신이 세운 목표에 대해서 자주 생각해보자. 성과를 추적할 수 있도록 일기를 쓰고, 목표를 위해 노력할 시간을 낮에 따로 마련하자.

★ 친구의 응원을 활용하자.

우리를 응원해 주는 한 사람 또는 한 그룹의 힘을 우습게 보지 말자. 건강해지고 싶어 하는 사람들이나 우리가 원하는 일을 이미 해낸 사람들을 찾아보자. 만일 가족과 친구들이 응원해주지 않는다면 시간을 들여서 우리의 건강을 돌볼 필요가 있다고 이야기하면 된다. 그러고는 그들의 응원을 받을 수 있으면 좋겠다고 말해보자. 응원해줄 친구들이나 모임도 찾아보자.

★ 작은 변화부터 시작하자.

단 하루 만에 유제품, 설탕, 글루텐을 전부 끊거나 매일 16킬로미터씩 뛰지 않아도 된다. 편하게 여길 수 있는 시작점을 찾아서 변화를 서서히 쌓아 올리면 된다. 우선, 설탕이 가득한 간식을 과일로 바꿔보자. 끼니마다 채소를 조금씩 더 먹으려고 노력해보자. 아침으로 스무디를 먹어보자. 하루에 10분씩 산책을 시작하는 것도 좋다. 팔굽혀펴기도 딱 한 개만 해보자. 긍정적인 변화를 추구하면서 스트레스는 덜 받고 즐거움은 더 많이 느끼게 되면 우리의 생리 기능을 더 업그레이드하고 이런 건강한 습관을 강화할 수 있을 것이다.

솔직히 말하면 나는 옛날에 웨이트 트레이닝을 싫어했다. 재미도 없고 아프기만 한 운동이라고 생각했기 때문이다. 내가 다니던 헬스장에서는 이상한 냄새도 났다. 그래도 꾹 참고 웨이트 트레이닝 하는 시간을 천천히 늘려나갔고 어느 순간 정말 좋아하게 되었다. 웨이트 트레이닝을 해서 힘이 더 강해지고 더 건강해지자 운동이 더 쉽고 재미있어졌다!

★ 습관에 대해 공부하자.

과학에 바탕을 둔 행동 전략에 관해서 배워보자. 스탠퍼드대학교의 BJ 포그Brian Jeffrey FOGG 같은 전문가가 쓴 《습관의 디테일》 또는 찰스 두히그Charles Duhigg의 《습관의 힘》을 읽어보길 바란다.

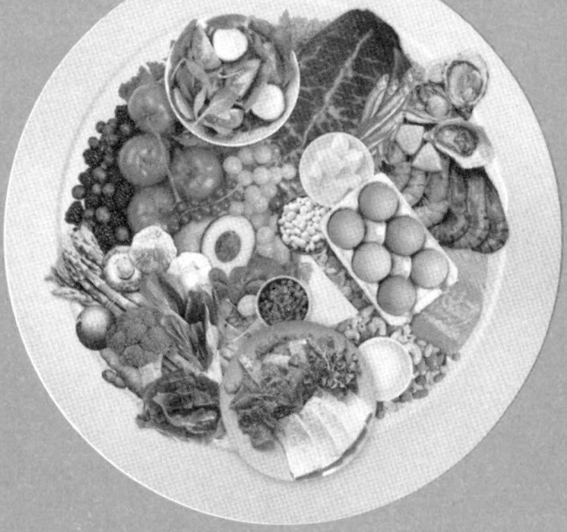

원칙 21:

페건 식단을 오늘 당장 시작해라

21

THE PEGAN DIET

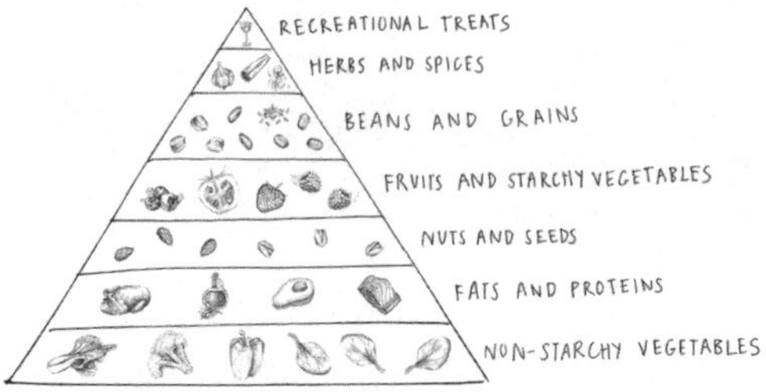

지금까지 살펴본 20가지 원칙에는 정말 많은 정보가 담겨 있다. 우리는 장 건강, 뇌 건강, 장수 등을 위한 전략을 함께 알아봤다. 하지만 이제는 음식과 영양에 관한 정보가 너무 많아져서 압도당할 지경이다. 무엇을 먹을지 알아내는 일은 단순해야 한다. 누구든 "어떻게 시작하면 될까?"라는 간단한 물음에 답을 찾고 싶을 뿐이다. 그래서 내가 할 일은 사람들이 자신의 건강을 컨트롤할 수 있도록 로드맵을 제시하는 것이다. 이 로드맵은 실행하기 쉽게 만들어졌다. 그래서 누구나 오늘 당장 시작할 수 있다. 누구든 자신의 몸과 마음이 어떻게 작동하는지 알 권리가 있으며, 페건 식단이 그런 정보를 제공할 수 있다. 〈원칙 21〉에서는 페건 식단의 기본 규칙을 활용해서 건강에 시동을 거는 데 필요한 핵심 정보를 전부 모았다. 페건 식단은 이렇게 시작하면 된다.

자연이 만들었는가? 인간이 만들었는가?

먹기 전에 생각해보자. 이것은 자연이 만들었는가? 아니면 인간이 만들었는가? 완벽한 식단에는 중요한 규칙이 한 가지 있다. 식품과 비슷한 성분이 아닌, 진짜 식품을 먹는 것이다. 진짜 식품이란 라벨이 붙어 있지 않은 식품, 그리고 우리가 눈으로 알아보고 이름을 발음할 수 있는 재료로 만든 식품을 말한다. 한마디로, 밭에서 우리 식탁으로 오면서 변화를 별로 겪지 않은 식품이다. 액상과당 대신 옛날 품종의 유기농 옥수수를 먹자. 통밀빵 대신 통곡물을 먹고, 치킨 너깃을 먹는 대신 방목한 닭의 고기를 먹는 것이 좋다. 자연이 도넛을 만들었는가? 아니다. 자연이 사과를 만들었는가? 그렇다. 5살짜리 아이도 이 정도는 구분할 줄 안다.

라벨이 붙은 식품을 멀리하자

물론 이 규칙에 예외는 있다. 올리브 오일과 넛버터에는 라벨이 붙어 있다. 하지만 라벨이 필요 없는 식품 위주로 식단을 짜는 것이 좋다. 감자칩에는 라벨이 붙어 있고, 아보카도에는 라벨이 붙어 있지 않다. 만일 식품 속의 재료가 부엌에 어울리는 것들이라면 별문제는 없을 것이다. 예를 들면, 토마토 통조림에는 엄연히 라벨이 붙어 있다. 하지만 건강을 해치는 재료가 들어가지는 않는다. 물, 토마토, 소금이

들어 있을 뿐이다. 라벨에 건강에 좋다는 수상한 문구가 쓰인 식품은 피하길 권한다. '천연 재료만 사용'이나 '심장 건강에 좋은'이라는 문구는 진짜 음식인 척하는 가공식품에만 붙는다. 케일이나 브로콜리를 살 때는 저런 문구를 볼 일이 없다. 안타깝게도 건강에 좋다는 문구에 현혹되는 사람이 많다. 감자칩에 글루텐이 들어 있지 않다고 해서 그것이 건강에 좋은 식품이 되는 것은 아니다. 자연산 과일과 채소가 우리 몸에 좋다는 것은 누가 말해주지 않아도 다들 안다.

발음하기 어려운 재료는 멀리하자

부엌이나 냉장고에 두지 않을 재료와 이름을 발음하기 어려운 재료는 멀리하자. 식품 첨가물, 방부제, 염료, MSG, 인공 감미료, 다른 유전자 변형 식품은 우리가 집에서 요리할 때 쓸만한 재료는 아니다. 그렇다면 마트나 온라인에서 이런 화학 물질을 살 이유가 없다. 진짜 식품이 아닌, 과학 실험이 먼저 떠오르는 수상한 재료는 전부 멀리하자. GMO 식품도 사지 않는 것이 좋다. 우리는 여전히 GMO가 인간의 건강에 어떤 영향을 끼치는지 이해하지 못한다. GMO 식품은 대체로 제초제인 글리포세이트와 살충제의 함유량이 더 많기도 하다. 왜 그런 리스크를 감수해야 하는가?

마트의 바깥쪽 코너에서 시간을 보내자

진짜 식품을 사는 가장 쉬운 방법은 마트나 식료품점에 가서 바깥쪽에 진열된 식품을 사는 것이다. 그곳에서 채소, 과일, 고기, 가금류의 고기, 달걀, 생선 등의 신선한 식품을 찾을 수 있다. 마트 한가운데에서는 식품과 비슷한 가공된 성분을 파는 일이 많다. 따라서 바깥쪽 코너에서 주로 장을 보는 것이 좋다. 다만 견과, 씨앗류, 기름은 가운데 있는 코너에서 찾아야 한다.

식물 위주로 먹자

식물을 섭취하면 거기 들어 있는 여러 화합물의 도움을 받게 된다. 이런 화합물은 우리의 건강에 이로우며 질병과 맞서 싸우는 특성이 있다. 양으로 따졌을 때 접시의 75퍼센트를 색이 있는 식물성 식품으로 채우자. 푸른 잎줄기채소 두 컵을 식사에 추가하는 것은 식물 섭취량을 늘리기 쉬운 방법이다. 브로콜리, 청경채, 루콜라, 토마토, 피망, 케일 등 〈원칙 2~3〉에서 살펴본 다양한 종류의 채소를 먹으면 된다. 녹말이 들어 있는 채소는 하루에 반 컵만 먹는 것이 좋다. 만일 당뇨병 전 단계나 당뇨병으로 고생하고 있다면 더 적게 먹는 것도 괜찮다(일주일에 최대 세 번 하루에 반 컵만 먹어라). 그리고 베리류와 키위처럼 혈당 부하 지수가 낮은 과일을 먹자. 이런 과일도 하루에 반 컵이나 한 개만 먹길 권한다.

고기는 사이드 요리로 여기자

페건 식단은 고기를 많이 먹는 식단이 아니다. 이 점을 잊지 말자.

따라서 끼니마다 단백질은 손바닥 크기만큼 먹어야 한다. 단백질 공급원이 동물이든 식물이든 마찬가지다. 풀을 먹고 자란 가축의 고기, 유기농 가금류의 고기, 가능하다면 방목란, 지방이 많은 생선, GMO가 아닌 유기농 두부나 녹말이 적게 들어 있는 콩과 렌틸콩을 추천한다. 채소가 주요리가 되어야 하고, 고기는 사이드 요리에 머물러야 한다. 나는 보통 하루 두 번, 동물 단백질을 110~170그램 정도 먹는다.

끼니마다 지방을 먹자

건강한 신체가 원활하게 기능하려면 지방을 꼭 먹어야 한다. 지방은 우리 몸을 형성하는 가장 기본적인 구성 단위 중 하나다. 보통 사람은 15~30퍼센트가 지방으로 이루어져 있다! 안타깝게도 우리는 지난 30년 넘게 지방에 관해서 잘못 알고 있었다. 하지만 이제는 건강한 피부, 세포, 뇌 기능, 생식 능력 등을 위해서는 좋은 지방이 반드시 있어야 한다는 사실을 안다. 나쁜 지방(카놀라유, 홍화유, 콩기름과 같은 정제된 식물성 기름)은 우리 몸에 치명적이다. 아보카도, 견과와 씨앗류, 올리브 오일과 같은 건강한 지방을 매일 3~5인분씩 먹어라. 이때 1인분은 올리브 오일 1테이블스푼이나 아보카도 반 개를 뜻한다.

특별한 슈퍼푸드를 식단에 투입하자

영양 밀도가 높은 식품이면 슈퍼푸드라고 부를 수 있다. 이 책에서 함께 살펴본 슈퍼푸드를 전부 기억해두자. 색이 진한 식물성 식품, 풀을 먹고 자란 소의 고기, 지방이 많은 자연산 생선 등을 챙겨 먹자. 내가 가장 좋아하는 슈퍼푸드는 베리류, 녹차, 자연산 연어, 멸치, 풀을 먹고 자란 소의 고기, 염소 요거트, 브로콜리, 흑미, 잎줄기채소다. 이런 식품에 들어 있는 강력한 파이토케미컬은 전부 질병을 예방하고 질병과 맞서 싸울 힘이 있다. 이런 식품을 먹으면 몸에 치유에 관한 정보를 주입하는 것이나 마찬가지다.

(대부분의) 유제품을 먹지 말자

팔레오 식단을 따르거나 비건 식단을 하는 사람들이 유제품을 먹지 않는 데는 그만한 이유가 있다. 유제품을 제대로 소화할 수 있는 사람은 많지 않으며, 잘못하면 유제품을 먹었다가 여드름, 울혈, 비만, 당뇨병, 심장 질환, 골다공증으로 고생할 수 있다. 만일 유제품을 좋아한다면 영양 밀도가 높은 것만 먹길 바란다. 버터, 기, 염소와 양의 젖으로 만든 요거트와 치즈를 추천한다.

글루텐이 들어 있지 않은 통곡물을 먹자

엄밀히 말하면 우리 몸에 곡물은 필요하지 않다. 하지만 그렇다고 해서 곡물이 전부 건강에 나쁜 것은 아니다. 곡물은 혈당을 끌어올릴 수 있다. 특히 가루 형태일 때 조심해야 한다. 그래서 나는 가루를 바탕으로 만든 곡물 제품이나 글루텐을 자주 먹길 권하지 않는다. 현대적인 형태의 밀과 글루텐은 염증, 자가면역 질환, 소화 장애, 비만을 부추긴다. 어쩌면 글루텐을 함유한 옛날 품종의 곡물(외알밀, 재래 호밀이나 보리)은 글루텐 민감증이 없는 사람이라면 잘 소화할지도 모른다. 하지만 일단은 3주 동안 식단에서 글루텐을 100퍼센트 제거해 보길 추천한다. 그러고 나서 글루텐을 다시 먹으면 몸에서 어떤 변화가 나타나는지 알 수 있을 것이다. 글루텐을 끊으면 몸 상태가 얼마나 좋아질 수 있는지 모르는 사람이 대부분이다.

견과류 가루나 무곡물 대안 식품을 가끔 먹는 것은 괜찮다. 하지만 곡물을 바탕으로 한 가루는 피하는 것이 좋다. 흑미나 퀴노아처럼 혈당 부하 지수가 낮은 곡물을 조금(반 컵)만 먹자. 당뇨병 전 단계, 당뇨병, 인슐린 저항성, 복부 지방, 자가면역 질환으로 고생한다면 3주 동안 곡물을 완전히 끊고 몸 상태가 어떤지 살펴보자.

견과류, 씨앗류, 녹말이 적은 콩을 먹자

견과류와 씨앗류는 비건 식단에서 빠질 수 없는 식품이다. 콩도 섬유질, 단백질, 미네랄의 좋은 공급원이다. 하지만 콩을 먹고 속이 불편해지는 사람들도 있다. 당뇨병 환자는 식단에 콩만 너무 많으면 혈당이 치솟을 위험이 있다. 하지만 매일 반 컵에서 한 컵 정도 먹는 것은 괜찮을 수 있다. 만일 인슐린 저항성, 당뇨병 전 단계, 당뇨병, 자가면역 질환이 있으면 일시적으로 콩을 식단에서 빼보길 추천한다. 전체적으로 검은콩, 루피니빈, 렌틸콩처럼 녹말이 적게 들어 있는 콩을 먹자. 견과류와 씨앗류는 내가 가장 즐겨 먹는 슈퍼푸드에 속한다. 매일 한두 줌 정도 먹는 것 같다. 나는 아몬드, 치아시드, 마카다미아, 헴프시드 등을 먹는다. 더 자세히 알고 싶다면 다음 페이지에 실린 목록을 참고하길 바란다.

간식도 가끔 먹자

페건 식단은 완벽함을 추구하지는 않는다. 누구나 가끔은 치팅 데이cheating day를 즐기게 될 것이다. 핵심은 치팅 데이가 습관이 되기 전에 미리 조심하는 것이다. 설탕을 (어떤 형태로든) 가끔 또는 조금은 즐겨도 좋다. 하지만 빵, 와인, 칵테일, 맥주 같은 간식을 매일 먹는 것은 좋지 않다. 기분을 좋아지게 하는 이런 음식들도 결국에는 질병을 유발하는 위험 요소가 될 수 있기 때문이다. 이런 간식은 가끔 먹고, 90퍼센트의 경우 페건 식단을 따르는 것이 좋다.

내가 매일 먹는 간식은 다크 초콜릿 한 조각이고 일주일에 한 번 먹는 것은 집에서 건강하게 만든 후식 정도다. 한 달에 몇 번은 친구들과 와인이나 칵테일 한 잔을 즐기기도 한다. 나에게는 이 정도의 횟수가 적합하다. 다른 사람들은 일주일에 세 번까지 와인이나 칵테일을 마셔도 괜찮을지 모른다. 간식을 먹을 때도 진짜 식품, 자연식품을 고르자. 산업적인 과학 프로젝트로 탄생한 음식은 고르지 말자. 그런 식품은 우리를 음식에 중독되게 하려고 만들어진 것이다. 만일 쿠키나 파이가 먹고 싶다면 진짜 재료를 이용해서 직접 만드는 것이 좋다. 가끔 감자튀김이 먹고 싶으면 집에서 직접 튀겨 먹길 권한다. 더 좋은 방법은 감자를 구워서 트러플 오일과 소금으로 맛을 내는 것이다. 이런 간식은 만들기도 쉽고 맛도 좋다.

지금까지 살펴본 이런 식습관은 인간과 지구의 건강을 재생하는 데 도움이 된다. 영양 분야는 상당히 복잡하다. 그래서 모두의 믿음, 선호 사항, 유전적인 특성에 적합한 '단 한 가지' 식단이 있는 것은 아니다. 페건 식단을 따른다는 것은 자신에게 필요한 것들을 바탕으로, 개인 맞춤형 간단한 규칙을 정한다는 뜻이다.

〈원칙 21〉에서 기억해야 할 점

매일 색이 짙은 식물성 식품을 골고루 먹자. 끼니마다 손바닥만한 크기의 동물성 단백질이나 식물성 단백질도 챙겨 먹자. 건강한 지방도 매끼 1~2인분은 먹어야 한다. 라벨이 붙어 있거나 발음하기 어려운 재료가 들어 있는 식품은 피하는 것이 좋다. 기존의 방식으로 생산한 유제품, 글루텐, 설탕은 먹지 말자. 그렇다고 해서 자신을 너무 가혹하게 몰아붙이지는 말자. 아래에 페건 식단을 따르면서도 가끔은 즐길 수 있는 맛있는 음식을 간단히 표로 정리했다.

채소	녹말이 들어 있지 않은 채소는 무제한으로 먹자. : 아티초크, 아스파라거스, 아보카도, 콩나물, 브로콜리, 방울양배추, 양배추, 당근, 콜리플라워, 셀러리, 오이, 가지, 마늘, 생강 뿌리, 종려나무 순, 콜라비, 잎줄기채소, 버섯, 양파, 피망, 적색 치커리, 무, 스웨덴 순무, 해초, 샬롯, 서양 호박, 토마토, 순무, 주키니
	녹말이 들어 있는 채소는 하루에 반 컵만 먹자. : 고구마, 겨울 호박, 호박
과일	매일 과일을 반 컵이나 한 개 먹자. : 블랙베리, 블루베리, 크랜베리, 키위, 레몬, 라임, 라즈베리처럼 혈당 부하 지수가 낮은 과일

동물성 단백질	하루에 최대 두 번 동물성 단백질을 110~170그램 먹자. : 방목하고 호르몬과 항생제가 들어 있지 않은 닭, 달걀, 칠면조, 오리, 꿩, 통구이에 쓰이는 닭 / 풀을 먹고 자라거나 방목한 양 · 소 · 들소 · 사슴 · 타조 · 엘크의 고기 / 멸치, 조개, 대구, 게, 넙치, 가자미, 청어, 작은 북양가자미, 홍합, 자연산 연어, 정어리, 은대구, 새우, 가리비, 송어
견과류, 씨앗류, 콩, 곡물	매일 견과류나 씨앗류를 한두 줌 먹자. 견과류: 아몬드, 브라질너트, 캐슈너트, 헤이즐넛, 마카다미아, 피칸, 잣, 피스타치오, 호두, 생카카오 씨앗류: 치아시드, 아마씨, 헴프시드, 호박, 깨, 해바라기씨
	매일 녹말이 적게 들어 있는 콩을 최대 반 컵 먹자. : 강낭콩, 완두콩, 렌틸콩, 루피니빈, 된장, 낫토, GMO가 아닌 콩, 템페, 병아리콩, 블랙빈, 스냅 완두콩, 깍지완두
	매일 통곡물을 최대 반 컵 먹자. : 퀴노아, 흑미, 현미, 붉은쌀, 와일드 라이스, 테프, 아마란스, 메밀
유제품	풀을 먹인 소의 버터, 기, 염소와 양의 요거트와 치즈는 적당히 먹어도 된다.
음료	정수, 허브차, 탄산수, 생수, 녹색 채소나 약간의 레몬을 곁들인 그린 주스
	마시고 나서 심장이 빨리 뛰거나 부작용이 나타나지 않는다면 커피와 카페인이 들어간 차를 마셔도 된다.
	술은 일주일에 최대 세 번, 와인이나 칵테일 한 잔씩으로 제한하자.
오일과 소스	요리할 때는 풀을 먹고 자란 염소 젖으로 만든 기, 인도적인 방식으로 만든 유기농 라드, 오리고기 지방, 닭고기 지방, 유기농 아보카도 오일, 유기농 버진 코코넛 오일이나 올리브 오일 이용하자.
	샐러드에 쓸 때는 아몬드 오일, 아마씨 오일, 헴프시드 오일, 마카다미아 오일, 엑스트라 버진 올리브 오일(낮은 온도나 중간 온도로 조리할 때도 좋음), 참기름, 타히니, 호두 오일을 이용하자.
설탕과 감미료	스테비아, 몽크프루트, 메이플 시럽, 꿀, 대추 설탕, 코코넛 설탕, 당밀을 아주 조금만 먹자. 이런 식품은 매일 먹어서는 안 된다.

제2부

THE PEGAN DIET

페건 식단 레시피

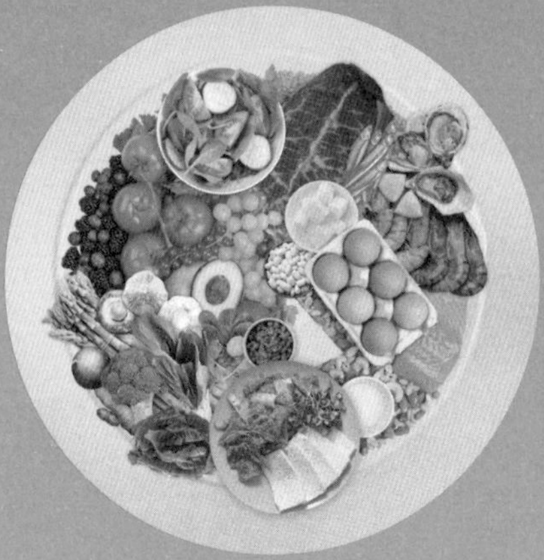

페건식으로 요리하기

Cooking

COOK THE PEGAN WAY

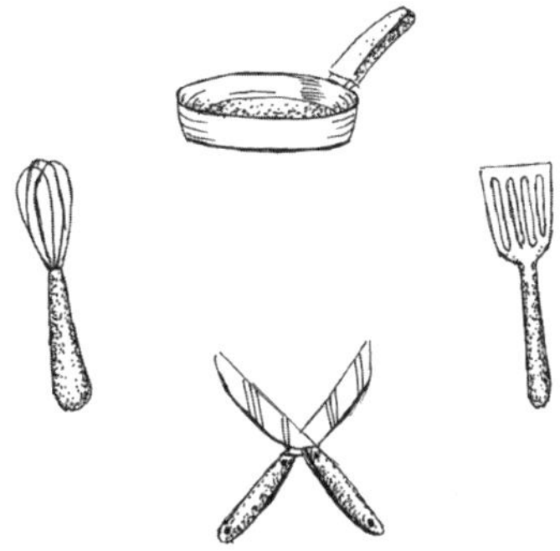

옛날과 비교해 보면 요리하는 사람이 많이 줄어들었다. 하지만 요리는 건강과 장수를 위한 가장 중요한 기술이다(개인 요리사를 고용하지 않는 한 말이다!). 미국은 요리할 줄 모르는 세대를 키우고 있다. 사람들은 언젠가부터 실제로 요리하기보다는 TV에서 요리 프로그램을 보는 데 시간을 더 많이 쓴다. 요리는 우리에게 유용한 활동일 뿐만 아니라 식품 시스템에 변화를 불러올 강력한 방법이기도 하다. 우리는 어떤 식품을 살지, 그리고 그 식품이 어디서 오는지를 선택할 수 있다. 우리의 올바른 선택이 시장에 더 나은 식품이 나오도록 압력을 가한다. 만일 우리 모두 탄산음료, 공장식 사육을 통해 만들어진 고기, 액상과당이 들어 있는 식품을 그만 산다면 식품 시스템에 근본적인 혁명이 일어날 것이다.

우리는 요리가 번거롭고 고되고 시간이 오래 걸리는 일이라고 생각하도록 훈련되었다. 하지만 요리는 우리를 인간답게 만들어주는 중요한 행위 중 하나다. 마이클 폴란은 자신의 책《요리를 욕망하다》에서 이런 말을 했다. "사람들이 매일 집에서 요리를 안 하게 된 것이 우리의 몸과 토양의 건강을 해친다. 그뿐만 아니라 우리 가족, 지역사회, 식습관이 우리를 세상과 연결시켜주는 느낌에도 타격을 입힌다." 웬델 베리Wendell Berry는 "먹는 것은 농업과 관계된 활동이다"라는 말을 했다. 사실 먹는 것은 정치적인 행위라고도 할 수 있다. 요리도 마찬가지다.

그렇다면 어떻게 해야 지금 급속도로 퍼지는 만성질환과 의료 서비스 · 환경 · 금융 위기를 극복할 수 있을까? 놀랍게도 요리를 하면 된다. 요리를 하면 지역사회를 재건하고, 가족 구성원 간의 유대감이 더 깊어지게 하고, 우리의 몸과 마음에 양분을 공급할 수 있다. 요리는 재미있는 활동이기도 하다.

우리가 집에서 요리하면서 첨가하는 소금이나 설탕 또는 다른 재료 때문에 건강에 문제가 생기는 것이 아니다. 이 점을 잊지 말자. 우리의 건강을 해치는 것은 식품 회사에서 제품에 첨가하는 소금, 설탕, 나쁜 지방, 이름을 발음하기조차 어려운 독성이 있는 재료들이다. 직접 요리를 하면 질병에서 벗어날 수 있다. 가공식품의 세계를 떠나서 활력, 건강, 행복을 향해 나아갈 수도 있다.

내가 이 책을 쓰고 있는 지금, 코로나바이러스-19 때문에 온 세상 사람들이 집에 머물고 있다. 식당은 전부 문을 닫았고, 음식을 테이크아웃할 기회도 거의 없다. 그래서 점점 더 많은 사람이 집에서 요리를 하게 되었다. 사실 거의 모두가 요리를 할 수밖에 없다. 나는 지금의 이 시기가 견디기 너무 어렵더라도 우리 모두 서로 더 가까워지고 부엌에서 요리하는 것을 더 즐기는 계기가 되길 바란다.

레시피를 본격적으로 살펴보기 전에 성공적인 요리 생활이 되도록 요리의 기초를 함께 다져보자.

요리는 즐기는 마음으로

요리에 부담을 느끼면 부엌에 자주 발을 들이지 않을 것이다. 요리를 어렵게 생각하지 말자. 음악을 틀어놓고 사랑하는 사람과 함께 웃으면서 부엌으로 향해라. 긴장하지 말고 몸을 자연스러운 흐름에 맡기자. 우리가 좋아하는 요리를 만들 수 있는 재미있는 레시피를 골라보자. 새로운 요리에 도전하는 것도 좋은 생각이다. 레시피를 보고 요리하는 방법, 재료를 넣는 순서, 음식의 조합, 다양한 향신료를 사용하는 방법을 익히고 나면 즉석에서 이런저런 실험을 해볼 수 있을 것이다. 악기를 배우는 것과 비슷하다고 보면 된다. 요리가 완벽할 필요는 없다. 실수를 마음껏 해보자. 다음을 위해서 배우는 기회가 될 것이다.

냉장고와 팬트리를 채우자

기본적인 재료는 미리 사두는 것이 좋다.

- **유기농 엑스트라 버진 올리브 오일:** 요리 위에 뿌리거나 저온으로 조리

할 때 사용할 것

- **아보카도 오일:** 고온으로 조리할 때 사용할 것
- **소금과 후추:** 거의 모든 요리에 소금과 후추가 필요하다. 나는 레드먼드 리얼 솔트Redmond Real Salt를 좋아한다. 이 소금은 미국 유타주의 고대 해저에서 채취한 미네랄 소금이다.
- **좋아하는 향신료와 허브:** 나는 개인적으로 파프리카, 강황, 쿠민, 고수, 카르다몸, 타임, 딜, 로즈메리, 시나몬, 붉은 고추, 고춧가루, 오레가노, 정향, 겨자씨를 좋아한다. 다양한 향신료를 쓰다 보면 세계 여행을 하는 기분이 든다. 하루는 멕시코 향신료를 써보고, 다른 날은 태국 향신료를 테스트해보자. 인도, 일본, 모로코, 그리스, 이탈리아 향신료는 어떤가? 요리에 독특한 맛을 안겨주는 것이 바로 향신료다. 향신료는 맛뿐만 아니라 효과가 강력한 치유 성분을 공급하기도 한다.
- **산성 식품:** 나는 레몬, 라임, 사과 식초, 발사믹 식초를 좋아한다. 올리브 오일, 산이 있는 식품, 향신료만으로도 맛있는 샐러드드레싱을 만들 수 있다.
- **기본적인 요리 도구:** 천하의 모차르트도 아름다운 음악을 들려주기 위해서 다양한 악기가 필요했다. 좋은 칼, 냄비와 프라이팬, 믹서, 껍질 벗기는 칼, 나무 숟가락 등을 준비하자.

채소 다루는 법을 배우자

채소를 제대로 조리하는 방법을 배우면 인생이 달라질 수 있다. 미국에서는 거의 모든 채소를 너무 익어서 맛없는 채로 먹게 된다. 방울

양배추나 아스파라거스를 좋아하지 않는다고 말하는 사람이 많다. 하지만 제대로 조리하는 법을 몰라서 그럴 것이다. 우선은 채소를 기본적으로 조리하는 방법을 배우면 그다음에 자신이 좋아하는 맛이 나게 다양한 실험을 해볼 수 있을 것이다.

- **볶기:** 이것은 내가 가장 애용하는 채소 조리법이다. 커다란 프라이팬을 중간 불로 달궈라. 그러고 나서 아보카도 오일 1테이블스푼, 풀을 먹고 자란 소의 젖으로 만든 버터나 기를 프라이팬에 둘러라. 기름이 반짝거리기 시작하면 채소를 넣고 2~5분 정도 볶아주면 된다. 채소에 풍미를 더 얹고 싶으면 양파, 마늘, 생강을 넣고 1~2분 더 볶아라. 아스파라거스 같은 채소는 3~4분 만에 조리가 끝난다. 콜리플라워처럼 더 단단한 채소는 몇 분 더 볶아야 한다. 물이나 맛술을 첨가하는 것도 좋은 방법이다. 맛술이 들어가면 모든 요리가 더 맛있어진다.
- **찌기:** 채소찜은 만들기도 쉽고 신선하고 식감도 아삭아삭하며 영양소도 풍부하다. 나는 채소 중에서 유달리 브로콜리를 찌는 것을 좋아한다. 엑스트라 버진 올리브 오일, 레몬즙, 생압착한 마늘 한 쪽, 약간의 소금과 후추를 넣어서 풍미를 더해 보자. 우선 커다란 냄비 안에 찜통을 넣고 받침 바로 아래까지 물을 채우자. 그리고 뚜껑을 덮은 채 불은 중간 불에서 센 불 사이에 두고 물을 끓이면 된다. 물이 끓으면 채소를 넣고 뚜껑을 다시 덮자. 그러고 나서 불을 중간 불로 줄이고 채소가 아삭하고 부드러워질 때까지 조리하면 된다. 채소는 대부분 2~5분이면 조리가 끝난다. 녹색 채소는 찌고 나서도 여전히 밝은 녹색을 띠어야 한다. 만일 색이 어두워졌다면 너무 오래 쪘다는 증거다.

- **굽기:** 오븐을 220도로 예열하자. 나중에 청소하기 쉽게 베이킹 시트 위에 쿠킹포일이나 유산지를 깔아두면 좋다. 이제 올리브 오일, 소금, 후추나 좋아하는 다른 향신료를 곁들여서 채소를 굽자. 채소를 베이킹 시트 위에 올려놓고 아삭하고 부드러워질 때까지 구우면 된다. 아스파라거스는 5~10분 정도 걸리지만, 콜리플라워나 브로콜리는 20~30분씩 걸린다. 당근이나 다른 뿌리채소는 다 구우려면 40분 정도 걸릴 것이다. 시간이 더 오래 걸리는 채소부터 굽기 시작하고, 중간에 시간이 덜 걸리는 채소를 투입하면 된다.

단백질은 덜 굽거나 더 굽지 말자

소나 돼지의 고기, 가금류의 고기, 생선을 조리할 때는 준비 과정이 정말 중요하다. 이런 식품은 덜 굽거나 더 굽지 않도록 주의해야 한다. 고기류는 덜 구웠다가는 몸에 해로운 박테리아에 노출될 수 있다. 고기를 고온에 구우면 건강을 해치는 독성 화합물이 생기니까 그런 점도 조심하자. 정확한 온도를 알 수 있게 고기 온도계를 사는 방법도 있다. 염증을 줄이려면 고기를 잴 때 쓰는 양념장에 약용 향신료를 넣는 것이 좋다.

- **고기:** 고기는 입맛에 따라서 달라지겠지만 보통 내부 온도가 54~57도일 때 미디엄 레어로, 60~63도일 때 미디엄 웰던으로 즐길 수 있다. 이제부터 스테이크를 굽기 좋은 방법을 알아보자. 만일 스테이크를 가스레인지로 굽는다면 조리를 시작하기 전에 30분 동안 소금에 재우는 것이 좋다.

프라이팬(나는 스테이크를 구울 때는 무쇠로 만든 프라이팬을 즐겨 쓴다)이 뜨거워질 때까지 기다렸다가 스테이크를 집어넣자. 스테이크는 두께에 따라 다르긴 해도 4~6분 정도면 다 굽는다. 고기가 원하는 온도에 도달할 때까지 계속 구우면 된다. 좋아하는 향신료와 허브를 넣으면 더 맛있게 먹을 수 있다.

- **간 고기:** 소와 돼지의 고기와 가금류의 고기는 간 상태라면 온도가 74도가 될 때까지 조리해야 한다. 커다란 프라이팬에 아보카도 오일을 두르자. 불은 중간 불과 센 불 사이에 두고 프라이팬을 달군다. 뜨거워진 프라이팬에 고기를 넣고 스파출라를 이용해서 작은 조각으로 나눠보자. 갈색이 될 때까지 계속 구우면 된다.
- **닭고기:** 닭고기는 내부 온도가 74도가 될 때까지 구우면 된다. 닭가슴살은 오븐에서 180도로 구워야 한다. 이제 오목한 그릇을 꺼내서 양념장을 만들어보자. 나는 마늘, 올리브 오일, 레몬즙, 바질, 바닷소금으로 양념장을 만든다. 닭가슴살을 양념장에 집어넣고 양념이 잘 배도록 고기를 잘 굴려두자. 그러고 나서 그대로 15분 동안 고기를 재우면 된다. 나중에 청소하기 쉽게 베이킹 접시에 유산지를 깔고 그 위에 닭고기와 남은 양념장을 올려놓자. 닭고기가 원하는 온도에 도달할 때까지 30분 정도 구우면 된다.
- **생선:** 생선은 약 60도가 될 때까지 구우면 된다. 이제부터 연어를 완벽하게 굽는 방법을 알아보자. 불은 중간 불에서 센 불 사이에 두고 프라이팬을 달군다. 프라이팬이 뜨거워지기를 기다리면서 연어에 양념을 하자. 그러고 나서 프라이팬에 아보카도 오일을 두르고 연어를 껍질이 밑으로 향하게 집어 넣은 후 7분 정도 조리하면 된다. 유혹을 참고 연어에 절대로

손대지 말자. 7분이 지나면 거의 다 구워질 것이다. 그다음 연어를 뒤집는다. 이때 뜨거운 기름을 조심할 것. 2분만 더 조리하면 연어가 완벽하게 구워질 것이다.

기본 요리 세 가지를 마스터하자

세 가지 요리를 단 하루 만에 마스터할 수 있다. 스무디, 샐러드, 기본적인 볶음 요리 이렇게 세 가지다. 전부 만들기도 쉽고 영양도 풍부하다. 집에 이미 있는 재료를 이용해도 되고 새로운 재료에 도전해도 좋다.

- 간단한 스무디

유제품이 아닌 대체 우유(내가 가장 선호하는 제품은 밀카다미아Milkadamia다) 230그램, 냉동 베리 ½컵, 시금치나 다른 잎줄기채소 한 줌, 넛버터 1테이블스푼, 아마씨나 치아시드 1테이블스푼을 믹서에 넣고 돌린다. 이것이 바로 완벽한 스무디다.

- 엄청 쉬운 샐러드

샐러드 그릇에 잘게 썬 녹색 채소(나는 버터 상추나 루콜라를 좋아한다)를 한 묶음 넣자. 그러고 나서 녹말이 들어 있지 않은 채소(피망, 오이, 무, 펜넬, 파, 올리브)를 원하는 만큼 넣으면 된다. 거기에 자연산 연어 한 캔이나 닭고기 60~170그램, 좋아하는 허브와 향신료(파슬리, 고수잎, 민트, 바질) 3테이블스푼, 엑스트라 버진 올리브 오일 2테이블스푼, 레몬즙, 발사믹 식초나 사과 식초 1~2테이블스푼을 추가하자. 이 모든 것을 잘 섞어서 식탁에 내면 끝이다.

- 볶음 요리

커다란 프라이팬에 아보카도 오일을 두른다. 불을 중간 세기로 맞추고 프라이팬을 달군다. 프라이팬이 뜨거워지면 잘게 썬 양파를 2~3분 동안 볶으면 된다. 그러고 나서 잘게 썰거나 압착한 마늘, 약간의 생강, 잘게 썬 채소 3컵을 넣는다. 펜넬, 파, 당근, 주키니, 콜리플라워, 아스파라거스, 양파, 브로콜리나 다른 채소를 넣으면 된다. 파프리카나 쿠민 같은 향신료를 추가하는 것도 좋은 생각이다. 아시아 요리 느낌이 나도록 참기름, 무글루텐 타마리, 맛술도 조금 활용해보자. 조리 시간은 10~15분 이내가 좋다. 레몬즙과 신선한 허브(파슬리나 고수잎)를 뿌리고, 기호에 따라 소금도 첨가한다. 좋아하는 단백질도 곁들여보자. 다진 고기, 얇게 썬 닭고기, 소고기, 템페, 두부 등을 준비하면 된다.

누구나 요리에 흥미를 붙일 수 있다. 내가 장담한다. 요리 경력이라고는 레토르트 식품을 전자레인지에 돌리거나 빵을 토스트로 만들어 먹은 것이 전부더라도 상관없다. 음식의 다양한 풍미를 즐기는 법을 배우고 부엌에서 자유롭게 이것저것 실험해보자. 그러면 몸에 영양을 충분히 공급하고 우리가 사랑하는 사람들에게 기쁨과 즐거움도 줄 수 있다. 우리의 건강에 혁신적인 변화가 일어나기도 할 것이다.

페건 식단은 진짜 식품, 자연식품을 먹고 요리하는 것에 바탕을 두고 있다. 나는 여러분이 페건 원칙을 생활에 도입하길 권한다. 그래서 음식이 주는 즐거움, 기쁨, 영양, 치유력을 즐기길 바란다. 음식이 약이라는 사실을 잊지 말자. 마트에 장을 보러 가는 것은 몸에 필요한 약을 구하러 가는 것과 같다.

이제부터 내가 가장 좋아하는 페건 레시피를 소개하려고 한다. 아침 식사, 점심 식사, 저녁 식사, 기본적인 정보, 음료, 사이드 요리 등을 함께 살펴보자. 그럼 요리를 시작해보자!

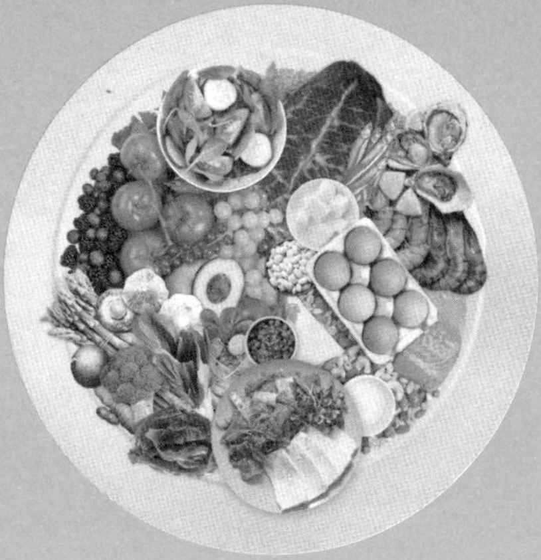

아침 식사

breakfast

아보카도 팬케이크 토스트

분량: 4인분

준비 시간: 35분

조리 시간: 40분

요즘 아보카도 토스트가 인기가 많다. 하지만 나는 가게에서 파는 건 좋아하지 않는다. 정제된 밀가루로 만든 빵을 사용하니까. 더 건강한 토스트를 만들기 위해서 나는 참마(혹은 고구마) 팬케이크를 여러 장 쌓아서 그 사이에 과카몰레, 펜넬 샐러드, 반숙 달걀을 넣는다.

펜넬은 미네랄이 풍부하고 항산화 작용을 하는 폴리페놀(로즈마린산, 클로로겐산, 퀘세틴)이 많이 들어 있다. 감초와 약간 비슷한 독특한 맛이 나기도 한다.

재료

참마 팬케이크

강판에 간 참마 3컵(없다면 고구마로)

강판에 간 양파 ¾컵

얇게 썬 작은 할라페뇨 1개(씨와 딱딱한 속 제거할 것. 선택사항)

곱게 간 아마씨 ¼컵과 2테이블스푼

마늘 가루 ½티스푼

후추 ½티스푼

아보카도 오일 ¼컵

방목란의 흰자 푼 것 3개

펜넬 샐러드

큰 펜넬 1개(구근과 잎 포함)

작게 찢은 신선한 민트잎 10장

작게 자른 선드라이드 토마토 2테이블스푼

얇게 썬 작은 샬롯 1개

신선한 레몬즙 2테이블스푼

엑스트라 버진 올리브 오일 1테이블스푼

바닷소금 ⅛티스푼

후추 ¼티스푼

과카몰레

큰 아보카도 1개(반으로 자르고 씨를 뺄 것)

신선한 고수잎 ½컵(컵을 가득 채울 것)

라임 1개의 즙과 껍질

얇게 썬 작은 할라페뇨 1개(씨와 딱딱한 속 제거할 것. 선택사항)

엑스트라 버진 올리브 오일 1테이블스푼

후추 ½티스푼

반숙란

방목란 4개

만드는 법

1) 오븐을 190도로 예열하고, 베이킹 시트 위에 유산지를 깐다.

2) 강판에 간 참마와 양파를 구멍이 촘촘한 소쿠리에 넣고 누른다. 그래야 필요 없는 수분을 제거할 수 있다. 커다란 그릇에 할라페뇨(선택사항), 곱게 간 아마씨, 마늘 가루, 후추, 아보카도 오일, 달걀흰자를 넣고 젓는다. 거기에 참마와 양파를 추가하고 모든 재료가 잘 섞일 때까지 저어준다.

3) 방금 만든 팬케이크 반죽을 ¼컵짜리 계량컵에 채운 후 베이킹 시트 위에 한 덩어리씩 올려 놓는다. 그리고 손으로 반죽 덩어리를 납작하게 누른다. 이 덩어리가 최소 8개는 있어야 한다. 반죽 덩어리를 15분 동안 구운 후 뒤집는다. 그러고 나서 반죽이 황갈색을 띠고 바삭바삭해질 때까지 15분 더 굽는다.

4) 이제 샐러드를 준비해보자. 펜넬 구근에서 줄기와 잎을 분리한다. 잎은 크게 자르고, 줄기는 잘게 썬다. 커다란 그릇에 재료를 옮겨

담고 강판으로 펜넬 구근을 잘게 갈아준다. 필요하다면 구근을 반으로 잘라도 좋다. 잘게 갈아낸 구근을 샐러드 그릇에 넣고, 작게 찢은 민트잎과 작게 자른 선드라이드 토마토를 넣는다.

5) 다른 작은 그릇에 갈아둔 샬롯, 레몬즙, 올리브 오일, 소금, 후추를 넣으면 드레싱 완성.

6) 이제 과카몰레를 만들어 보자. 아보카도를 작은 그릇에 넣고 대충 으깨면 된다. 거기에 고수잎, 라임즙, 라임 껍질, 할라페뇨(선택사항), 올리브 오일, 후추를 넣는다. 재료를 잘 섞되 아삭한 식감은 남아 있어야 한다.

7) 달걀을 반숙으로 만들려면 우선 커다란 냄비에 물을 넣고 불을 중간 불에서 센 불 사이에 맞춘다. 물이 끓으면 구멍이 나 있는 국자를 이용해서 달걀을 물에 하나씩 넣는다. 정확히 6분 30초 동안 익히는데, 물이 약하게 끓는 상태를 유지하도록 신경 쓴다. 시간이 다 되면 달걀을 꺼내서 얼음물이 담긴 그릇에 넣고 2분 동안 식힌다. 달걀이 식으면 살살 깨서 껍질을 까면 된다.

8) 펜넬 샐러드를 드레싱과 섞는다. 참마 팬케이크 한 장 위에 과카몰레를 얹고, 그 위에 참마 팬케이크를 한 장 더 올리고, 위에 샐러드를 한 순갈 얹는다. 맨 위에는 반숙 달걀을 올린다. 이런 식으로 토스트를 4개 만들어서 식탁에 낸다.

1회 제공량당 영양 정보:

칼로리: 566kcal, 지방: 36g, 포화 지방: 5g, 콜레스테롤: 185mg, 섬유질: 13g, 단백질: 17g, 탄수화물: 47g, 나트륨: 309mg

퀴노아 베리 모닝빵

분량: 6인분

준비 시간: 15분(식히는 시간 10분 추가로 소요)

조리 시간: 1시간

어떤 날 아침에는 마음을 편안하게 해주는 따뜻한 빵이 먹고 싶다. 이것이 바로 그런 요리다. 퀴노아 베리 모닝빵에는 단백질이 풍부한 재료(퀴노아, 견과류, 씨앗류)와 항노화 작용을 하는 파이토케미컬과 비타민C가 많은 재료(여러 종류의 달콤한 베리)가 들어간다. 베리의 종류는 원하는 대로 고를 수 있으며 양이 3컵을 넘어가지만 않으면 된다. 신선한 베리가 가장 좋긴 하지만, 냉동 베리도 괜찮다!

재료

아보카도 오일 1티스푼

발아한 화이트 퀴노아 1컵

중간 크기의 주키니 1개

무가당 넛밀크 2컵

정수 ½컵

오렌지 껍질 1개분

순수 바닐라 익스트랙 2티스푼

곱게 간 시나몬 1티스푼

곱게 간 넛멕 ¼티스푼

바닷소금 1꼬집

껍질을 벗긴 헴프시드 ⅓컵

곱게 간 아마씨 ¼컵

잘게 썬 무가당 코코넛 2테이블스푼

원하는 천연 감미료 ⅓컵(몽크프루트, 액상 메이플 감미료, 순수 메이플 시럽, 생꿀. 선택사항)

4등분한 딸기 1컵(약 8개)

반으로 자른 블랙베리 1컵(약 15개)

라즈베리 ½컵

블루베리 ½컵

생피칸 ¼컵

잘게 썬 생아몬드 ¼컵

만드는 법

1) 오븐을 180도로 예열한다. 25×20센티미터 정도 되는 오븐용 냄비에 아보카도 오일을 두른다. 퀴노아를 물로 꼼꼼하게 헹구고 냄비에 넣는다. 퀴노아가 한쪽으로 몰리지 않게 주의하자.

2) 주키니를 강판에 잘게 간 후 손으로 눌러서 수분을 제거한다. 주키니가 한 컵은 나와야 한다. 퀴노아가 이미 들어 있는 냄비에 주키니를 넣고 잘 저어준다.

3) 중간 크기의 그릇에 넛밀크, 물, 오렌지 껍질, 바닐라 추출물, 시나몬, 넛멕, 소금, 헴프시드, 아마씨, 잘게 썬 코코넛, 원하는 천연 감미료(선택사항)를 전부 넣고 잘 섞어준다. 완성되면 퀴노아와 주키니 위

에 붓고 다시 잘 섞어준다.

4) 이제 베리를 냄비를 넣고 한쪽으로 몰리지 않게 골고루 펴준다. 피칸을 작게 자른 아몬드와 함께 냄비에 넣는다. 스파출라를 이용해서 피칸과 아몬드를 기존 재료들과 잘 섞어준 후 부드럽게 누르고 표면을 납작하게 만들어준다.

5) 냄비 뚜껑을 덮고 30분 동안 오븐에서 굽는다. 30분이 지나면 오븐 온도를 190도로 높이고 냄비 뚜껑을 연 채 30분 더 굽는다. 그러면 액체가 스며들어서 퀴노아가 황갈색을 띠고 끈적거릴 것이다.

6) 조리가 끝나면 완성된 빵을 오븐에서 꺼내고 10분 동안 식힌다. 남은 것은 냉장고에 보관하고 4일 안에 다 먹도록 한다.

1회 제공량당 영양 정보(천연 감미료 제외):

칼로리: 307kcal, 지방: 17g, 포화 지방: 2g, 콜레스테롤: 0mg, 섬유질: 8g, 단백질: 11g, 탄수화물: 31g, 나트륨: 87mg

말차 포피시드 빵

분량: 12조각

준비 시간: 20분

조리 시간: 30~35분

이 빵에는 곡물이 들어 있지 않다. 그런데도 맛있어서 독특한 아침 식사나 기분 전환용 간식으로 즐기기 좋다. 말차 가루에 들어 있는 산화 방지제와 올리브 오일에 들어 있는 건강한 불포화 지방 덕택에 이 빵을 먹으면 에너지가 오랫동안 유지된다. 글레이즈는 로즈 워터 맛이 살짝 나면서 달콤한 꽃잎이 떠오를 것이다. 이 빵은 정말 색다른 느낌이어서 온 가족이 함께 즐기는 새로운 별미가 될 것이다.

재료

말차 포피시드 빵

엑스트라 버진 올리브 오일 ½컵

큰 방목란 2개

무가당 아몬드 밀크 ½컵

순수 바닐라 익스트랙 1½티스푼

생꿀 2테이블스푼(선택사항)

포피시드 2테이블스푼

고운 아몬드 가루 1½컵

코코넛 가루 ¼컵

말차 가루 1½테이블스푼

낟알로 된 요리용 몽크프루트 ½컵

바닷소금 ½티스푼

베이킹 소다 1티스푼

로즈 워터 글레이즈

기 혹은 녹인 코코넛 오일 ¼컵

로즈 워터 1티스푼

몽크프루트 가루나 생꿀 1티스푼

고명(선택사항)

몽크프루트 가루

잘게 썬 생아몬드

식용 건조 장미꽃 봉오리와 장미 꽃잎

만드는 법

1) 오븐을 180도로 예열한다. 20×10센티미터짜리 베이킹 팬에 올리브 오일을 두르고 바닥에 유산지를 깐다.

2) 중간 크기의 그릇에 올리브 오일, 달걀, 아몬드 밀크, 바닐라 익스트랙, 꿀(선택사항), 포피시드를 넣고 잘 섞는다. 거품처럼 될 때까지 섞다가 옆에 잠깐 놔두자.

3) 커다란 그릇에 아몬드 가루, 코코넛 가루, 말차 가루, 몽크프루트, 소금, 베이킹 소다를 넣고 잘 젓는다.

4) 위의 재료를 모두 섞고 잘 저어 반죽을 만든 후 준비된 베이킹 팬에 넣고 스파출라로 윗부분을 평평하게 만든다.

5) 30~35분 동안 오븐에서 굽는다. 빵 가운데에 이쑤시개를 찔렀을 때 반죽이 묻어나오지 않으면 잘 익은 것이다. 베이킹 팬을 10분 동안 식히고 나서 빵을 꺼낸다.

6) 이제 글레이즈를 준비해보자. 그릇에 모든 재료를 넣고 섞는다.

7) 고명을 얹고 싶다면, 빵 위에 고운 체로 친 몽크프루트 가루를

뿌린다. 그러고 나서 잘게 썬 아몬드와 식용 장미꽃 봉오리와 장미 꽃잎을 얹는다.

8) 빵은 따뜻하게 데워서 먹어도 좋고 상온으로 먹어도 좋다. ⑥의 글레이즈를 빵 위에 조금 붓거나 빵을 글레이즈에 찍어 먹을 수 있도록 빵 옆에 부어둔다.

9) 남은 빵은 포장해서 냉장고에 보관하고 3일 안에 먹는다.

한 조각당 영양 정보(꿀 없이 기 사용 시):

칼로리: 217kcal, 지방: 19g, 포화 지방: 5g, 콜레스테롤: 42mg, 섬유질: 4g, 단백질: 5g, 탄수화물: 14g, 나트륨: 221mg

차이 팬케이크와 코코넛 휘핑크림

분량: 팬케이크 14개(지름 10센티미터짜리)

준비 시간: 20분

조리 시간: 30분

가끔은 아침부터 몸에 안 좋은 줄 알면서도 맛있는 음식을 실컷 먹고 싶을 때가 있다. 그런 생각이 든다면 이 레시피는 당신을 위한 것이다. 다행히 나는 정제된 밀가루와 설탕을 쓰는 대신 섬유질과 영양이 풍부한 메밀과 아몬드 가루를 사용한다. 혈당 부하 지수가 0인 몽크프루트 감미료도 즐겨 쓴다. 그래서 죄책감을 느끼지 않고 팬케이크를 먹을 수 있다. 다양한 아이디어를 내서 원하는 재료를 토핑으로 올려보자. 나는 신선한 무화과도 토핑으로 자주 사용한다.

재료

코코넛 휘핑크림

코코넛 크림 1캔(약 400그램. 밤새 냉장고에 넣어둬서 차갑게 준비할 것)

몽크프루트 가루 ⅓컵

차이 팬케이크

큰 방목란 2개

무가당 아몬드 밀크 1½컵

순수 바닐라 익스트랙 2티스푼

녹인 코코넛 오일 ¼컵

낟알로 된 요리용 몽크프루트 3테이블스푼(선택사항)

곱게 빻은 생피칸 ¼컵

메밀 가루 1컵

아몬드 가루 ½컵

베이킹 파우더 1티스푼

베이킹 소다 ½티스푼

바닷소금 ¼티스푼

곱게 간 시나몬 2티스푼

곱게 간 카르다몸 ¼티스푼

곱게 간 생강 ¼티스푼

곱게 간 정향 ½티스푼

곱게 간 넛멕 ½티스푼

고명

순수 메이플 시럽(선택사항)

잘게 썬 신선한 무화과(선택사항)

만드는 법

1) 나중에 코코넛 휘핑크림을 만들 수 있게 커다란 믹싱볼을 냉장고에 넣어둔다. 그러고 나서 커다란 그릇을 하나 더 꺼내서 달걀, 아몬드 밀크, 바닐라 익스트랙, 코코넛 오일(2테이블스푼), 몽크프루트(선택사항)를 넣고 잘 젓는다. 달걀이 완전히 풀어지고 반죽이 거품처럼 부드러워질 때까지 계속 저어보자. 곱게 빻은 피칸도 넣고 섞어준다.

2) 커다란 그릇을 하나 더 꺼낸다. 그러고는 메밀 가루, 아몬드 가루, 베이킹 파우더, 베이킹 소다, 소금, 시나몬(1½티스푼), 카르다몸, 생강, 정향, 넛멕을 체로 쳐서 넣는다. 수분이 없는 재료들을 수분이 있는 재료들에 조금씩 추가하면서 덩어리가 남지 않을 때까지 꼼꼼하게 저어준다.

3) 커다란 프라이팬을 중간 불로 달군다. 프라이팬이 뜨거워지면 요리용 솔로 남은 코코넛 오일(약 1티스푼)를 프라이팬에 칠한다. 그러고 나서 ¼컵짜리 반죽 2~3개를 프라이팬에 올려 놓는다. 2분 동안 굽고 반죽을 뒤집으면 된다. 반죽이 황갈색이 되고 바삭해 보일 때까지 2분 더 구워준다. 팬케이크가 완성되면 그릇에 옮기고, 남은 코코

넛 오일과 반죽으로 이 과정을 반복해서 팬케이크를 더 만든다.

4) 이제 코코넛 휘핑크림을 만들어보자. 일단 냉장고에서 코코넛 크림 캔을 꺼내고 고체가 된 크림을 아까 냉장고에 넣어둬서 차가워진 믹싱볼에 담는다. 그러고 나서 수동 믹서로 크림이 부드러워질 때까지 섞고 몽크프루트 가루를 추가한다. 남은 시나몬 ½티스푼도 넣고, 약 2분 동안 크림이 완전히 부드러워질 때까지 섞는다.

5) 이제 팬케이크 위에 휘핑크림을 뿌리고 사람들과 즐기면 된다. 원한다면 메이플 시럽과 잘게 썬 무화과를 곁들여도 좋다.

팬케이크 1개당 영양 정보(메이플 시럽과 무화과 제외):

칼로리: 175kcal, 지방: 14g, 포화 지방: 10g, 콜레스테롤: 26mg, 섬유질: 2g, 단백질: 3g, 탄수화물: 9g, 나트륨: 138mg, 설탕: 1g

호박 스파이스 커피 크림

분량: 2½컵

준비 시간: 30분(아몬드를 물에 담가두는 시간 2시간 또는 하룻밤 추가로 소요)

당신의 커피를 부드럽게 해줄 커피 크림creamer이다. 하지만 이 커피 크림에는 유제품이 들어가지 않는다. 그런데도 맛있어서 커피에 새로운 풍미를 더해줄 것이다. 아몬드, 코코넛 크림, 호박 스파이스만으로도 유혹적이고 건강한 커피 크림을 만들 수 있다. 이 커피 크림은 당신의 아침 루틴에 활력을 불어넣을 것이다. 커피 크림을 만들고 나서 남은 아몬드는 327페이지에 실린 아몬드 에너지 볼 만들 때 활용하면 된다.

재료

생아몬드 2컵

정수 5½컵

코코넛 크림 캔 2개(153그램)

호박 스파이스(계피, 생강, 넛멕 등으로 만든 향신료 -역주) 1½티스푼

바닷소금 ⅛티스푼

만드는 법

1) 아몬드를 커다란 그릇에 넣고 정수 3컵을 붓는다. 그 상태로 냉장고에 밤새 보관한다. 혹은 아몬드에 뜨거운 물을 붓고 상온에 두 시간 동안 놔둔다.

2) 그릇에 있던 물을 버리고, 아몬드를 물에 깨끗하게 헹군다. 그러고 나서 고속 믹서에 넣고, 남은 정수 2½컵, 코코넛 크림, 호박 스파이스, 소금을 추가한다. 내용물이 데워지지 않도록 믹서를 최대 2분 동안만 돌린다.

3) 체를 여과 주머니nutmilk bag나 얇은 헝겊으로 덮고 믹싱볼 위에 올린다. 거기에 ②를 붓고 10분 동안 놔둔다.

4) 10분이 지나면 여과 주머니나 헝겊의 양쪽 끝을 잡고 들어 올

린다. 으깨진 아몬드가 가운데에 가게 두고 주머니나 헝겊을 꽉 짠다. 액체가 더 이상 떨어지지 않을 때까지 힘주어 짜는 것이 좋다.

5) 완성된 커피 크림을 병이나 용기에 담아서 냉장고에 보관한다. 5일 안에는 크림을 전부 먹어야 한다. 크림을 잘 흔들어서 좋아하는 커피나 차에 넣어보자. 따뜻한 가을 느낌을 원한다면 곡물이 들어 있지 않은 그래놀라나 스무디에 넣어도 좋다.

1테이블스푼당 영양 정보:

칼로리: 22kcal, 지방: 2g, 포화 지방: 2g, 콜레스테롤: 0mg, 섬유질: 0g, 단백질: 0g, 탄수화물: 15g, 나트륨: 6mg

안티에이징 슈퍼 스무디

Master Five

분량: 1인분

준비 시간: 5분

이 레시피는 내가 추천하는 간단한 '마스터 파이브' 레시피 중 하나다. 나는 스무디를 아침에 꼭 한 잔씩 마신다. 음료 한 잔만 마셔도 식물 영양소를 대량으로 얻을 수 있기 때문이다. 이 스무디는 신선한 콩감자를 사용한다는 점에서 독특한 매력이 있다. 콩감자는 장내 유익균의 먹이가 되는 이눌린이라는 수용성 섬유질의 훌륭한 공급원이다. 신맛이 나는 라즈베리와 석류 파우더를 추가하면 스무디에 자연적인 단맛을 낼 수 있다. 라즈베리와 석류에는 우리가 더 건강하게 나이들 수 있도록 돕는 산화 방지제도 많이 들어 있다.

재료

콩감자 ⅓컵(껍질을 까고 깍둑썰기한 것. 껍질을 까지 않은 주키니를 대신 써도 된다)

신선한 시금치 잎 ½컵(빽빽하게 담을 것)

냉동 라즈베리 ¼컵

코코넛 워터 ⅓컵

무가당 코코넛 밀크나 다른 넛밀크 ½컵

석류 가루 1테이블스푼

넛버터 1테이블스푼(아몬드나 캐슈너트)

단백질 파우더 1스쿱(풀을 먹고 자란 가축으로 만든 콜라겐 파우더 또는 바닐라 호박씨로 만든 것)

얼음 조각 3개

만드는 법

모든 재료를 믹서에 넣고 스무디가 부드러워질 때까지 돌린다.

1회 제공량당 영양 정보(아몬드 버터와 콜라겐 파우더 사용 시):

칼로리: 276kcal, 지방: 12g, 포화 지방: 3g, 콜레스테롤: 0mg, 섬유질: 6g, 단백질: 23g, 탄수화물: 23g, 나트륨: 143mg

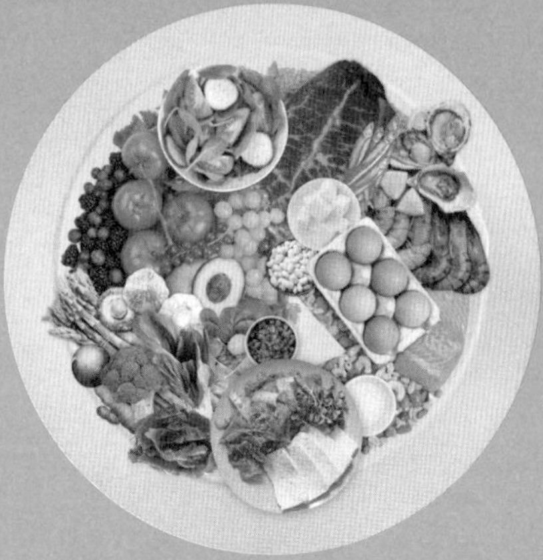

수프와 샐러드

soup anc salac

태국풍 코코넛 칠면조 수프

분량: 4인분

준비 시간: 30분

조리 시간: 55분

이 독특한 요리는 태국풍 코코넛 수프를 약간 변형한 것이다. 이 레시피대로 만들어서 먹어보면 다양한 맛이 나고 만족스러울 것이다. 내가 이 요리를 좋아하는 이유는 이 한 그릇에 나에게 필요한 영양소가 모두 담겨 있기 때문이다. 사람들은 조리하면 색이 진해지는 칠면조 고기를 수년 동안 먹기를 꺼렸다. 하지만 방목한 칠면조의 고품질 허벅지살에는 심장 건강에 좋은 불포화 지방과 면역계를 향상하는 미네랄(철, 아연, 셀레늄 등)이 들어 있다. 게다가 어두운 색의 고기가 색이 연한 고기보다 항상 더 부드럽기도 하다. 요리하는 사람이라면 누구나 부드러운 고기를 원한다.

재료

칠면조 미트볼

방목한 칠면조의 허벅지살 간 것 340그램

중간 크기의 주키니 1개

껍질을 깐 중간 크기의 당근 1개

파 한 묶음

잘게 다진 큰 마늘 2쪽

볶은 참깨 2테이블스푼

곱게 간 아마씨 2테이블스푼

바닷소금 ½티스푼

후추 1티스푼

볶은 참기름 1티스푼

방목란 1개

호이신 소스 1테이블스푼(선택사항)

수프

아보카도 오일 1테이블스푼

레몬그라스 줄기 2개

샬롯 2개(껍질을 까고 얇게 썰 것)

생강 1조각(길이 5센티미터 정도 되는 생강을 껍질을 까서 얇게 썰 것)

깐마늘 2쪽

저염 닭 육수 4컵

무가당 코코넛 밀크 1캔(380그램. 지방을 제거하지 않은 것)

라임 1개의 껍질과 즙

바닷소금 ¼티스푼(사람들에게 대접할 때도 따로 내놓을 것)

작은 프레즈노 고추 1개(얇게 썰 것)

레드 카레 페이스트 1티스푼

중간 크기의 청경채 1개(줄기를 자르고 얇게 썰 것)

케일잎 5장(줄기를 자르고 얇게 썰 것)

무글루텐 피시 소스 1½티스푼(사람들에게 대접할 때도 따로 내놓을 것)

고명

신선한 고수잎 ½컵(빽빽하게 담지 않아도 됨)

라임 1개(4등분할 것)

만드는 법

1) 오븐을 220도로 예열해둔다.

2) 칠면조 고기를 커다란 믹싱볼에 넣는다. 주키니와 당근을 강판으로 잘게 갈아서 볼에 추가한다. 파는 얇게 썰어서 흰색 부분은 믹싱볼에 넣고 초록색 부분은 나중을 위해 남겨둔다.

3) 마늘, 참깨, 곱게 간 아마씨, 소금, 후추, 참기름, 달걀, 호이신 소스(선택사항)도 볼에 넣고 잘 섞는다.

4) 칠면조 고기 반죽을 지름 5센티미터 정도로 뭉쳐 미트볼을 만든다. 유산지가 깔린 베이킹 접시 위에 미트볼을 올리고 20~25분 동안 구워준다. 좋은 냄새가 나고 색이 황갈색이 되었을 때 오븐에서 꺼낸다.

5) 이제 수프 준비를 시작해보자. 커다란 냄비에 아보카도 오일을 두르고 중간 불로 데운다. 냄비가 뜨거워지는 동안 레몬그라스를 손질한다. 뿌리 끝부분과 질긴 바깥쪽 잎은 잘라내자. 칼을 옆으로 눕혀서 레몬그라스 줄기를 가볍게 으깨고 2.5센티미터 정도 되는 길이로 자른다. 레몬그라스 줄기를 냄비에 넣고, 샬롯과 생강도 추가한다. 칼을 다시 옆으로 눕혀서 마늘도 으깨고 냄비에 넣은 후 잘 저어준다.

6) 5분 동안 볶다가 닭 육수와 코코넛 밀크를 넣는다. 요리가 끓기 시작하면 불을 약하게 줄이고 35분 더 끓인다.

7) 크기가 크고 고운 체로 수프를 거른 후 수프를 냄비에 다시 붓는다. 라임의 껍질과 즙, 소금, 프레즈노 고추, 레드 커리 페이스트, 아까 구워둔 칠면조 미트볼을 추가한다. 냄비의 뚜껑을 덮고 10분 더 끓인다.

8) 이제 청경채와 케일을 수프에 넣는다. 아까 남겨둔 파의 초록색 부분도 넣어서 부드러워지게 하자. 피시 소스를 넣고 잘 저은 뒤 5분 더 끓여준다.

9) 수프를 국자로 떠서 그릇에 담고, 고수잎과 라임 한 조각을 올려 장식한 후 식탁에 낸다.

1회 제공량당 영양 정보(호이신 소스 제외):

칼로리: 496kcal, 지방: 32g, 포화 지방: 18g, 콜레스테롤: 114mg, 섬유질: 6g, 단백질: 23g, 탄수화물: 19g, 나트륨: 939mg

레몬 바질 수프

Master Five

분량: 6인분

준비 시간: 10분

조리 시간: 25분

이 레시피 역시 내가 추천하는 간단한 '마스터 파이브' 레시피 중 하나다. 신선한 바질과 레몬즙은 이 수프에 풍미를 더하고, 주키니는 크림처럼 부드러운 수프의 식감과 완벽하게 어울린다. 유제품은 전혀 사용하지 않아도 된다! 바질, 레몬, 마늘의 조합 덕택에 이 수프를 먹으면 면역력에 큰 도움이 될 것이다. 이 수프는 도시락으로 싸기에도 좋다. 보온병에 수프를 담아서 점심에 따뜻한 수프를 즐겨보는 건 어떨까?

재료

아보카도 오일 1테이블스푼

서양 대파 1컵(흰색 부분만 얇게 썰 것)

큰 마늘 3쪽(크게 썰 것)

큰 주키니 4개(깍둑썰기할 것)

물이나 저염 채소 육수 5컵

바닷소금 1티스푼

신선한 바질잎 10장

껍질을 벗긴 헴프시드 ½컵

신선한 레몬즙 ¼컵

고명

생잣 2테이블스푼

껍질을 벗긴 헴프시드 ½테이블스푼

만드는 법

1) 중간 크기의 냄비에 아보카도 오일을 두른다. 불은 중간 불에서 센 불 사이로 맞추고 냄비를 데운다. 서양 대파를 냄비에 넣고 3분 동안 볶는다. 마늘을 넣은 후 중간 불로 낮추고 2분 더 볶는다.

2) 주키니를 냄비에 넣고 물이나 저염 채소 육수 중 원하는 것을 붓는다. 냄비 뚜껑을 닫고 불을 약하게 줄인 후 15분 동안 끓인다. 주키니가 반투명하고 부드럽게 될 때까지 끓이면 된다.

3) 소금, 바질, 헴프시드 ½컵을 냄비에 넣는다. 냄비에 든 수프를 조금씩 나눠서 고속 믹서에 넣고 부드러워질 때까지 돌린다. 다시 수프를 냄비에 넣고 레몬즙과 함께 끓인다.

4) 작은 프라이팬을 꺼내서 중간 불로 달군 후 생잣을 프라이팬에 넣고 2~3분 동안 볶는다. 잣이 연갈색이 되고 좋은 향이 날 때까지 구우면 된다.

5) 국자로 수프를 떠서 오목한 그릇에 담고 헴프시드와 구운 잣을 고명으로 얹어 식탁에 낸다. 남은 수프는 밀폐 용기에 담아서 냉장고에 보관하고 5일 안에 먹는다.

1회 제공량당 영양 정보(물 사용 시):

칼로리: 153kcal, 지방: 11g, 포화 지방: 1g, 콜레스테롤: 0mg, 섬유질: 3g, 단백질: 7g, 탄수화물: 10g, 나트륨: 385mg

흑미가 들어간 봄 샐러드

분량: 4인분

준비 시간: 30분

조리 시간: 50분

흑미는 내가 가장 좋아하는 곡물 중 하나다. 백미, 현미와 비교했을 때 단백질은 더 많고 탄수화물은 더 적게 들어 있다. 흑미에는 강력한 산화 방지제도 들어 있어서 항노화 작용과 전반적인 건강에 도움이 된다. 이 레시피에는 래디시, 루콜라, 신선한 민트 같은 봄 채소가 들어가서 식감도 아삭하고 색감도 다채로운 샐러드가 완성된다. 드레싱에 들어가는 앤초비는 뇌 기능을 향상하는 오메가3 지방산을 함유하며 샐러드드레싱에 자연스러운 짭짤한 맛을 제공한다.

재료

샐러드

흑미 1컵

정수 2¼컵

큰 주키니 3개

바닷소금 1티스푼

래디시 6개

신선한 민트 1컵(컵을 빽빽하게 채울 것)

신선한 파슬리 1컵(컵을 빽빽하게 채울 것)

잘게 썬 쪽파 ¼컵

잘게 썬 중간 크기의 적양파 ¼개분

루콜라 1묶음(약 3¼~4컵. 컵을 빽빽하게 채울 필요는 없음)

샐러드드레싱

앤초비 6개(올리브 오일에 재우고 수분을 뺀 것)

엑스트라 버진 올리브 오일 ¼컵

레몬 껍질 1테이블스푼

신선한 레몬즙 2테이블스푼

디종Dijon 머스타드 2티스푼

후추 ½티스푼

고명

잘게 자른 생아몬드 1½티스푼

만드는 법

1) 중간 크기의 냄비에 흑미와 물을 넣고 끓인다. 그러다가 불을 줄이고 뚜껑을 덮은 뒤 50분 더 끓인다. 불을 끄고 뚜껑을 덮어둔 채

10분 동안 놔두자. 쌀이 식감은 살아 있지만 부드러워진 상태가 되면 오목한 그릇에 담아서 식히면 된다.

2) 쌀이 익는 동안 샐러드를 준비해보자. 주키니를 얇게 썰고 커다란 그릇에 담는다. 주키니의 수분을 제거할 수 있게 소금도 넣어야 한다. 잘 섞고 나서 소쿠리에 넣고 물기가 빠지게 싱크대에 잠깐 놔두자.

3) 래디시는 위아래를 잘라내고 4등분 한다. 민트와 파슬리를 손으로 대충 찢어서 래디시와 함께 커다란 믹싱볼에 담는다. 쪽파, 양파, 루콜라도 추가해서 잘 섞어주자.

4) 이제 샐러드드레싱을 만들자. 일단 칼 손잡이 끝으로 앤초비를 으깬 후 작은 믹싱볼에 담는다. 거기에 올리브 오일, 레몬 껍질, 레몬즙, 머스터드, 후추를 추가하고 잘 섞어준다.

5) 작은 프라이팬에 아몬드를 넣고 중간 불로 구워준다. 2분 정도면 아몬드가 황금색이 된다. 2분이 지나면 불을 끄고 아몬드를 일단 놔두자. 이제 소쿠리에 들어 있던 주키니를 깨끗한 키친 타월 위에 올려놓고 물기가 더 빠지도록 두드려 준다.

6) 다 익은 쌀, 주키니, 채소, 허브, 샐러드드레싱을 커다란 그릇에 담고 식탁에 낸다. 위에 아몬드를 뿌리면 더 맛있게 즐길 수 있다!

1회 제공량당 영양 정보:

칼로리: 462kcal, 지방: 24g, 포화 지방: 3g, 콜레스테롤: 5mg, 섬유질: 7g, 단백질: 14g, 탄수화물: 53g, 나트륨: 910mg

와사비와 생강을 곁들인 숙주나물 샐러드

분량: 4인분

준비 시간: 45분

조리 시간: 25분

아마 이 샐러드가 여러분이 먹어본 샐러드 중에서 풍미가 가장 뛰어날 것이다. 나는 숙주나물과 뿌리채소의 아삭아삭한 식감을 정말 좋아한다. 거기에 매콤한 와사비 캐슈너트와 생강초절임이 더해지면 맛이 더 풍부해진다. 만일 이 샐러드를 더 빨리 만들고 싶으면 샐러드 드레싱과 캐슈너트를 빼면 된다.

재료

와사비 캐슈너트

구운 무염 캐슈너트 ⅔컵

아보카도 오일 1티스푼

와사비 가루 ½티스푼

바닷소금 ¼티스푼

생강초절임

정수 3컵

신선한 생강 1개(13센티미터짜리. 껍질 깐 것)

코코넛 식초 5테이블스푼

코코넛 설탕 또는 낟알로 된 몽크프루트 1테이블스푼

비트즙 또는 얇게 썬 생비트 3테이블스푼

샐러드드레싱

아보카도 마요네즈 ⅓컵

코코넛 아미노스 ¼컵

생강즙 2테이블스푼(생강초절임 만들고 남은 것)

잘게 썬 신선한 고수잎 2테이블스푼

마늘 1쪽(다진 것)

바닷소금 ¼티스푼

백후추 ¼티스푼

으깬 고추 플레이크 약간

샐러드

숙주나물 2⅓컵

큰 콜라비 1개

큰 래디시 3개

큰 공감자 1개

잘게 썬 신선한 고수잎 ½컵(컵을 빽빽하게 채울 필요는 없음)

검은 참깨 1테이블스푼

만드는 법

1) 와사비 캐슈너트부터 만들어보자. 캐슈너트를 작게 자르고 작

은 그릇에 담는다. 거기에 아보카도 오일, 와사비 가루, 소금을 넣고 잘 저어준다. 이제 옆에 잠깐 놔두자.

2) 이번에는 생강초절임을 만들어보자. 작은 냄비에 물을 넣고 끓인다. 그러고 나서 생강을 종이처럼 얇게 썬다. 물이 끓기 시작하면 생강을 넣고 10분 더 끓인다. 거기에 식초, 코코넛 설탕이나 몽크프루트, 비트즙이나 얇게 썬 생비트를 추가한 후 불을 중간 불로 줄인다. 15분 더 끓인 후 옆에 잠깐 놔두자. 이때 물을 버리지 말 것.

3) 이제 샐러드드레싱을 만들 차례다. 재료를 전부 중간 크기의 병에 넣고 잘 섞어준다.

4) 이번에는 샐러드를 만들어 보자. 숙주나물을 커다란 믹싱볼에 담은 후 콜라비, 래디시, 콩감자를 잘게 썬다. 손질한 채소를 믹싱볼에 담고 고수잎과 검은 참깨를 추가한다. 생강초절임(물은 버린다)까지 볼에 넣고 잘 섞이게 흔들어준다.

5) 샐러드드레싱을 샐러드 위에 붓고 가볍게 흔들어준다. 와사비 캐슈너트를 샐러드 위에 뿌린 후 식탁에 낸다.

1회 제공량당 영양 정보:

칼로리: 497kcal, 지방: 38g, 포화 지방: 6g, 콜레스테롤: 30mg, 섬유질: 13g, 단백질: 8g, 탄수화물: 36g, 나트륨: 838mg

바삭바삭한 나파 양배추와 템페 샐러드

분량: 4인분

준비 시간: 40분

조리 시간: 10분

이 샐러드는 구운 아몬드와 깍지완두 덕택에 아주 바삭바삭하다. 신선한 나파 양배추, 로메인 상추, 당근, 오이 같은 아삭한 채소도 들어 있다. 양념장에 완벽하게 재운 템페는 샐러드에 풍미를 더하며 맛좋은 단백질도 많이 들어 있다. 나파 양배추는 엽산의 훌륭한 공급원이다. 엽산은 신경과 신진대사 건강에 도움이 되고 체내 해독 작용을 돕기도 한다. 점심이나 저녁으로 이 샐러드 한 그릇만 먹어도 맛과 영양을 둘 다 잡을 수 있다.

재료

고추 템페

고추마늘 소스 3테이블스푼

볶은 참기름 1테이블스푼

무글루텐 템페 1팩(230그램. 먹기 좋게 작게 자를 것)

나파 양배추 샐러드

중간 크기의 나파 양배추 1개

큰 로메인 상추 1개

중간 크기의 당근 1개

페르시아 오이 2개

큰 적양파 ¼개

샐러드드레싱

코코넛 식초나 사과 식초 2테이블스푼

무글루텐 타마리 간장 2테이블스푼

코코넛 아미노스 1테이블스푼

볶은 참기름 1테이블스푼

잘게 썬 파 ¼컵(흰색 부분과 초록색 부분 전부)

신선한 생강 1개(1센티미터짜리. 최대한 곱게 갈 것)

고명

잘게 자른 생아몬드 ¼컵

깍지완두 1컵(덩굴손 제거 후 얇게 썰 것)

고수잎 또는 바질 ¼컵(잎을 자르지 않은 채 컵을 가득 채울 것. 선택사항)

볶은 참깨 2테이블스푼(선택사항)

만드는 법

1) 오븐을 170도로 예열하고, 베이킹 시트 위에 유산지를 깐다. 중간 크기의 그릇에 고추마늘 소스와 볶은 참기름을 넣고 섞는다. 거기에 작게 자른 템페를 집어넣고 20분 동안 재워두자. 템페가 양념을 많이 흡수했으면 베이킹 시트로 옮기고 10분 동안 오븐에서 굽는다.

2) 이제 샐러드를 만들어보자. 먼저 양배추와 양상추부터 손질한다. 길이가 1센티미터 정도 되게 얇게 잘라준다. 그러면 양이 2컵 정도 나올 것이다. 이번에는 당근의 껍질을 벗기고 당근을 성냥처럼 잘게 자른 뒤 컵 1개를 채워보자. 오이도 껍질을 벗기고 나서 반으로 자르고 속을 파낸 뒤 반달 모양으로 자른다. 그러고 나서 적양파를 잘게 자르고 채소를 전부 커다란 그릇에 넣고 잘 섞는다.

3) 작은 믹싱볼을 꺼내서 샐러드드레싱에 필요한 모든 재료를 넣고 골고루 섞는다. 그리고 옆에 잠깐 놔두자.

4) 작은 프라이팬을 중간 불로 달구고 아몬드를 넣는다. 3~5분 동안 구우면서 프라이팬을 자주 흔들어 준다. 아몬드가 황갈색으로 변하고 좋은 냄새가 날 때까지 굽다가 불을 끄고 옆에 잠깐 놔두자.

5) 드디어 샐러드를 완성할 단계다. 템페를 채소가 들어 있는 그릇에 옮겨 담고 위에 샐러드드레싱을 뿌리면 끝. 잘 섞어주고 샐러드 위에 아몬드와 깍지완두, 그리고 원하는 다른 고명을 얹어서 식탁에 내면 된다.

1회 제공량당 영양 정보:

칼로리: 263kcal, 지방: 16g, 포화 지방: 2g, 콜레스테롤: 0mg, 섬유질: 9g, 단백질: 17g, 탄수화물: 20g, 나트륨: 793mg

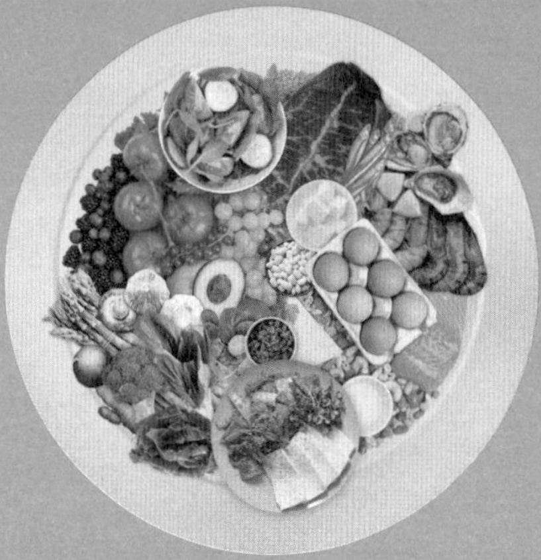

메인 요리

main dish

참깨와 고수잎이 들어간 연어 케이크

분량: 4인분(패티 12개)

준비 시간: 25분

조리 시간: 35분

이 케이크는 연어를 독특하게 즐길 수 있어서 좋다. 고수잎, 민트, 바질이 들어 있어서 봄이나 여름에 먹기에 안성맞춤이다. 연어는 훌륭한 단백질 공급원이며 항염 작용을 하는 오메가3 지방산도 풍부하다. 오메가3 지방산은 인지 기능, 심혈관 건강, 피부 등에 도움이 된다.

재료

연어 케이크

기 1테이블스푼

큰 샬롯 2개(작게 깍둑썰기할 것)

레몬그라스 줄기 1개(바깥쪽 잎은 잘라내고 잘게 썰 것)

작은 홍피망 1개(작게 깍둑썰기할 것)

홍고추 1테이블스푼(얇게 썰 것. 선택사항)

파 한 묶음(흰색 부분과 초록색 부분 전부. 얇게 썰 것)

자연산 연어 캔 3개(170그램. 물기를 제거하고 올리브 오일을 바를 것)

신선한 고수잎 ½컵(컵을 빽빽하게 채울 것)

레드 카레 페이스트 1테이블스푼

큰 방목란 1개

큰 방목란 1개(흰자만)

코코넛 아미노스 1테이블스푼

볶은 참기름 1티스푼

신선한 생강 1개(4센티미터짜리. 최대한 곱게 갈 것)

라임 껍질 1개분

곱게 간 아마씨 ¼컵

카레 가루 ¼티스푼

볶은 참깨 2테이블스푼

바닷소금 ⅛티스푼

허브 샐러드

서양 대파 1개

신선한 고수잎 1컵(컵을 빽빽하게채울 필요는 없음)

신선한 민트 ½컵(컵을 빽빽하게채울 필요는 없음)

신선한 바질잎 15장(이왕이면 태국산 바질)

샐러드드레싱

무글루텐 저염 피시 소스 1티스푼

라임즙 2티스푼

마늘 1쪽(으깰 것)

코코넛 아미노스 1티스푼

볶은 참기름 ½티스푼

유자 소스 1테이블스푼(선택사항)

만드는 법

1) 오븐을 180도로 예열하고, 베이킹 시트 위에 유산지를 깐다.

2) 이제 연어 케이크를 만들어보자. 중간 크기의 프라이팬을 중간 불로 달군다. 프라이팬에 기와 샬롯을 넣고 샬롯이 부드러워질 때까지 3분 정도 볶는다. 그러고 나서 레몬그라스를 넣고 1분 더 볶는다. 거기에 피망, 고추(선택사항), 파를 집어넣고 5분 더 볶으면서 자주 저어준다. 시간이 다 되면 불을 끄고 옆에 잠깐 놔두자.

3) 볶은 채소와 남은 연어 케이크 재료를 커다란 그릇에 담는다. 손으로 잘 저어주고 재료를 뭉쳐서 지름이 7센티미터 정도 되는 패티를 만든다. 패티를 유산지에 옮겨놓고 10분 동안 오븐에서 굽는다. 그리고 뒤집은 후 15분 동안 구우면 패티가 골고루 갈색이 될 것이다.

4) 패티를 조리하는 동안 허브 샐러드를 만들어보자. 서양 대파의 초록색 부분은 잘라내고 흰색 부분은 가운데를 세로로 자른다. 서양 대파를 뒤집어서 도마 위에 올려놓고 가늘고 길게 다듬는다. 다 잘랐으면 얼음물이 담긴 그릇에 넣어둔다.

5) 샐러드드레싱 재료를 전부 작은 그릇에 담고 잘 섞어준다.

6) 서양 대파를 얼음물에서 꺼내고 물에 깨끗하게 헹군다. 물기를 제거하려면 키친 타월 위에 올려놓고 손으로 두드리는 것이 좋다. 서양 대파와 허브를 그릇에 담고 샐러드드레싱과 함께 잘 섞어준다.

7) 따뜻한 패티를 그릇 4개에 나눠 담고 샐러드를 위에 얹은 후 식탁에 낸다. 원한다면 소금을 더 추가해도 좋다.

로메스코 소스를 곁들인 정어리 요리 Master Five

분량: 4인분

준비 시간: 30분

조리 시간: 45분

이 레시피는 내가 추천하는 간단한 '마스터 파이브' 레시피에 속한다. 정어리를 먹는 것은 해산물을 가장 건강하게 즐길 수 있는 방법 중 하나다. 정어리는 수은은 적고, 오메가3 지방산은 많이 들어 있기 때문이다. 오메가3 지방산은 뇌 건강에 좋으며 항염 작용이 탁월하다. 정어리를 먹는 것은 깨끗한 단백질을 얻는 매우 저렴한 방법이기도 하다. 이 레시피에서는 풍미가 진한 로메스코 소스를 정어리에 곁들인다. 로메스코 소스는 구운 마늘, 톡 쏘는 맛의 피망, 토마토로 만든다. 사람들에게 대접할 때 색이 다채로운 샐러드나 구운 채소를 함께 내놓으면 훌륭한 한 끼가 될 것이다.

재료

큰 홍피망 3개

큰 로마 토마토 2개

아보카도 오일 2테이블스푼

마늘 1개

잘게 자른 생아몬드 ¼컵

파 4개

자연산 정어리 4캔(120그램. 올리브 오일에 재워둘 것)

고추 플레이크 ½티스푼

후추 ¼티스푼

셰리 식초 1테이블스푼

바닷소금 ½티스푼

석류 씨 ¼컵

엑스트라 버진 올리브 오일 2테이블스푼

말돈 소금Maldon이나 바닷소금 1꼬집

만드는 법

1) 오븐을 180도로 예열한다. 베이킹 시트 위에 피망과 토마토를 통째로 올려놓고 그 위에 아보카도 오일을 뿌린다. 마늘을 유산지에 싸고 알루미늄 포일로 한 번 더 싼다. 마늘을 베이킹 시트 위에 올려놓고 오븐에 40분 동안 굽는다. 시간이 다 되면 작게 잘른 아몬드를 베이킹 시트 위에 골고루 뿌리고 오븐에서 5분 더 굽는다.

2) 토마토와 피망에 뚜껑을 덮고 식게 잠깐 놔두자. 마늘은 싸여

있는 그대로 두는 것이 좋다. 그래야 나중에 껍질이 잘 분리된다.

3) 그동안 파의 뿌리 부분을 잘라내고 세로로 길게 다듬는다. 얇게 썬 파를 그릇에 넣고 얼음물을 붓는다. 15분이 지나면 파가 휘어지기 시작할 것이다. 그러면 물을 버리고 파를 키친 타월에 옮겨 놓는다.

4) 정어리도 키친 타월에 올려 놓는다.

5) 구운 마늘, 토마토, 피망의 껍질을 깐다. 피망의 씨를 다 빼내고, 피망을 마늘과 토마토와 함께 믹서에 넣는다. 거기에 아몬드, 고추 플레이크, 후추, 식초, 바닷소금 ½티스푼을 추가하고 믹서를 돌리면 된다. 재료가 전부 부드러워질 때까지 2분 정도 돌린다. 가장자리로 밀려난 재료들을 가운데로 모아서 1분 더 돌리자.

6) 소스를 그릇에 붓고 그 위에 정어리를 올린다. 파와 석류씨를 고명으로 얹고 올리브 오일을 뿌려 식탁에 낸다. 소금도 약간 뿌려주는 것이 좋다. 남은 소스는 냉장고에 보관하고 일주일 안에 먹는다.

1회 제공량당 영양 정보:

칼로리: 511kcal, 지방: 34g, 포화 지방: 5g, 콜레스테롤: 43mg, 섬유질: 6g, 단백질: 36g, 탄수화물: 20g, 나트륨: 590mg

레몬이 들어간 닭 허벅지살 요리

분량: 6인분

준비 시간: 30분

조리 시간: 1시간 25분

집에서 만든 닭 허벅지살 요리만큼 영양이 많고 먹을 때 마음이 편안해지는 요리도 드물다. 이 레시피에서는 닭고기에 레몬과 돼지감자를 곁들인다. 돼지감자는 건강에 좋은 프리바이오틱스를 제공하는 맛있는 뿌리채소다. 적근대에는 면역력을 올려주는 비타민A와 뼈를 튼튼하게 하는 비타민K가 들어 있다.

재료

방목한 닭의 허벅지살 6덩이(뼈와 껍질이 그대로 붙어 있는 것)

아보카도 오일 2테이블스푼

작은 샬롯 4개(껍질을 까고 세로로 반 자를 것)

큰 마늘 6쪽(껍질을 까고 얇게 썰 것)

중간 크기의 돼지감자 6개(껍질을 까고 세로로 반 자를 것. 돼지감자가 크면 4등분할 것)

달지 않은 화이트 와인 ¾컵(선택사항)

저염 닭 육수나 물 4컵

작은 레몬 1개(씨를 빼고 얇게 썰 것)

신선한 레몬즙 ⅓컵

신선한 타임 1티스푼

강황 가루 1티스푼

바닷소금 ¾티스푼

후추 ½티스푼

적근대 1묶음

고명

신선한 민트잎 15장(손으로 찢을 것)

만드는 법

1) 닭 허벅지살을 그릇에 올려놓고 키친 타월로 물기를 제거한다.

2) 무쇠로 된 프라이팬이나 바닥이 두꺼운 프라이팬을 중간 불로 달군다. 프라이팬에 아보카도 오일을 두르고 기름이 반짝거리기 시작하면 허벅지살을 넣는다. 이때 껍질이 밑으로 향하게 넣어야 한다. 닭고기가 충분히 구워지게 6분 정도 그대로 두면 갈색으로 변할 것이다. 그러면 뒤집어서 4분 더 조리하면 된다. 시간이 다 되면 프라이팬에서 닭고기를 꺼내서 옆에 잠깐 놔두자.

3) 프라이팬에 있는 기름은 버리되 프라이팬을 아직 닦지는 말자. 똑같은 프라이팬을 중간 불로 달구고 샬롯, 마늘, 돼지감자를 넣는다. 그러고는 2분 동안 잘 볶아준다. 시간이 다 되면 와인을 붓고 1분 동안 졸인다(선택사항). 그러고 나서 육수나 물을 붓고 2분 정도 더 익힌 후 프라이팬의 바닥에 들러붙은 재료를 나무 숟가락으로 긁어낸다.

4) 프라이팬에 레몬 조각, 레몬즙, 타임, 강황, 소금, 후추를 넣고 끓인다. 그러고 나서 불을 약하게 줄이고 뚜껑을 덮은 채 20분 더 끓인다.

5) 소스가 20분 동안 끓으면 닭고기를 넣고 소스에 버무린다. 이때도 껍질이 밑으로 향하게 하자. 그러고 나서 뚜껑을 덮은 채 25분

동안 푹 삶으면 된다.

6) 적근대 줄기를 1센티미터 길이로 자른다. 잎은 2.5센티미터 길이로 자르고 옆에 잠깐 놔두자.

7) 오븐을 180도로 예열한다. 닭고기를 25분 동안 조리했으면 뚜껑을 열고 적근대를 넣는다. 이때 닭고기가 가장 위에 있어야 한다.

8) 뚜껑을 다시 덮고 오븐으로 옮겨서 10분 동안 굽는다. 그러고 나서 뚜껑을 연 채로 닭고기가 갈색이 될 때까지 또는 충분히 익을 때까지 10분 더 굽는다. 조리가 끝나면 닭고기 껍질이 아주 바삭바삭해 보이고 황갈색이 되어 있을 것이다.

9) 닭고기와 채소를 큰 그릇에 담고 손으로 찢은 민트잎을 고명으로 올린 후 식탁에 낸다.

1회 제공량당 영양 정보:

칼로리: 321kcal, 지방: 16g, 포화 지방: 3g, 콜레스테롤: 75mg, 섬유질: 2g, 단백질: 26g, 탄수화물: 15g, 나트륨: 559mg

허브가 풍부한 닭고기와 양배추 요리

분량: 6인분

준비 시간: 45분

조리 시간: 2시간 30분

이 요리는 맛도 좋고 매콤하다. 방목한 닭의 고기를 양배추잎에 싸서 완벽하게 조리하는 것이 포인트다. 이 요리에 들어가는 신선한 허브와 향신료는 전부 우리 몸에 좋다. 생강과 펜넬은 항염 작용을 하고, 세이지는 뇌의 기능을 향상하며, 오렌지 껍질은 면역계를 보호해준다.

재료

큰 양배추 1개

엑스트라 버진 올리브 오일 4테이블스푼

서양 대파 2개(얇게 썰 것)

작은 펜넬 구근 2개(얇게 썰 것)

파 1묶음(얇게 썰 것)

초록색이 나는 세라노 고추 1개(얇게 썰 것)

큰 마늘 9쪽

방목한 닭의 고기를 곱게 간 것 680그램

오렌지 껍질 큰 것 1개분

쓰촨 후추 1테이블스푼(크게 자를 것)

곱게 간 생강 1티스푼

바닷소금 1½티스푼

신선한 세이지 1테이블스푼(아주 잘게 썰 것)

펜넬씨 1티스푼

콜리플라워 라이스 1컵(시판 제품)

큰 적양파 1개(작게 썰 것)

소 골수뼈 3개

사골 육수 2컵

중국식 오향 파우더 ½티스푼

사과 식초 1테이블스푼

만드는 법

1) 커다란 냄비에 물을 붓는다. 나중에 양배추를 통째로 넣었을 때 절반이 잠길 만큼 물을 채우고 물을 끓인다. 날카로운 칼로 양배추의 두꺼운 끝부분을 잘라낸다. 하지만 잎이 분리되지는 않도록 한다. 양배추를 냄비에 넣고 10분 동안 끓인다. 그러고 나서 양배추를 뒤집고 부드러워질 때까지 10분 더 끓인다. 시간이 다 되면 물을 버리고 양배추의 물기가 빠지도록 소쿠리에 넣어두자.

2) 양배추가 끓는 동안 양배추 안에 넣을 소를 만들어보자. 큰 프라이팬에 올리브 오일 2테이블스푼을 두른다. 프라이팬을 중간 불에 달구고 서양 대파, 펜넬, 파, 세라노 고추를 넣는다. 15분 동안 중간 불로 볶는다. 재료가 부드러워질 때까지 잘 저어주자. 그러고 나서 소쿠리에 담아서 식혀 준다.

3) 마늘 3쪽을 아주 잘게 다진다. 곱게 간 닭고기를 프라이팬에 넣고 중간 불로 볶아준다. 거기에 잘게 다진 마늘과 오렌지 껍질을 추가한다. 약 10분 동안 고기가 갈색이 될 때까지 볶아주자. 쓰촨 후추, 생강, 소금, 세이지, 펜넬씨를 넣고 5분 더 끓인다. 수분이 완전히 날아갈 때까지 조리하다가 불을 끄고 콜리플라워 라이스를 집어 넣는다. 그리고 다른 재료들을 잘 섞고 나서 옆에 잠깐 놔두자.

4) 양배추를 조리할 때 쓴 냄비 바닥에 미리 썰어둔 적양파를 깐다. 남은 올리브 오일 2테이블스푼을 넣고 양파를 익힌다. 이때 젓지

말고 중간 불로 5분 동안 끓이듯이 익힌다. 시간이 다 되면 불을 끈다.

5) 양배추가 식고 물기도 없어졌으면 한 장씩 떼어 낸다. 그러고 나서 쉽게 돌돌 말 수 있게 딱딱한 부분은 잘라낸다. 양배추 안에 넣을 소를 약 ⅓컵 떠서 양배추 위에 올려놓고 살살 말아보자. 이때 양배추 롤의 옆구리를 접으면서 말아야 한다.

6) 양배추롤을 양파 위에 가로로 올려 놓는다. 중간에는 골수뼈를 집어넣는다. 그 위에 사골 육수를 붓고 남은 마늘 6쪽, 중국식 오향 파우더, 사과 식초를 넣는다. 육수가 끓으면 불을 줄이고 뚜껑을 덮고 나서 2시간 동안 끓인다.

7) 양배추 롤, 양파, 골수뼈, 사골 육수를 국자로 떠서 그릇에 담고 식탁에 낸다. 따뜻한 상태로 먹는 것이 좋다.

1회 제공량당 영양 정보:

칼로리: 443kcal, 지방: 23g, 포화 지방: 6g, 콜레스테롤: 117mg, 섬유질: 10g, 단백질: 34g, 탄수화물: 30g, 나트륨: 853mg

곡물이 들어가지 않은 스테이크 타코

분량: 6인분(타코 12개)

준비 시간: 40분

조리 시간: 15분

나는 다양한 재료가 한데 모여서 타코처럼 맛있는 요리가 되는 것이 신기하다. 정제된 옥수수가 들어가는 토르티야 대신 곡물이 들어 있지 않은 카사바 가루로 토르티야를 직접 만들어 보자. 거기에 풀을 먹고 자란 소로 만든 스테이크, 구운 파, 신선한 허브 올리브 살사 소스를 곁들이면 타코의 풍미와 식감이 더없이 풍부해진다. 스테이크는 항상 풀을 먹고 자란 소로 만든 것을 고르자. 그런 스테이크가 영양 밀도가 높고 염증을 유발하는 나쁜 지방이 없으며 환경에도 부정적인 영향을 미치지 않는다.

재료

스테이크와 파

풀을 먹고 자란 소로 만든 스커트 스테이크 680그램

굵은 바닷소금 1티스푼

후추 1티스푼

파 한 묶음

아보카도 오일 3티스푼

허브 올리브 살사 소스

씨를 빼고 작게 자른 올리브 ½컵

잘게 썬 샬롯 1테이블스푼

잘게 썬 신선한 이탈리안 파슬리 1컵(컵을 가득 채울 것)

잘게 썬 신선한 오레가노 2테이블스푼

큰 마늘 1쪽(아주 잘게 썰 것)

레몬 껍질 1테이블스푼(레몬 1개 정도 사용)

레몬즙 2테이블스푼(레몬 1개 정도 사용)

엑스트라 버진 올리브 오일 2테이블스푼

후추 ½티스푼

카사바 토르티야

작게 자른 할라페뇨 3개(반으로 자르고 씨를 뺀 것)

카사바 가루 1½컵

바닷소금 ½티스푼

마늘 가루 ½티스푼

엑스트라 버진 올리브 오일 ¼컵

따뜻한 정수 ⅔컵(필요하면 더 준비할 것)

고명

4등분한 라임 3개

만드는 법

1) 스테이크를 깨끗한 조리대 위에 올려놓고 키친 타월로 물기를 제거한다. 그러고 나서 소금과 후추를 스테이크에 뿌리고 문질러 준다. 파의 아랫부분을 자르고 줄기에 아보카도 오일 1티스푼을 바른다. 그 상태로 잠깐 놔두면 된다. 스테이크를 굽기 전에 상온에 30분 놔두는 동안 살사 소스와 토르티야를 만들어보자.

2) 살사 소스를 만들려면 올리브, 샬롯, 파슬리, 오레가노, 마늘, 레몬 껍질, 레몬즙, 올리브 오일을 다 섞어준다. 입맛에 따라 후추를 넣

어도 좋다.

3) 이제 카사바 토르티야를 만들어보자. 프라이팬에 기름을 두르지 않고 센 불로 달구고 나서 할라페뇨를 넣는다. 할라페뇨가 약간 타기 시작할 때까지 5분 정도 굽는다. 그러고 나서 할라페뇨를 커다란 그릇에 옮겨 담는다.

4) 남은 토르티야 재료들을 그릇에 넣고 할라페뇨와 함께 잘 섞어준다. 반죽이 서로 잘 뭉쳐야 하며 재료가 한쪽으로 쏠리지 않고 전체적으로 매끄러워야 한다. 만일 반죽이 부서지면 따뜻한 물을 조금 더 추가하자. 반죽이 서로 잘 뭉쳐질 때까지 물을 한 번에 1티스푼씩 넣으면서 잘 섞어준다.

5) 반죽을 이용해서 작은 공 12개를 만든다. 탁구공만한 크기면 된다. 유산지 두 장 사이에 공을 하나씩 집어넣고 무거운 프라이팬으로 눌러준다.

6) 이제 스테이크를 조리해보자. 논스틱 코팅이 된 커다란 프라이팬을 센 불에 달구고, 프라이팬에 남은 아보카도 오일 2티스푼을 두른다. 프라이팬이 뜨거워지면 스테이크와 파를 넣고 스테이크 한 면당 2분씩 구우면 된다. 스테이크는 겉은 완전히 갈색이고 안은 여전히 레어인 상태여야 한다. 하지만 입맛에 따라서 더 구워도 좋다. 다 구우면 불을 끄고 스테이크를 도마 위에 올려놓는다. 토르티야를 완성하는 동안 스테이크 위에 뚜껑을 덮어두자.

7) 프라이팬을 키친 타월로 깨끗하게 닦고 다시 센 불에 달군다. 프라이팬이 달궈지면 토르티야를 하나씩 올려놓고 2~3분 동안 굽는다. 그러고 나서 토르티야를 뒤집어서 1분 더 구우면 된다. 그러면 토

르티아에 작은 점들이 생기고 바삭바삭해 보일 것이다. 불을 끄고 토르티야를 키친 타월 위에 올려놓자. 키친 타월을 접어서 뚜껑처럼 토르티야를 덮는다. 남은 반죽으로 이 과정을 반복해서 토르티야를 여러 개 만든다.

8) 이제 날카로운 칼로 스테이크를 얇게 썰어준다. 이때 스테이크 결의 반대 방향으로 썰어야 한다. 토르티야 위에 스테이크와 구운 파를 얹고 살사 소스를 넉넉하게 뿌린 후 식탁에 낸다. 라임 조각도 곁들여주면 좋다.

1회 제공량당 영양 정보:

칼로리: 387kcal, 지방: 28g, 포화 지방: 7g, 콜레스테롤: 50mg, 섬유질: 6g, 단백질: 20g, 탄수화물: 36g, 나트륨: 775mg

캐슈너트 쿠스쿠스를 곁들인 소 갈빗살

분량: 6인분

준비 시간: 20분

조리 시간: 2시간 15분~2시간 45분

우리가 만들 요리는 저온에서 장시간 조리하는 부드러운 소 갈빗살이다. 여기에 카르다몸, 마늘과 같은 매콤한 향신료가 들어가고, 견과류와 수수로 만든 쿠스쿠스를 곁들인다. 이렇게 놀라운 요리를 만드는 방법은 놀랍도록 간단하다! 나는 특별한 날 여러 명에게 음식을 대접해야 할 때 이 레시피를 애용한다. 항상 방목한 소의 갈빗살을 고르도록 하자. 그래야 깨끗하고 영양 밀도가 높은 고기를 먹을 수 있다.

재료

소 갈빗살

말린 월계수잎 2장

통마늘 4개

카르다몸 꼬투리 6개

고수씨 1티스푼

뼈가 붙어 있는 방목한 소의 갈빗살 1.8킬로그램

바닷소금 1¼티스푼

후추 1티스푼

아보카도 오일 1테이블스푼

큰 양파 1개(작게 깍둑썰기할 것)

통마늘 1개(아주 잘게 썰 것)

신선한 생강 1개(7센티미터짜리. 아주 곱게 갈 것)

사과 식초 ¼컵

달지 않은 레드 와인 1컵

토마토 페이스트 1테이블스푼

저염 채소 육수 2½컵

파프리카 1티스푼

곱게 간 쿠민 ⅛티스푼

토마토 1개(깍둑썰기할 것)

캐슈너트 쿠스쿠스

생캐슈너트 ½컵

아보카도 오일 2티스푼

작은 양파 1개(얇게 썰 것)

작은 펜넬 구근 1개(얇게 썰 것)

마늘 2쪽(얇게 썰 것)

수수 1컵

저염 채소 육수나 정수 2컵

바닷소금 ¼티스푼

후추 ½티스푼

이탈리안 파슬리 ½컵(잎 전체 사용. 컵을 빽빽하게채울 필요는 없음)

만드는 법

1) 오븐을 160도로 예열한다.

2) 향신료 주머니를 만들어보자. 월계수잎, 통마늘, 카르다몸 꼬투리, 고수씨를 티백이나 커피 필터에 넣는다. 그러고 나서 요리용 실 같은 것으로 묶고 옆에 잠깐 놔두자.

3) 키친 타월을 이용해서 소 갈빗살의 물기를 제거한다. 고기의 양면에 소금과 후추를 1티스푼씩 뿌린다. 고기용 냄비나 오븐에 넣어도 되는 바닥이 두꺼운 냄비를 꺼내자. 냄비에 아보카도 오일을 두르고 불을 중간 불에서 센 불 사이로 맞춘다. 기름이 뜨거워지면 소 갈빗살

을 집어넣고 양면을 골고루 굽는다. 한 면당 45초 정도 구우면 된다. 고기를 너무 다닥다닥 붙여서 넣지 말자. 여유 공간을 두고 굽는 것이 좋다.

4) 소 갈빗살이 전부 잘 구워졌고 겉이 단단해 보이면 그릇에 담아서 옆에 잠깐 놔두자. 기름을 거의 다 버리되 냄비에 2티스푼 정도는 남겨 놓는다. 거기에 양파를 넣고 중간 불로 5분 정도 구워준다. 그러면 양파 색이 반투명해질 것이다.

5) 마늘과 생강을 넣고 30초 동안 볶아준다. 거기에 사과 식초를 넣고 30초 더 끓인다. 그러면 냄비 안에서 좋은 냄새가 나고 액체의 양도 줄어들 것이다. 거기에 와인을 붓고 스파출라나 나무 숟가락을 이용해서 냄비의 바닥에 눌어붙은 재료들을 잘 긁어낸다. 냄비에 향신료 주머니를 넣고 5분 동안 끓인다. 그러면 냄비에 있는 액체의 양이 절반으로 줄어들 것이다. 냄비에 남은 소금 ¼티스푼, 토마토 페이스트, 채소 육수, 파프리카, 곱게 간 쿠민, 깍둑썰기한 토마토를 넣고 잘 저어준다.

6) 소 갈빗살과 남은 액체를 냄비에 다시 넣는다. 그러고 나서 뚜껑을 덮고 오븐으로 옮기자. 고기를 포크로 찔렀을 때 포크가 푹 들어갈 때까지, 그리고 갈빗살이 뼈에서 부드럽게 떨어질 때까지 굽는다. 2시간에서 2시간 30분 정도 구우면 된다. 1시간이 지났을 때 고기를 뒤집는 것을 잊지 않도록 주의한다. 고기가 부드러워지고 뼈와 쉽게 분리되면 오븐에서 꺼낸다. 식탁에 내기 전에 뚜껑을 덮은 채로 20분 동안 놔둔다.

7) 소 갈빗살을 1시간 반 동안 굽고 나서 쿠스쿠스를 만들어보자.

캐슈너트를 베이킹 시트 위에 올려놓고 오븐에서 10분 동안 굽는다. 시간이 다 되면 오븐에서 꺼내서 식히면 된다.

8) 중간 크기의 냄비에 쿠스쿠스에 쓸 아보카도 오일을 두르고, 냄비를 중간 불로 달군다. 기름이 뜨거워지면 양파와 펜넬을 넣고 5분 동안 볶는다. 그러면 채소가 반투명해질 것이다. 거기에 마늘을 넣고 2분 더 볶는다. 냄비에 수수를 넣고 1분 동안 젓고, 채소 육수나 정수를 붓는다. 그러고 나서 소금과 후추를 넣고, 불을 중간 불에서 센 불 사이에 맞춘다. 물이 끓으면 뚜껑을 덮고 불을 최대한 줄인다. 액체가 흡수될 때까지 20분 동안 끓이다가 불을 끄면 된다. 뚜껑을 덮은 채로 옆에 잠깐 놔두자.

9) 구운 캐슈너트를 큼지막하게 자른다. 그러고 나서 파슬리와 함께 수수 위에 뿌린다. 쿠스쿠스는 따뜻한 상태로 소 갈빗살과 함께 내놓는 것이 좋다.

1회 제공량당 영양 정보:

칼로리: 587kcal, 지방: 31g, 포화 지방: 11g, 콜레스테롤: 80mg, 섬유질: 7g, 단백질: 27g, 탄수화물: 42g, 나트륨: 817mg

파머스 마켓식 샐러드 피자

분량: 4인분

준비 시간: 35분

조리 시간: 50분

피자도 충분히 건강하게 즐길 수 있는 음식이다. 유제품과 글루텐을 빼버리면 배가 아플 일도 없다. 이 피자의 크러스트는 콜리플라워 가루와 전통적인 이탈리아 허브로 만들어진다. 그 위에 신선한 루콜라, 옛날 품종의 토마토, 바질, 쉽게 만들 수 있는 적양파 절임이 토핑으로 올라간다. 토핑은 제철 재료 중에서 원하는 것으로 자유롭게 선택할 수 있다. 나는 피자 위에 시금치, 피망, 버섯을 얹는 것도 좋아한다. 이 피자는 창의력을 뽐낼 수 있는 멋진 요리이기 때문에 자신만의 피자를 만들어보길 바란다. 얼마나 맛있는지 먹어보면 깜짝 놀랄 것이다!

재료

피자

콜리플라워 가루 2컵

신선한 오레가노잎 30장

마늘 가루 1티스푼

곱게 간 아마씨 2테이블스푼

바닷소금 ¾티스푼

방목란 4개

물 1컵

아보카도 오일 1테이블스푼

적양파 절임

적양파 ½컵(얇게 썰 것)

수맥sumac 1테이블스푼

신선한 레몬즙 1테이블스푼

다른 토핑

옛날 품종의 토마토 2개

신선한 바질 ½컵

큰 루콜라 한 움큼

엑스트라 버진 올리브 오일 2티스푼

말돈 소금이나 바닷소금 1꼬집(입맛에 따라 더 넣어도 됨)

후추(취향껏)

타히니 페이스트 2테이블스푼

만드는 법

1) 오븐을 200도로 예열한다.

2) 중간 크기의 믹싱볼에 콜리플라워 가루, 오레가노, 마늘, 아마씨, 소금을 넣는다. 이번에는 다른 믹싱볼에 달걀을 넣고 물과 함께 휘젓는다. 그러고 나서 두 믹싱볼의 내용물을 합쳐서 잘 저어보자. 부드러운 반죽이 생길 때까지 저으면 된다.

3) 베이킹 시트 위에 유산지를 깔고 아보카도 오일을 칠한다. 피자 반죽을 베이킹 시트 중간에 놓고 편평하게 눌러 준다. 이때 반죽의 두께는 6밀리미터가 되어야 한다. 오븐에 피자 반죽을 넣고 15분 동안 구워준다.

4) 피자를 굽는 동안 적양파 절임을 만들어보자. 얇게 썬 적양파를 수맥, 레몬즙과 함께 중간 크기의 병이나 오목한 그릇에 넣고 섞는다. 식탁에 내기 전까지 냉장고에 넣어서 보관한다.

5) 이제 다른 토핑을 만들어보자. 토마토는 크게 자르고, 바질은 잘게 자른다. 그러고 나서 커다란 믹싱볼에 넣고 루콜라, 올리브 오일, 말돈 소금, 후추와 함께 잘 섞어준다.

6) 피자를 완성하려면 크러스트 위에 샐러드와 적양파 절임을 골고루 올려준다. 그러고 나서 타히니 페이스트를 뿌린다. 이제 식탁에 내기만 하면 된다.

1회 제공량당 영양 정보:

칼로리: 395kcal, 지방: 18g, 포화 지방: 3g, 콜레스테롤: 185mg, 섬유질: 13g, 단백질: 24g, 탄수화물: 49g, 나트륨: 738mg

구운 잎새버섯과 훈제 포시니 요거트

분량: 4인분

준비 시간: 15분(물에 불릴 시간 30분 추가로 소요)

조리 시간: 20분

풍미가 좋은 잎새버섯에 유제품이 들어가지 않은 크림 소스를 얹으면 고기 없이도 맛있는 요리가 완성된다. 잎새버섯은 마이타케 버섯이라고도 불리며 면역력을 향상하는 파이토케미컬이 풍부하다. 버섯의 바깥은 바삭바삭하고 안은 마치 고기 같은 질감이다. 잎새버섯은 내가 요리할 때 즐겨 사용하는 버섯이기도 하다. 잎새버섯을 씻고 싶다면 흐르는 물에 헹구는 대신 젖은 키친 타월을 이용하자. 타월로 오염 물질을 깨끗하게 제거하는 것이 낫다.

재료

포시니 캐슈너트 요거트

생캐슈너트 1컵

말린 포시니 버섯 ½컵

정수 1컵

레몬 껍질 1개분

신선한 레몬즙 ¼컵

엑스트라 버진 올리브 오일 1테이블스푼

큰 마늘 1쪽

훈제 파프리카 ¼티스푼

후추 ¼티스푼

바닷소금 ⅛티스푼

잎새버섯

아보카도 오일 3테이블스푼

큰 마늘 4쪽(잘게 다질 것)

레몬 껍질 2개분

잎새 버섯 4개(230그램. 닦아서 반으로 자를 것)

후추 ½티스푼

고명

얇게 썬 쪽파 2티스푼

말돈 소금이나 바닷소금 1꼬집

만드는 법

1) 캐슈너트를 뜨거운 물에 30분 동안 담가둔다. 시간이 다 되면 물로 헹구고 물을 버린다. 그리고 옆에 잠깐 놔두자.

2) 작은 냄비에 말린 포시니 버섯을 넣고 정수를 붓는다. 물이 끓으면 불을 약하게 줄이고 5분 더 끓인다. 시간이 다 되면 옆에 잠깐 놔두고 식힌다.

3) 버섯이 식으면 요거트를 준비해보자. 캐슈너트, 포시니 버섯, 물, 레몬 껍질, 레몬즙, 올리브 오일, 마늘, 훈제 파프리카, 후추, 바닷소금을 믹서에 넣는다. 2분 동안 돌리면 재료가 부드러워질 것이다. 중간중간 가장자리로 밀려난 재료들을 가운데로 모아주자. 시간이 다 되면 믹서를 끄고 요거트를 옆에 잠깐 놔두자.

4) 이제 버섯을 조리해보자. 작은 그릇에 아보카도 오일 1테이블스푼, 마늘, 레몬 껍질를 넣고 옆에 잠깐 놔두자. 그러고 나서 불을 중간 불에서 센 불 사이에 맞추고 바닥이 두꺼운 프라이팬을 달군다. 프라이팬에 버섯과 남은 아보카도 오일 2테이블스푼을 넣는다. 이때 버섯이 완전히 마른 상태여야 한다. 버섯을 자른 면이 밑으로 향하게 두

고 2분 정도 굽는다. 버섯이 부드러워지기 시작하고 가장자리가 바삭해 보이면 스파출라로 납작하게 눌러준다.

5) 후추를 넣고 한 면당 3분씩 더 구워준다. 시간이 다 되면 불을 약하게 줄이고 마늘과 레몬즙을 위에 뿌린다. 그러고 나서 마늘이 황갈색이 될 때까지 1분 정도 더 구워준다. 레몬즙이 잘 배도록 버섯을 섞어주고 불을 끄면 된다.

6) 요거트에 소금을 뿌리고 그릇에 담는다. 그러고 나서 버섯과 쪽파를 잘라서 고명으로 얹으면 된다.

1회 제공량당 영양 정보:

칼로리: 444kcal, 지방: 29g, 포화 지방: 4g, 콜레스테롤: 0mg, 섬유질: 10g, 단백질: 16g, 탄수화물: 37g, 나트륨: 160mg

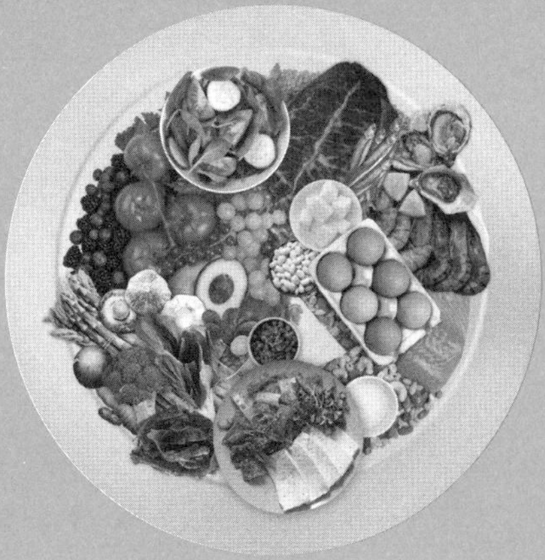

사이드 요리

side dish

톡 쏘는 구운 콜리플라워

분량: 6인분

준비 시간: 15분

조리 시간: 45분

크림 같은 타히니 소스, 톡 쏘는 맛이 나는 레몬즙, 짭짤한 케이퍼가 한데 어우러져서 이 콜리플라워 요리에 풍미를 더한다. 타히니 소스는 참깨가 들어 있어서 칼슘이 풍부하고 이탈리안 파슬리는 맛이 산뜻하기도 하고 항염과 항균 작용을 하기도 한다. 나는 자연산 연어를 굽거나 방목한 닭의 허벅지살을 구워서 이 요리를 곁들이길 좋아한다. 그러면 완벽한 한 끼가 완성된다.

재료

큰 콜리플라워 1개(꽃 부분 사용)

큰 마늘 7쪽

타히니 페이스트 1컵

바닷소금 1½티스푼

레몬즙 2테이블스푼(중간 크기의 레몬 1개 사용)

신선한 파슬리 ½컵(작게 자를 것. 컵을 빽빽하게 채울 필요는 없음)

정수 1컵

후추 ½티스푼

아보카도 오일 2테이블스푼

케이퍼 2테이블스푼

잘게 자른 생아몬드 ½컵

만드는 법

1) 오븐을 200도로 예열한다. 그러고 나서 커다란 냄비에 물을 넣고 끓인다.

2) 콜리플라워를 깨끗하게 씻어서 꽃 부분을 먹기 편한 크기로 자른다. 냄비에 콜리플라워를 넣고 5분 동안 끓인다. 시간이 다 되면 물을 버리고 콜리플라워가 식게 옆에 잠깐 놔두자.

3) 이제 타히니 소스를 만들어보자. 마늘 2쪽을 칼의 옆면으로 눌러서 으깬다. 타히니 페이스트를 으깬 마늘, 소금 1티스푼, 레몬즙, 파슬리, 물과 함께 잘 섞어준다. 그리고 옆에 잠깐 놔두자.

4) 커다란 믹싱볼에 콜리플라워를 넣고 남은 소금 ½티스푼, 후추, 아보카도 오일 1테이블스푼으로 간을 한다. 재료가 골고루 섞일 때까지 잘 저어주고 나서 베이킹 접시에 옮겨 담는다. 접시를 오븐에 넣고 25분 동안 구워주자. 그러면 콜리플라워가 부드러워지고 연한 갈색

을 띨 것이다.

5) 콜리플라워가 오븐에서 구워지는 동안 남은 마늘 5쪽을 잘게 다진다. 남은 아보카도 오일 1테이블스푼을 작은 프라이팬에 두르고 다진 마늘을 넣는다. 불을 중간 세기로 맞추고 잘 저으면서 1분 동안 끓인다. 그러면 마늘이 연한 황갈색을 띨 것이다. 이제 케이퍼를 키친 타월로 두드려서 물기를 제거한다. 그러고 나서 기름과 마늘이 들어 있는 프라이팬에 케이퍼를 넣는다. 잘 저으면서 1분 동안 끓이고 불을 끈다.

6) 콜리플라워를 오븐에서 꺼내고 위에 타히니 소스를 붓는다. 기름, 마늘, 케이퍼를 섞은 액체도 함께 부어준다.

7) 콜리플라워를 오븐에 다시 넣고 13분 동안 굽고 오븐에서 꺼낸다. 이제 콜리플라워를 큰 그릇에 옮겨 담고 위에 아몬드를 뿌려주자. 식탁에 내기 전에 2분 정도 식히는 것이 좋다.

1회 제공량당 영양 정보:

칼로리: 397kcal, 지방: 33g, 포화 지방: 4g, 콜레스테롤: 0mg, 섬유질: 7g, 단백질: 13g, 탄수화물: 20g, 나트륨: 707mg

밤이 들어가는 시금치 볶음

★★★★★ Master Five

분량: 4인분

준비 시간: 10분

조리 시간: 25분

이 레시피는 내가 추천하는 간단한 '마스터 파이브' 레시피 중 하나다. 녹색 채소를 이용한 볶음 요리는 만들기도 쉽고 영양도 풍부하며 맛도 좋다. 시금치에는 특히 비타민K, 엽산, 철이 많이 들어 있다. 시금치는 내가 환자들에게 자주 먹으라고 권하는 슈퍼푸드이기도 하다. 구운 밤은 이 요리에 약간의 단맛을 얹어주고 곱게 간 신선한 넛멕과도 완벽하게 어울린다. 넛멕은 내가 가장 좋아하는 향신료 중 하나이며 인지 건강에도 도움이 된다.

재료

시금치 1.4킬로그램

아보카도 오일 ¼컵

큰 양파 1개(잘게 썰 것)

구운 밤 2봉지(150그램. 껍질을 깐 것)

곱게 간 신선한 넛멕 ½티스푼

백후추 ½티스푼

말돈 소금이나 바닷소금 ¾티스푼

만드는 법

1) 시금치를 깨끗하게 씻고 물기를 뺀다. 줄기는 잘라서 버린다.

2) 커다란 냄비를 중간 불로 데운 후 아보카도 오일을 두르고 양파를 넣는다. 양파가 갈색을 띠기 시작할 때까지 10분 정도 볶는다.

3) 냄비에 시금치를 넣고 15분 더 볶는다. 가끔 저어주면서 시금치가 숨이 죽을 때까지 기다린다. 그동안 밤을 잘게 썰어두자.

4) 시금치의 숨이 죽으면 넛멕, 후추, 소금으로 간을 한다. 밤과 함께 잘 섞어준 후 식탁에 낸다.

1회 제공량당 영양 정보:

칼로리: 312kcal, 지방: 15.4g, 포화 지방: 1.8g, 콜레스테롤: 0mg, 섬유질: 10.6g, 단백질: 10.7g, 탄수화물: 39.3g, 나트륨: 638mg

헴프 크림을 곁들인 헤이즐넛 고구마

분량: 6인분

준비 시간: 20분

조리 시간: 40분

고구마는 내가 가장 좋아하는 뿌리채소 중 하나다. 고구마에는 비타민A의 전구체인 베타카로틴이 풍부하다. 베타카로틴은 면역력과 시력 유지에 매우 중요하며 산화 방지제의 역할도 한다. 풍미가 강한 헤이즐넛 크럼블과 신선한 헴프로 만든 크림을 곁들이면 온 가족이 좋아하는 요리가 완성된다.

재료

고구마

가늘고 긴 고구마 3개(껍질을 까지 않은 것)

기 1테이블스푼

훈제 파프리카 가루 1테이블스푼

바닷소금 1¼티스푼

후추 1테이블스푼

헤이즐넛 크럼블

쿠민씨 1테이블스푼

펜넬씨 1테이블스푼

기 1½테이블스푼

데친 헤이즐넛 ½컵(작게 자를 것)

생백참깨 ¼컵

바닷소금 ¼티스푼

레몬 껍질 1개분

헴프 크림

껍질을 벗긴 헴프시드 1컵

정수 1⅓컵

큰 마늘 2쪽

라임 2개의 즙

신선한 타라곤 2테이블스푼

엑스트라 버진 올리브 오일 1테이블스푼

바닷소금 ½티스푼

만드는 법

1) 오븐을 220도로 예열한다.

2) 고구마를 세로로 길게 반으로 자른다. 커다란 믹싱볼에 기, 파프리카, 소금, 후추를 넣고 고구마와 함께 잘 섞어준다.

3) 베이킹 시트 위에 유산지를 깔고 그 위에 고구마를 올려 놓는다. 껍질 부분이 위를 향해야 한다. 고구마를 오븐에 넣고 30분 동안 구워준다. 시간이 다 되면 고구마를 뒤집고 15분 더 구워준다.

4) 이제 헤이즐넛 크럼블을 만들어보자. 작은 절구를 이용해서 쿠민씨와 펜넬씨를 빻아준다. 프라이팬에 기를 넣고 프라이팬을 중간불로 달군다. 기가 녹으면 헤이즐넛을 넣고 나무 숟가락으로 잘 저으면서 1분 동안 볶는다. 그리고 나서 참깨를 넣고 잘 저으면서 1분 더 볶는다. 이번에는 프라이팬에 곱게 간 쿠민씨와 펜넬씨를 넣고 잘 저으면서 2분 동안 볶아준다. 마지막으로, 소금과 레몬 껍질을 넣고 젓다가 불을 끄면 된다.

5) 이제 헴프 크림을 만들어보자. 헴프시드, 물, 마늘, 라임즙, 타라곤, 올리브 오일, 바닷소금을 믹서에 넣고 2분 동안 돌리면 완성이다.

6) 헴프 크림을 커다란 그릇에 넓게 펴 바르고 그 위에 고구마를 올려 놓는다. 그리고 헤이즐넛 크럼블을 뿌린 후 식탁에 낸다.

1회 제공량당 영양 정보:

칼로리: 370kcal, 지방: 29g, 포화 지방: 6g, 콜레스테롤: 14mg, 섬유질: 5g, 단백질: 12g, 탄수화물: 19g, 나트륨: 823mg

발사믹 타라곤과 구운 엔다이브

분량: 4인분

준비 시간: 5분

조리 시간: 5분

엔다이브는 생으로 먹으면 쓰다. 하지만 구우면 견과처럼 단맛이 난다. 감칠맛이 나는 발사믹 식초와 신선한 타라곤을 곁들이면 이렇게 간단한 요리도 아주 맛있어질 수 있다. 매번 타라곤만 사용하지 말고 다른 잎줄기채소도 골고루 쓰길 바란다. 타라곤은 비타민K가 많이 들어 있어서 뼈와 혈액의 건강에 좋다.

재료

엔다이브 4통

기 1테이블스푼

발사믹 식초 2테이블스푼

바닷소금 ¼티스푼

후추 ¼티스푼

신선한 타라곤 1테이블스푼

만드는 법

1) 엔다이브를 세로로 길게 반으로 자른다.

2) 크고 무거운 프라이팬에 기를 녹인다. 불은 중간 불에서 센 불 사이로 맞추면 된다. 프라이팬에 엔다이브를 넣고 한 면당 2분 정도 굽는다. 한 번 뒤집어주고 색이 황갈색으로 변할 때까지 굽는다. 엔다이브의 가운데 부분이 너무 물렁물렁해지지 않도록 주의하자.

3) 불을 약하게 줄이고 발사믹 식초, 소금, 후추를 넣는다. 1분 더 굽고 엔다이브와 식초가 잘 섞이도록 프라이팬을 계속 흔들어 준다.

4) 불을 끄고 엔다이브 위에 타라곤을 뿌린 후 식탁에 낸다.

1회 제공량당 영양 정보:

칼로리: 103kcal, 지방: 4g, 포화 지방: 2g, 콜레스테롤: 8mg, 섬유질: 12g, 단백질: 5g, 탄수화물: 14g, 나트륨: 234mg

렌틸콩 구름 파스타

분량: 6인분

준비 시간: 30분(식히는 시간 45분, 놔두는 시간 10분 추가로 소요)

조리 시간: 30분

파스타도 이렇게 만들어 먹으면 영양이 훨씬 풍부해진다. 적렌틸콩에는 단백질, 섬유질, 폴리페놀이 많이 들어 있고 철도 조금 들어 있다. 그래서 정제된 흰 밀가루로 만든 일반 파스타보다 건강에 훨씬 좋다. 레몬 껍질, 신선한 세이지, 루콜라는 이런 '구름' 덩어리에 산뜻한 풍미를 더해준다. 구운 닭고기나 구운 생선과 함께 먹으면 완벽한 한 끼가 될 것이다.

재료

말린 적렌틸콩 1½컵

파프리카 가루 ¾티스푼

바닷소금 ½티스푼

정수 ½컵

엑스트라 버진 올리브 오일 3티스푼

기 또는 코코넛 오일 2테이블스푼

레몬 껍질 1테이블스푼

마늘 3쪽(잘게 다질 것)

신선한 세이지 1½테이블스푼(얇게 썰 것)

고추 플레이크 ½티스푼(선택사항)

후추 ½티스푼

말돈 소금이나 바닷소금 ½티스푼

루콜라 2컵(컵을 빽빽하게 채울 것)

영양 효모 ¼컵(선택사항)

만드는 법

1) 렌틸콩 가루부터 만들어보자. 렌틸콩을 믹서에 넣고 1~2분 동안 돌린다. 렌틸콩이 가루가 될 때까지 돌리면 된다. 큰 그릇 위에 체를 올려놓고 가루를 체로 친 후 체에 남은 덩어리는 버린다.

2) 렌틸콩 가루 1컵(나머지는 나중을 위해 아껴두자)을 믹싱볼에 넣고 파프리카 가루, 바닷소금과 섞는다. 손으로 반죽 가운데에 10센티미터짜리 구멍을 만들자. 그 안에 물과 올리브 오일을 넣고, 포크를 이용해서 렌틸콩 가루와 섞어준다. 그리고 렌틸콩 가루를 계속 추가하면서 잘 섞어준다. 그러면 반죽이 축축하고 끈적거리긴 해도 한 덩어리로 뭉쳐질 것이다. 만일 반죽이 너무 끈적거려서 공처럼 동그랗게 굴릴 수 없다면 남은 가루를 좀 더 넣어주자. 그리고 반죽을 냉장고에 45분 동안 넣어둔다.

3) 반죽이 차갑게 되면 4등분해준다. 각 조각에 남은 렌틸콩 가루를 뿌리고 손으로 반죽을 치댄다. 반죽이 더 이상 끈적거리지 않을 정도로만 가루를 뿌려야 한다. 조리대 위에 반죽을 올려놓고 가늘고 길게 굴려서 뱀처럼 만든다. 지름이 1센티미터 정도면 된다(조리하다 보면 크기가 세 배 커질 것이다). 날카로운 칼로 '뱀'을 1센티미터짜리 '구름'으로 잘라라. 그렇게 생긴 구름들을 유산지 위에 올려놓고 옆에 잠깐 놔두자. 남은 반죽을 이용해서 이 과정을 되풀이한다. 구름을 10분 동안 놔두고, 그동안 커다란 냄비에 물을 넣고 끓인다.

4) 물이 끓으면 구름을 몇 개씩 나눠서 냄비 안에 살살 넣어준다. 한꺼번에 다 넣지 말고 공간에 여유를 둬야 한다. 한 번에 4분씩 끓이면 된다. 시간이 다 되면 구름을 물에서 꺼내서 체에 옮겨둔다. 구름을

찬물에 헹구고 나서 수분이 빠지도록 옆에 놔두자. 남은 반죽으로도 이 과정을 되풀이한다.

5) 반죽을 전부 끓이고 수분을 빼고 나면 평평하고 넓은 냄비를 꺼낸다. 그리고 불을 중간 불에서 센 불 사이로 맞추고 냄비를 데운다. 냄비에 기를 넣고, 기가 녹으면 레몬 껍질, 마늘, 세이지, 고추 플레이크(선택사항)를 추가한다. 계속 저으면서 2분 동안 볶아주면 된다. 냄비에 구름을 넣고 구름의 모든 면이 약간 바삭바삭해질 때까지 볶아준다. 구름이 부서지지 않도록 아주 살살 저어야 한다. 시간이 3분 정도 걸릴 것이다. 거기에 후추, 말돈 소금이나 바닷소금, 루콜라, 영양효모(선택사항)를 추가하고 식탁에 낸다.

1회 제공량당 영양 정보:

칼로리: 235kcal, 지방: 7g, 포화 지방: 3g, 콜레스테롤: 11mg, 섬유질: 3g, 단백질: 12g, 탄수화물: 32g, 나트륨: 411mg

간단한 아라비아타 소스

분량: 4컵

준비 시간: 10분

조리 시간: 45분

이 맛있는 빨간색 소스는 부엌에 항상 갖추고 있어야 하는 필수품이다. 앤초비를 사용하는 것을 꺼리지 말자. 앤초비는 이 요리에 생선이 들어간 느낌을 주지 않으면서도 짭짤하고 깊은 맛을 안겨준다. 토마토는 생으로 먹는 대신 조리하면 리코펜과 제아잔틴 같은 강력한 파이토케미컬의 생체 이용률이 높아진다. 나는 곡물이 들어 있지 않은 파스타, 구운 채소, 바삭바삭한 콜리플라워 피자 크러스트 위에 이 소스를 자주 뿌린다.

재료

아보카도 오일 2테이블스푼

맵지 않은 청고추 1개(15센티미터짜리. 2.5센티미터 길이로 자를 것) 또는 홍고추 플레이크 ½티스푼(선택사항)

마늘 4쪽(잘게 다질 것)

뼈 없는 앤초비 7개

산마르자노San Marzano 토마토 캔 2개(790그램. 껍질을 깐 것)

칼라마타Kalamata 올리브 10개(씨를 빼고 세로로 잘라서 4등분할 것)

후추 ¾티스푼

신선한 바질 ½컵(잎 전체 사용. 컵을 빽빽하게 채울 것)

레몬 껍질 1개분

만드는 법

1) 불을 중간 불과 약한 불 사이에 놓고 커다란 냄비를 데운다. 냄비에 아보카도 오일, 청고추나 고추 플레이크(선택사항), 다진 마늘을 넣는다. 가끔 저으면서 좋은 냄새가 나고 고추와 마늘이 연한 갈색을

떨 때까지 끓인다. 시간이 7분 정도 걸릴 것이다.

2) 불의 세기를 중간 불로 올리고 앤초비를 넣는다. 앤초비가 뜨거운 기름과 섞이게 잘 저으면서 1분 동안 볶는다. .

3) 손으로 토마토를 으깨서 냄비 안에 넣는다. 토마토를 여러 개의 큰 조각으로 쪼개면 된다. 아니면 토마토를 큼지막하게 잘라서 넣어도 좋다. 토마토 캔 안에 남아 있던 액체도 냄비에 부어주자. 올리브와 후추도 넣고 2분 정도 기다리면 물이 끓을 것이다. 그러면 뚜껑을 덮고 불을 중간 불에서 약한 불 사이에 두고 15분 더 끓인다. 그러면 토마토가 흐물거릴 것이다.

4) 뚜껑을 열고 나무 숟가락이나 스파출라를 이용해서 토마토를 더 작게 쪼갠다. 잘 저으면서 20분 정도 더 끓인 후 불을 끄고 바질잎을 넣는다. 위에 레몬 껍질을 올리고 따뜻할 때 식탁에 내면 된다.

½컵 제공량당 영양 정보:

칼로리: 100kcal, 지방: 5g, 포화 지방: 1g, 콜레스테롤: 3mg, 섬유질: 4g, 단백질: 3g, 탄수화물: 10g, 나트륨: 270mg

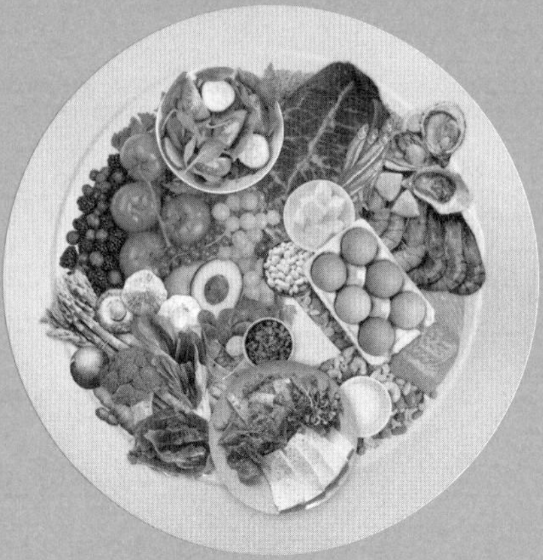

간식

Snack

바삭바삭한 와사비 병아리콩

분량: 6인분

준비 시간: 30분

조리 시간: 40분

이 구운 병아리콩 요리는 건강하게 즐길 수 있는 매콤한 간식이다. 주전부리나 샐러드 토핑으로 먹기에 좋다. 단백질과 섬유질이 풍부해서 포만감이 느껴지고 만들기도 너무 쉽다.

재료

저염 병아리콩 캔 2개(430그램)

아보카도 오일 2테이블스푼

바닷소금 ½티스푼

후추 ¼티스푼

와사비 가루 2테이블스푼

마늘 가루 ½티스푼

순수 메이플 시럽 1티스푼(선택사항)

만드는 법

1) 병아리콩을 소쿠리에 넣고 찬물로 헹군 후 소쿠리를 흔들고 두드리면서 물기를 제거해준다. 깨끗한 키친 타월 위에 병아리콩을 옮겨놓고 타월로 남은 물기를 없애준다. 병아리콩이 완전히 건조되도록 15분 이상 놔두는 것이 좋다(밤새 말리는 것도 좋은 방법이다).

2) 오븐을 200도로 예열한다. 병아리콩을 작은 믹싱볼에 넣고 아보카도 오일 1테이블스푼, 소금, 후추와 함께 섞은 후 쿠키 시트 위에 넓게 펼쳐 놓는다.

3) 쿠키 시트를 오븐에 넣고 25분 동안 구워준다. 같은 믹싱볼에 남은 아보카도 오일 1테이블스푼, 와사비 가루, 마늘 가루를 넣고 잘 섞는다.

4) 병아리콩을 오븐에서 꺼내고 방금 만든 와사비 소스를 위에 붓는다. 소스가 병아리콩에 골고루 스며들도록 신경 써야 한다. 그러고 나서 병아리콩을 오븐에 다시 넣고 15분 더 굽는다.

5) 병아리콩을 오븐에서 꺼내고 위에 메이플 시럽을 뿌린다(선택사항). 오븐을 끄되 병아리콩을 오븐 안에 다시 넣고 문을 조금 열어 놓는다. 10분 이상 두면 잔열로 병아리콩이 바삭바삭해질 것이다.

6) 이제 오븐에서 꺼내고 맛있게 먹으면 된다. 밀폐 용기에 넣으면 상온에서 최대 5일 동안 보관할 수 있다.

1회 제공량당 영양 정보:

칼로리: 248kcal, 지방: 9g, 포화 지방: 1g, 콜레스테롤: 0mg, 섬유질: 10g, 단백질: 10g, 탄수화물: 33g, 나트륨: 205mg

슈퍼푸드 메밀바

Master Five

분량: 바 12개

준비 시간: 10분(식히는 시간 2시간 추가로 소요)

조리 시간: 5분

이 레시피는 내가 추천하는 간단한 '마스터 파이브' 레시피 중 하나다. 시중에 나와 있는 에너지바는 거의 다 인공 감미료와 정제된 설탕으로 가득하다. 하지만 우리가 만들 이 에너지바는 차원이 다른 영양식이다. 비타민과 미네랄이 풍부하기 때문이다. 메밀에는 장수에 도움이 되는 파이토케미컬도 들어 있다. 이 에너지바에는 다양한 견과류, 씨앗류, 카카오 버터가 들어가서 식물성 지방과 단백질도 충분히 얻을 수 있다.

재료

메밀쌀 ½컵

생브라질너트 ⅓컵

잘게 자른 무가당 코코넛 ½컵

생해바라기씨 ⅓컵

바닷소금 ⅛티스푼

순수 바닐라 익스트랙 1½티스푼

생호박씨 ¼컵

통아마씨 ¼컵

참깨 ¼컵

카카오 버터 ¼컵과 1테이블스푼

아몬드 버터나 다른 종류의 넛버터 ¾컵

몽크프루트 시럽이나 순수 메이플 시럽 혹은 생꿀 2테이블스푼

유제품이 들어 있지 않은 다크 초콜릿 칩 ¼컵(이왕이면 설탕 대신 몽크프루트나 스테비아로 단맛을 낸 것. 선택사항)

만드는 법

1) 작은 프라이팬에 메밀쌀을 넣고 센 불로 가볍게 구워준다. 메밀이 타지 않도록 프라이팬을 계속 흔들어야 한다. 3분 동안 굽고 나서 불을 끈 후 그릇에 옮겨 담고 식힌다.

2) 브라질너트, 코코넛, 해바라기씨, 소금, 바닐라 익스트랙을 믹서에 넣는다. 10초 동안 돌린 후 호박씨, 통아마씨, 참깨를 넣고 10초 더 돌린다.

3) 카카오 버터를 약한 불로 전부 녹인다. 메밀을 조리할 때 썼던 프라이팬을 그대로 쓰면 된다. 시간은 2분 정도 걸릴 것이다. 녹은 카카오 버터를 아몬드 버터, 원하는 천연 감미료, 식은 메밀과 함께 믹서에 넣자.

4) 믹서를 20초 동안 돌린다. 스파출라를 이용해서 가장자리로 밀려난 재료들을 가운데로 모으고 20초 더 돌린다. 그러면 작은 덩어리는 중간중간 남아 있고 전체적으로는 부드러운 넛버터 같은 질감이 될 것이다. 만일 초콜릿 칩을 사용한다면 이때 넣으면 된다.

5) 믹서로 돌린 재료를 바 모양틀이나 20×20센티미터짜리 유산지를 깔아둔 프라이팬에 넣고 눌러준다. 그러고 나서 뚜껑을 덮고 냉장고에 2시간 동안 넣어둔다.

6) 만일 모양틀 대신 프라이팬을 사용한다면 재료를 2시간 동안 식히고 나서 프라이팬에서 도마로 옮겨 담는다. 메밀바의 냉기가 조금이나마 없어지도록 2분 정도 놔두자. 그러고 나서 12개로 자른다.

7) 메밀바는 밀폐 용기에 넣어서 냉장고에 보관하면 된다. 냉장 보관은 2주, 냉동 보관은 3개월까지 가능하다.

바 1개당 영양 정보:

칼로리: 293kcal, 지방: 25g, 포화 지방: 7g, 콜레스테롤: 0mg, 섬유질: 5g, 단백질: 8g, 탄수화물: 13g, 나트륨: 71mg, 설탕: 1g

아몬드 에너지 볼

분량: 볼 20개

준비 시간: 10분

조리 시간: 2분

이런 과자는 맛도 좋고 영양도 풍부하다. 게다가, 260페이지에서 호박 스파이스 커피 크림을 만들고 남은 아몬드를 사용하기 때문에 아까운 재료를 버릴 필요가 없다. 시나몬과 넛멕 같은 향신료 덕택에 이 과자를 먹으면 마치 호박파이를 먹는 것처럼 따뜻하고 만족스러운 느낌이 들 것이다. 치아시드에는 오메가3 지방산이 들어 있고 코코넛에는 에너지를 끌어올리는 지방이 들어 있어서 좋다.

재료

메드줄Medjool 대추야자 6개(씨를 뺀 것)

잘게 자른 무가당 코코넛 ⅓컵

치아시드 ⅓컵

마카 가루 1테이블스푼(선택사항)

유제품이 들어 있지 않은 호박 스파이스 커피 크림 2테이블스푼(260페이지 참고)

아몬드 버터 2테이블스푼

호박 스파이스 ½티스푼

호박 스파이스 커피 크림에서 쓰고 남은 아몬드 1½컵(260페이지 참고)

만드는 법

1) 대추야자를 10분 동안 뜨거운 물에 담가둔다. 그러고 나서 중간 크기의 냄비를 중간 불로 데운다. 코코넛을 2분 동안 구우면 바삭바삭해지고 좋은 냄새가 날 것이다.

2) 물을 버리고 대추야자와 구운 코코넛을 믹서에 넣는다. 재료가 잘 섞일 때까지 돌리다가 치아시드, 마카(선택사항), 커피 크림, 아몬드 버터, 호박 스파이스를 추가한다. 믹서를 30초 더 돌리고 나서 아몬드를 넣는다. 재료가 다 섞일 때까지 믹서를 한 번 더 돌린다.

3) 베이킹 시트 위에 유산지를 깐다. 손으로 재료를 뭉쳐서 작은 공 20개를 만든다. 공과 공 사이에 여유 공간을 두고 시트 위에 올려준다.

4) ③을 냉동고에 30분 동안 넣어둔다. 그러고 나서 꺼내 먹으면 된다. 밀폐 용기에 넣으면 냉장고에서는 일주일, 냉동고에서는 두 달까지 보관할 수 있다.

볼 1개당 영양 정보:

칼로리: 80kcal, 지방: 5g, 포화 지방: 1g, 콜레스테롤: 0mg, 섬유질: 2g, 단백질: 2g, 탄수화물: 8g, 나트륨: 1mg

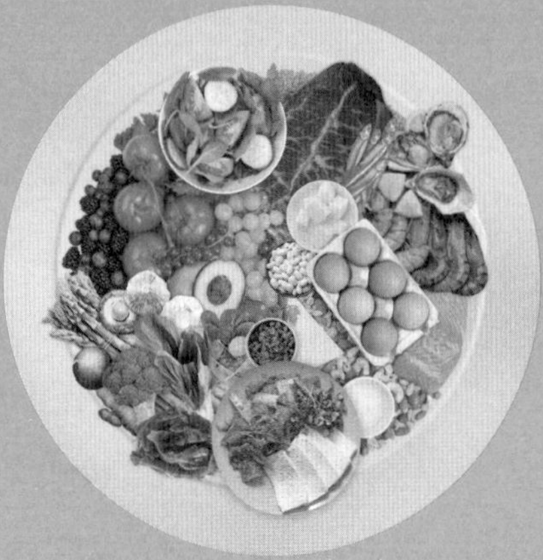

디저트

Dessert

검은콩 브라우니

분량: 브라우니 14조각

준비 시간: 10분(식히는 시간 20분 추가로 소요)

조리 시간: 25분

브라우니는 특별한 날 먹기 좋은 간식이다. 페건 스타일로 만든 브라우니는 일반 브라우니보다 훨씬 건강하게 즐길 수 있다. 섬유질이 풍부한 검은콩, 식감이 부드러운 아보카도, 감칠맛을 더하는 메이플 시럽 덕택이다. 막상 먹어보면 브라우니 안에 콩이 들어갔다는 사실도 눈치채지 못할 것이다! 초콜릿을 좋아하는 사람들도 이 브라우니가 만족스러울 것이다. 만일 더 두꺼운 브라우니를 원한다면 재료를 두 배로 늘리면 된다. 하지만 그러면 영양 성분도 달라진다는 사실을 잊지 말자.

재료

저염 검은콩 캔 1개(430그램)

아보카도 ¼개

코코넛 오일 1테이블스푼(녹인 것)

넛버터 2테이블스푼(이왕이면 캐슈너트 버터)

순수 바닐라 익스트랙 2티스푼

곱게 간 아마씨 ⅓컵

큰 방목란 1개

순수 메이플 시럽 ⅓컵

요리용 몽크프루트 감미료 1테이블스푼(선택사항)

바닷소금 ¼티스푼

베이킹 파우더 ½티스푼

무가당 유기농 카카오 파우더 ⅓컵

유제품이 들어 있지 않은 다크 초콜릿 칩 ¼컵(이왕이면 설탕 대신 몽크프루트나 스테비아로 단맛을 낸 것. 선택사항)

만드는 법

1) 콩을 캔에서 꺼내서 물로 깨끗하게 씻은 후 체에 넣고 물기가 빠지게 둔다. 그동안 오븐을 180도로 예열한다. 20×20센티미터짜리 베이킹 접시에 유산지를 깔아둔다.

2) 아보카도, 코코넛 오일, 넛버터, 바닐라 익스트랙, 콩을 믹서에 넣고 재료가 잘 섞일 때까지 30초 동안 돌린다. 틈틈이 가장자리로 밀려난 재료들을 가운데로 모아주자.

3) 곱게 간 아마씨, 달걀, 메이플 시럽, 몽크프루트(선택사항), 소금, 베이킹 파우더를 넣고 믹서에 20초 동안 돌린

4) 카카오 가루를 믹서에 넣고 10초 동안 돌린다. 가장자리로 밀려난 재료들을 가운데로 모아서 5초 더 돌린다. 그러면 재료가 걸쭉해지고 끈적거릴 것이다.

5) 반죽의 절반을 베이킹 접시 위에 넓게 펼친다. 그리고 그 위에 초콜릿 칩을 뿌린다. 그러고 나서 남은 반죽을 그 위에 넓게 펼치면 된다. 스파출라나 숟가락 뒷면을 이용해서 반죽을 매끄럽게 펴주자.

6) 베이킹 접시를 오븐의 맨 위 칸에 넣고 25분 동안 굽는다. 브라우니의 가운데 부분이 더 이상 흔들리지 않을 때까지 구우면 된다. 브라우니가 잘 구워졌는지 이쑤시개로 확인하고 싶다면 이쑤시개가 약간 끈적거리는 채로 나와야 한다. 그래야 브라우니가 적당하게 꾸덕거릴 것이다. 브라우니를 오븐에서 꺼낸 후 식혀주고, 브라우니가 완전히 식으면 14조각으로 자른다. 남은 브라우니는 밀폐 용기에 담아둔다. 냉장고에 최대 5일 동안 보관할 수 있다.

브라우니 1개당 영양 정보(몽크프루트 제외):

칼로리: 122kcal, 지방: 4g, 포화 지방: 2g, 콜레스테롤: 13mg, 섬유질: 5g, 단백질: 5g, 탄수화물: 17g, 나트륨: 64mg, 설탕: 5g

시나몬 생도넛

양: 도넛 20개

준비 시간: 20분

조리 시간: 5분

이 간식은 도넛에서 시나몬, 바닐라, 코코넛 버터 맛이 나서 만족도가 높을 것이다. 달콤한 다른 간식보다 건강에 훨씬 좋기도 하다. 몽크프루트로 단맛을 내는 덕택에 먹어도 혈당이 치솟지 않기 때문이다. 코코넛에 들어 있는 건강한 지방이 포만감을 안겨주기도 한다.

재료

도넛

아몬드 가루 1¼컵

잘게 자른 무가당 코코넛 1컵

순수 바닐라 익스트랙 1티스푼

무가당 아몬드 밀크 ½컵

바닷소금 ⅛티스푼

곱게 간 시나몬 ¾티스푼

낟알로 된 몽크프루트 ¼컵

코코넛 버터 ¼컵

코코넛 오일 ¼컵

토핑

시나몬 1티스푼

낟알로 된 몽크프루트 2테이블스푼

만드는 법

1) 아몬드 가루, 잘게 자른 코코넛 조각, 바닐라 익스트랙, 아몬드 밀크, 소금, 시나몬, 몽크프루트를 믹서에 넣는다.

2) 작은 냄비를 약한 불에 올리고 코코넛 버터와 코코넛 오일을 넣고 녹인다.

3) 냄비의 내용물을 믹서에 넣고 30초 동안 돌린다. 그러면 재료가 끈적끈적한 반죽으로 변할 것이다. 반죽을 냉장고에 넣고 10분 동안 식힌다.

4) 이제 토핑을 만들어보자. 작은 그릇에 시나몬과 몽크프루트를 넣고 섞는다.

5) 베이킹 시트 위에 유산지를 깔고 젖은 손으로 반죽을 치댄다. 반죽으로 탁구공만한 크기의 공을 만들어서 베이킹 시트 위에 올려놓는다. 공이 약간 납작해지도록 누르고 ④의 시나몬 토핑을 위에 뿌린다.

6) 도넛을 손가락으로 찔러서 가운데에 구멍을 뚫는다.

7) 도넛을 냉동고에 10분 동안 넣어둔다. 그러면 도넛이 단단해질 것이다. 도넛을 언 채로 즐겨도 되고, 더 부드러운 식감을 원한다면 냉장고로 옮겨놨다가 먹어도 된다. 도넛은 냉동고에 최대 한 달 동안 보관할 수 있으며 간편하게 먹을 수 있는 간식이 될 것이다.

도넛 1개당 영양 정보:

칼로리: 114kcal, 지방: 11g, 포화 지방: 6g, 콜레스테롤: 0mg, 섬유질: 2g, 단백질: 2g, 탄수화물: 3g, 나트륨: 21mg, 설탕: 1g

허니 라벤더 아이스크림

분량: 6인분

준비 시간: 30분(식히는 시간 2시간 추가로 소요)

조리 시간: 8분

냉동 시간: 1시간(아이스크림을 더 단단하게 만들고 싶다면. 선택사항)

이 아이스크림에는 유제품이 들어 있지 않다. 하지만 라벤더가 들어가서 꽃향기도 나고 흥미로운 풍미도 있다. 라벤더는 약으로 쓰이는 허브이며 사람의 마음을 편안하게 해주는 진정 효과가 뛰어난 것으로 알려져 있다. 라벤더는 불안감을 감소시키고 심신의 긴장을 풀어준다. 이 아이스크림에는 재료가 여섯 가지밖에 들어가지 않는다. 그래서 만들기가 쉽다. 맛도 딱 적당하게 달다. 여러 재료의 독특한 조합 덕택에 이 아이스크림은 특별한 날 사람들에게 대접할 수 있는 멋진 후식이 될 것이다.

재료

바닐라빈 ½개

무가당 코코넛 밀크 캔 2개(380그램)

생꿀 3테이블스푼

풀을 먹고 자란 소로 만든 젤라틴 1테이블스푼

요리용 말린 라벤더꽃 1½티스푼

검은깨 2테이블스푼(선택사항)

만드는 법

1) 바닐라빈을 세로로 길게 반으로 자른다. 바닐라빈에서 씨를 긁어낸 후 꼬투리, 코코넛 밀크, 꿀과 함께 중간 크기의 냄비에 담는다. 그 위에 젤라틴을 올리고, 아무것도 손대지 말고 그대로 5분 동안 놔두자. 아직 데울 때가 아니다.

2) 젤라틴을 냄비 안에 들어 있는 재료와 잘 섞고 약한 불로 데운다. 거기에 라벤더 꽃잎을 넣고 가끔 저어준다. 8분 후 불을 끄고 뚜껑을 덮어둔다. 재료가 식을 때까지 그대로 놔두자.

3) 재료가 다 식으면 고운 체로 친 후 그릇에 담는다. 그러고 나서 냉장고에 최소 2시간 동안 넣어둔다. 밤새 넣어놔도 좋다.

4) 차가워진 재료를 아이스크림 메이커에 넣고 설명서의 지시대로 돌린다. 기계의 종류에 따라서 10~25분 정도 걸릴 것이다. 만일 검은깨를 넣고 싶다면 중간쯤에 집어넣으면 된다.

5) 아이스크림이 만들어지는 동안 베이킹 팬 위에 유산지를 깐다. 아이스크림이 소프트아이스크림처럼 부드러워지면 식탁에 내면 된다. 더 단단한 식감을 원한다면 꺼내둔 베이킹 팬에 넣은 후 랩을 덮고 냉동고에 1시간 동안 넣어두자. 단단해질 때까지 놔두면 된다.

6) 아이스크림을 다른 그릇으로 옮기지 않을 생각이라면 상온에 10분 동안 놔뒀다가 맛있게 먹는다.

1회 제공량당 영양 정보(검은깨 제외):

칼로리: 164kcal, 지방: 13g, 포화 지방: 13g, 콜레스테롤: 0mg, 섬유질: 0g, 단백질: 3g, 탄수화물: 11g, 나트륨: 20mg, 설탕: 9g

나는 식단과 영양을 둘러싼 싸움을 끝내고 싶은 마음에 이 책을 썼다. 좋은 음식과 건강에 관한 한 우리 모두가 동의하는 내용이, 동의하지 않는 내용보다 훨씬 많다는 것을 더 많은 사람이 깨닫기를 바라는 마음도 있었다. 우리는 누구나 활력 있는 삶을 누릴 자격이 있으며, 그 누구도 몸을 치유하는 동안 다른 사람들의 가혹한 평가나 비판을 받을 필요는 없다(요즘에는 남의 몸이나 건강 상태를 두고 막말을 하는 사람이 워낙 많다).

우리가 우리 몸을 대하는 방법, 그리고 식품 시스템을 대하는 방법에는 큰 변화가 일어나야 한다. 그러기 위해서는 균형감 있고, 공동체를 생각하고, 나무가 아닌 숲을 바라보는 접근법이 필요하다. 나는 병원에서 만나는 환자들과 내가 속한 지역사회에서 영감을 받아 이 책을 썼다. 그들이 음식 때문에 스트레스를 받고 혼란스러워하는 것을 지켜보기가 어려웠다. 그래서 누구나 쉽게 읽을 수 있는 실용적인 가이드를 만들려고 노력했다. 개인적으로 선호하는 식단과 관계없이 이 책이 누구에게나 도움이 되길 바란다. 이 책은 바로 여러분을 위한 것이다. 이 책을 선택해줘서 감사하다는 말씀을 드리고 싶다. 나는 우리 지역사회에 속한 분들에게서 영감을 많이 받는다. 그분들 없이는 아침마다 일어나서 내가 하는 일을 해내지 못할 것이다.

아이 한 명을 키우려면 온 마을이 나서야 한다는 말이 있다. 책도 마찬가지다. 이 책의 편집자 트레이시 베하르Tracy Behar와 그녀의 팀이 없었더라면 이 책은 빛을 보지 못했을 것이다. 나와 오랫동안 함께하면서 나를 이끌어주는 에이전트 리처드 파인Richard Pine에게도 고마운 마음을 전한다. 물론 클리블랜드 클리닉의 기능의학 센터와 더 울트라웰니스 센터에서 일하는 모든 분에게도 감사드린다. 리즈 보햄 박사Dr. Liz Boham, 조지 파파니콜라우 박사Dr. George Papanicolaou, 토드 르핀 박사Dr. Todd Lepine와 직원 모두에게 감사하다는 말씀을 드리고 싶다. 이분들은 나의 기능의학 가족이 되셨고 이 세상이 더 행복한 곳이 되도록 힘쓰고 계신다.

하이먼 디지털Hyman Digital에서 일하는 나의 팀이 없었더라면 내가 들려주고 싶은 메시지가 이렇게 널리 전달되지 못했을 것이다. 삽화를 예쁘게 그려주신 코트니 맥내리Courtney McNary와 이 책에 실린 맛있는 레시피를 위해 애써주신 얄리 메나쉬Yali Menashe와 에일사 코웰Ailsa Cowell에게도 특별히 감사의 말씀을 전한다. 나의 동업자이자 하이먼호의 선장인 드루 푸로히트Dhru Purohit에게도 정말 감사하다고 말씀드리고 싶다. 이 책을 위해서 함께 고생해준 카야 푸로히트Kaya Purohit에게도 감사드린다. 음식이 실제로 약이라는 메시지를 널리 알리는 데 도움을 주셔서 감사하다.

마지막으로, 나의 아름다운 가족에게 감사의 말을 전한다. 가족이 나를 사랑해주고, 나에게 영감을 불어넣고, 나와 함께 요리해줘서 감사하다. 앞으로도 함께 좋은 요리를 만들 수 있길 바란다.

추가 정보

마크 하이먼 박사의 웹사이트
www.drhyman.com

더 울트라웰니스 센터
55 Pittsfield Road, Suite 9
Lenox Commons
Lenox, MA 01240

권장하는 검사
NMR 지방질 검사
www.labcorp.com

Genova Labs의 면역글로불린IgG 항체 검사
www.gdx.net

Genetic Genie
www.geneticgenie.org

음식물 쓰레기를 줄이기 위한 참고 사이트
FreshPaper(신선도 보존 시트)
shop.freshglow.co

Imperfect Produce(못난이 채소 구매처)
www.imperfectfoods.com

Misfits Market(못난이 채소 구매처)
www.misfitsmarket.com

추천하는 영양제
전해질 BodyBio E-Lyte
www.bodybio.com

페건 셰이크 단백질 파우더
www.getfarmacy.com

추천하는 영양제와 단백질 파우더에 관해서 더 자세히 알고 싶다면 www.pegandiet.com/resources를 방문하자.

그 외 유용한 사이트

환경 워킹 그룹Environmental Working Group
www.ewg.org

푸드 픽스 캠페인Food Fix Campaign
www.foodfix.org

오염이 덜 된 생선(지속 가능한 방식으로 잡은 생선)
www.cleanfish.com

A2 우유(최고의 소 우유)
www.a2milk.com

지역사회 지원 농업 프로그램Community-Supported Agriculture
www.localharvest.org

부처 박스Butcher Box
www.butcherbox.com

스라이브 마켓Thrive Market
www.thrivemarket.com

풀로 키운 소와 가금류Grass Roots Meat and Poultry
www.grassrootscoop.com

요리 도구 추천 사이트

더 자세한 정보를 원하면 www.pegandiet.com/resources를 방문하자.

냄비 www.fromourplace.com
무쇠 프라이팬 www.lodgecastiron.com
스테인리스 프라이팬 www.360cookware.com
나무 숟가락과 도마 www.greenerchef.com
고기 온도계 www.buythermopro.com

참고문헌

1 Weiss GA, Hennet T. "Mechanisms and Consequences of Intestinal Dysbiosis." Cell Mol Life Sci. 2 017;74 (16) : 2 9 59 －7 7.

2 Li Z, Henning SM, Zhang Y, et al. "AntioxidantRich Spice Added to Hamburger Meat During Cooking Results in Reduced Meat, Plasma, and Urine Malondialdehyde Concentrations." Am J Clin Nutr. 2010;91(5):1180－84.

3 Joe B, Vijaykumar M, Lokesh BR. "Biological Properties of Curcumin-Cellular and Molecular Mechanisms of Action." Crit Rev Food Sci Nutr. 2004;44(2):97－111.

4 Roberts CK, Barnard RJ, Sindhu RK, Jurczak M, Ehdaie A, Vaziri ND. "A HighFat, RefinedCarbohydrate Diet Induces Endothelial Dysfunction and Oxidant/Antioxidant Imbalance and Depresses NOS Protein Expression." J Appl Physiol (1985). 2005;98 (1):203 －10.

5 Barringer TA, Hacher L, Sasser HC. "Potential Benefits on Impair ment of Endothelial Function After a HighFat Meal of 4 Weeks of Flavonoid Supplementation." Evid Based Complement Alternat Med. 2 011;796958.

6 Neri S, Signorelli SS, Torrisi B, et al. "Effects of Antioxidant Supple mentation on Postprandial Oxidative Stress and Endothelial Dysfunc tion: A SingleBlind, 15Day Clinical Trial in Patients with Untreated Type 2 Diabetes, Subjects with Impaired Glucose Tolerance, and Healthy Controls." Clin T her. 2005;27(11):1764－73.

7 Van Bussel BC, Henry RM, Ferreira I, et al. "A Healthy Diet Is Asso ciated with Less Endothelial Dysfunction and Less LowGrade Inflammation over a 7Year Period in Adults at Risk of Cardiovascular Disease." J Nutr. 2015;145(3):532－40.

8 Schwingshackl L, Christoph M, Hoffmann G. "Effects of Olive Oil on Markers of Inflammation and Endothelial Function — A Systematic Review and MetaAnalysis." Nutrients. 2015;7(9):7651-75. Published September 11, 2015. doi:10.3390/nu7095356.

9 Gupta C, Prakash D. "Phytonutrients as Therapeutic Agents." J Complement Integr Med. 2 014 ;11(3) :151- 69.

10 Liu M, Zhang L, Ser SL, Cumming JR, Ku KM. "Comparative Phy tonutrient Analysis of Broccoli ByProducts: The Potentials for Broc coli ByProduct Utilization." Molecules. 2018;23(4):900.

11 Minich DM. "A Review of the Science of Colorful, PlantBased Food and Practical Strategies for 'Eating the Rainbow.' " Journal of Nutrition and Metabolism. 2019.

12 De Souza RGM, Schincaglia RM, Pimentel GD, Mota JF. "Nuts and Human Health Outcomes: A Systematic Review." Nutrients. 2 017; 9 (12) :1311.

13 Lee SA, Shu XO, Li H, et al. "Adolescent and Adult Soy Food Intake and Breast Cancer Risk: Results from the Shanghai Women's Health Study." Am J Clin Nutr. 2009;89(6):1920-26. doi:10.3945/ajcn.2008.27361.

14 Sytar O, Brestic M, Zivcak M, Tran LS. The Contribution of Buckwheat Genetic Resources to Health and Dietary Diversity. Curr Genomics. 2016;17(3):193-206. doi:10.2174/1389202917666160202215425.

15 Rowntree JE, Stanley PL, Maciel ICF, et al. 2020. "Ecosystem Impactsand Productive Capacity of a MultiSpecies Pastured Livestock System ." Frontiers in Sustainable Food Systems. In press.

16 Provenza FD, Kronberg SL, Gregorini P. "Is Grassfed Meat and Dairy Better for Human and Environmental Health?" Front Nutr. 2019 ; 6 : 26.

17 Zeraatkar D, Han MA, Guyatt GH, et al. "Red and Processed Meat Consumption and Risk for AllCause Mortality and Cardiometabolic Outcomes: A Systematic Review and MetaAnalysis of Cohort Stud-ies." Ann Intern Med. 2019;171(10):703 -10.

18 Li Z, Henning SM, Zhang Y, et al. "AntioxidantRich Spice Added to Hamburger Meat During Cooking Results in Reduced Meat, Plasma, and Urine Malondialdehyde Concentrations." Am J Clin Nutr. 2010;91(5):1180-84.

19 Willett WC, Ludwig DS. "Milk and Health." N Engl J Med. 2020;382(7):644 – 54.

20 Feskanich D, BischoffFerrari HA, Frazier AL, Willett WC. "Milk Consumption During Teenage Years and Risk of Hip Fractures in Older Adults." JAMA Pediatr. 2 014 ;16 8 (1) : 54 – 6 0.

21 Pimpin L, Wu JH, Haskelberg H, Del Gobbo L, Mozaffarian D. "Is Butter Back? A Systematic Review and MetaAnalysis of Butter Con sumption and Risk of Cardiovascular Disease, Diabetes, and Total Mortality." PLoS One. 2 016 ;11(6) : e 0158118.

22 De Oliveira Otto MC, Lemaitre RN, Song X, King IB, Siscovick DS, Mozaffarian D. "Serial Measures of Circulating Biomarkers of Dairy Fat and Total and CauseSpecific Mortality in Older Adults: The Car diovascular Health Study." Am J Clin Nutr. 2018;1 – 8(3):476 – 84.

23 "Carbon Footprint Evaluation of Regenerative Grazing at White Oak Pastures." Whiteoakpastures.com. http://blog.whiteoakpastures.com / hubfs/WOPLCAQuantis2019.pdf.

24 Parker L. "A Whopping 91 Percent of Plastic Isn't Recycled." National Geographic. July 5, 2019.

25 Yang Q. "Gain Weight by 'Going Diet'? Artificial Sweeteners and the Neurobiology of Sugar Cravings: Neuroscience 2010." Yale J Biol Med. 2010 ; 83 (2):101 – 8.

26 Wierzejska R. "Can Coffee Consumption Lower the Risk of Alzheimer's Disease and Parkinson's Disease? A Literature Review." Arch Med Sci. 2017;13(3):507 – 14. doi:10.5114/aoms.2016.63599.

27 Dickinson A, Boyon N, Shao A. "Physicians and Nurses Use and Rec ommend Dietary Supplements: Report of a Survey." Nutr J. 20 09 ; 8 : 29. Published July 1, 2009. doi:10.1186/14752891829.

28 Kang DW, Adams JB, Coleman DM, et al. "LongTerm Benefit of Microbiota Transfer Therapy on Autism Symptoms and Gut Microbi ota." Scientific Reports. 2019 ;9.

29 Wang H, Lu Y, Yan Y, et al. "Promising Treatment for Type 2 Diabe tes: Fecal Microbiota Transplantation Reverses Insulin Resistance and Impaired Islets." Front Cell Infect Microbiol. 2020;9:455.

30 Riboli E, Hunt KJ, Slimani N, et al. "European Prospective Investi gation into Cancer and Nutrition (EPIC): Study Populations and Data Collection." Public Health Nutr. 2002;5(6B):1113－24. doi:10.1079 /PHN2002394.

31 Berrazaga I, Micard V, Gueugneau M, Walrand S. "The Role of the Anabolic Properties of Plant Versus AnimalBased Protein Sources in Supporting Muscle Mass Maintenance: A Critical Review." Nutrients. 2 019 ;11(8) :1825.

32 Gorissen SHM, Witard OC. "Characterising the Muscle Anabolic Potential of Dairy, Meat and PlantBased Protein Sources in Older Adults." Proc Nutr Soc. 2018;77(1):20－31.

33 Jacka FN, O'Neil A, Opie R, et al. "A Randomised Controlled Trial of Dietary Improvement for Adults with Major Depression (the 'SMILES' Trial)." BMC Med. 2 017;15 : 2 3.

34 Schoenthaler S, Amos S, Doraz W, Kelly MA, Muedeking G, Wake field J. "The Effect of Randomized VitaminMineral Supplementation on Violent and NonViolent Antisocial Behavior Among Incarcerated Juveniles." J Nutr Environ Med. January 1, 1997;7(4):343－52.

35 Rao M, Afshin A, Singh G, Mozaffarian D. "Do Healthier Foods and Diet Patterns Cost More Than Less Healthy Options? A Systematic Review and MetaAnalysis." BMJ Open. 2013;3(12):e004277. Pub lished December 5, 2013. doi:10.1136/bmjopen2013004277.

옮긴이 황선영

연세대학교 영문학, 불문학과를 졸업하고 서울대학교 국제대학원에서 석사 학위를 받았다. 현재 번역에이전시 엔터스코리아에서 번역가로 활동 중이다. 옮긴 책으로는 《영 포에버: 25세의 신체로 영원히 젊고 건강하게》, 《신성한 소: 채식의 불편한 진실과 육식의 재발견》, 《호흡: 인간에게 영감을 불어넣는 '숨'의 역사》, 《통찰력으로 승부하라》 등 다수가 있다.

채식에 육식의 장점만을 담은 완벽한 영양 식단

페건 다이어트

초판 1쇄 인쇄 2024년 6월 20일
초판 1쇄 발행 2024년 6월 30일

지은이 마크 하이먼
옮긴이 황선영
펴낸이 최태선
펴낸곳 (주)솜씨컴퍼니
브랜드 정말중요한

등록 제2015-000025호
주소 14056 경기도 안양시 동안구 벌말로 123 A동 2106호
전화 070-8633-1268
팩스 02-6442-4364
이메일 love@somssi.me
제작 타라티피에스
용지
표지: 아르떼 190g
본문: 마카롱 80g

ISBN 979-11-86745-68-7 03510

정말중요한은 ㈜솜씨컴퍼니의 건강 출판 브랜드입니다.